U0389282

营养素及相关疾病

编著 张书田 张 丹

科学出版社

北 京

内 容 简 介

本书详细讲解营养素及相关元素，包括三大营养物质，即蛋白质、糖类（碳水化合物）、脂肪；水和矿物质；维生素等。维生素对新陈代谢的正常进行起着不可或缺的作用。本书详细介绍了维生素 B_1、维生素 B_2、维生素 B_{12}、叶酸、维生素 B_6、生物素、烟酸、泛酸、维生素 C、维生素 A、维生素 D、维生素 E、维生素 K 等 13 种人体必需的维生素。还介绍了多种矿物质，其中涉及常量元素和微量元素，如钠、钾、氯、钙、磷、镁、硫 7 种常量元素，以及碘、锌、硒、铜、钼、铬、钴、铁、锰、硅、氟、钒、锡、镍、锶、硼、铋、铷、锆、钛、铌、钡、铍、镉、汞、铅、铝、砷、锂 29 种微量元素。

本书内容通俗、易懂、实用，便于对营养素感兴趣的研究人员和读者参考。

图书在版编目(CIP)数据

营养素及相关疾病 / 张书田，张丹编著. —北京：科学出版社，2023.6
ISBN 978-7-03-075784-5

Ⅰ. ①营… Ⅱ. ①张… ②张… Ⅲ. ①营养素-关系-疾病-研究
Ⅳ. ①R151.4②R4

中国国家版本馆CIP数据核字（2023）第104529号

责任编辑：丁慧颖 / 责任校对：张小霞
责任印制：赵 博 / 封面设计：龙 岩

科学出版社 出版
北京东黄城根北街 16 号
邮政编码：100717
http://www.sciencep.com

天津市新科印刷有限公司印刷

科学出版社发行 各地新华书店经销

*

2023 年 6 月第 一 版 开本：720 × 1000 1/16
2024 年 5 月第二次印刷 印张：20 1/2
字数：340 000

定价：88.00 元

（如有印装质量问题，我社负责调换）

前　　言

随着生活水平的提高，人们开始追求生活的质量，关注健康问题。鉴于此，编者择取与人类健康密切相关的营养素及相关元素的知识予以介绍。本书讲述的主要内容如下：三大营养物质，即蛋白质、糖类（碳水化合物）、脂肪；水和矿物质；维生素等。其中，矿物质涉及常量元素和微量元素，详细介绍了7种常量元素和29种微量元素。在研究营养素时，全面、系统学习和掌握相关知识非常重要，为此在书中详细介绍了营养素的来源和摄入量、作用与功能、药代动力学、营养素缺乏或过量会引起的病症，以及如何进行合理的治疗等。"问渠哪得清如许，为有源头活水来"。编者旨在为读者提供知识的"源头活水"，读者一旦掌握了这些营养素相关知识，运用于健康生活实践，方能避免营养素相关性疾病。为扩大知识面，本书对新近发现或诊治上有突破性进展的营养素相关性疾病（如缺铁性聋、铁过载、吡哆醇依赖性癫痫等）也予以介绍。

为便于读者理解和掌握医学知识，编者努力采用深入浅出的语言把深奥的道理讲清楚，使之通俗易懂、准确实用，利于学习。

本书的编写得到很多老师和朋友的帮助和鼓励，本书的插图由河北美术学院学生秦旭精心绘制，在此一并表示由衷的感谢。尽管在编写中尽心尽力，但因学识所限，疏漏难免，敬祈读者批评指正，以便再版时改进！

张书田

2023 年 5 月 22 日

目　　录

第一章
绪　论

　　健康的生活离不开合理的营养搭配。合理的营养是机体新陈代谢正常进行的基本保证。

一、正常的新陈代谢需要合理的营养素

　　多年前邵睿主任医师提供的一组病例很有趣，其中共 5 个病例，就诊原因为屏气发作，年龄 10 个月至 3 岁，病程 0.5~4 个月。5 例均呈贫血貌，表现为一过性呼吸暂停，伴不同程度的发绀，3 例伴角弓反张。发作频率高者每天 2~3 次，低者 3~4 天 1 次。实验室检查：血红蛋白 49~70g/L。外周血涂片见红细胞体积小、中央淡染区扩大 4 例，骨髓象巨幼红细胞体积大、核染色质疏松 1 例。肝功能、血钙均正常，血清铁减低 4 例。骨髓象提示缺铁性贫血 4 例，巨幼红细胞贫血 1 例。脑电图、脑 CT 均未发现异常。入院前患者曾在当地医院按癫痫、低钙血症等疾病，给予苯妥英钠、丙戊酸钠（扑痫灵）、钙剂、针灸等后治疗效果均不佳。入院后给予硫酸亚铁、维生素 C、叶酸、维生素 B_{12} 等抗贫血治疗，重度贫血者输血 1~2 次，同时给予对症治疗。2~3 周后，血红蛋白恢复正常，屏气发作消失。

　　这组病例屏气发作是什么原因引起的呢？为什么用了治疗贫血的药物之后效果这么好呢？查阅文献后，有如下发现：Lombroso 和 Lerman 早在 1967 年就详细描述了屏气发作：小儿可能因受惊吓、受伤害、被激怒或剧烈哭闹而发生突然的屏住呼吸（约占据 1 次或若干次呼吸时间），数秒后出现发绀、意识丧失，无力地倒地，也可呈紧张状态而不是无力状态，甚至轻微的哭闹就可诱发。呼吸暂停和意识丧失可以出现在哭闹的早期，或出现在呼吸自主恢复之后，继而

出现抽搐或角弓反张。1963 年 Hollowach 等报道了 102 例屏气发作患儿，发现严重的屏气发作患儿贫血的发生率远较正常对照组高。Daoud 报道了 67 例，随机分组给予铁剂或安慰剂治疗，发现铁剂对减少屏气发作有显著效果。

文献研究的结果说明一个问题，小儿屏气发作与血红蛋白减少密切相关。由于足量的铁储备对维持自主神经系统正常功能具有重要的作用，重度贫血者脑细胞氧张力降低，加之小儿神经系统发育不成熟，所以缺铁性贫血小儿易出现屏气发作。生物化学的研究揭示，血红蛋白由 1 分子珠蛋白和 4 分子血红素构成。体内合成血红素的原料是铁、甘氨酸和糖类代谢过程中产生的琥珀酰辅酶 A，其中铁缺乏较易发生，故临床上缺铁性贫血是一种极为常见的贫血。

氧在血液中的运输，除少量（约占 2%）以物理溶解的形式由血浆运输外，98%是和红细胞中的血红蛋白以化学结合的形式而被运输的。当血液流经氧分压高的肺部时，绝大部分血红蛋白和氧结合生成氧合血红蛋白；当血液流经氧分压低的组织时，约 1/3 的氧合血红蛋白放出氧。而合成血红蛋白的原料铁容易缺乏，如女性月经过多、人们饮食中缺乏铁或铁吸收障碍等，会使血红蛋白合成不足，导致贫血，临床表现为面色苍白、浑身无力，小儿容易出现异食癖等。

那么，氧气在新陈代谢活动中起什么作用呢？这涉及能量代谢。人体的正常活动如穿衣、吃饭，小儿的生长、运动等都需要能量。充足的物质和能量代谢是保证生命活动的必要条件。能量代谢主要在肝脏的线粒体内进行，中心环节为三羧酸循环（参见图 2-1）。三羧酸循环是三大营养物质即糖类、脂肪、蛋白质氧化产能的共同通路。此过程需氧，在充足的氧气供应下，糖类、脂肪、蛋白质这些底物经过三羧酸循环，产生二氧化碳和水，释放 ATP（三磷酸腺苷，是体内组织细胞一切生命活动所需能量的直接来源）。只有充足的能量供应才能保证生命活动的持续。

研究显示，大脑对氧气和葡萄糖是非常敏感的。人的心脏和大脑需要不断地供给氧气，如果中断供氧 3～4 分钟就会导致不可逆转的损害。葡萄糖为能量的主要供给者。低血糖对大脑的损害包括认知的损害、行为改变、精神的异常，有些患者会出现躁狂的症状，血糖浓度如果更低则可能出现癫痫发作、低血糖昏迷，严重的长时间低血糖可以导致糖尿病患者发生脑死亡。如果及时发现低血糖，绝大多数患者是可以在葡萄糖水平升至正常后恢复的。糖尿病患者如果经常出现低血糖，一定要及时监测血糖，根据血糖调整饮食运动方案、药物治疗方案。对于非糖尿病患者，如果频繁发生低血糖，需要进一步行血糖、胰岛功能、胰腺 CT 等检查来明确低血糖的病因，从而针对性地进行治疗。

二、本书的主要内容

本书详细解读如下营养素及相关元素：三大营养物质，即糖类（碳水化合物）、脂肪、蛋白质；水和矿物质；维生素等。

机体的正常生存必需两个因素，即物质和能量。按照生物学的定义，每一个生物体都要通过不断地获取能量和释放能量的方式来维持自身的生命，这个过程称为新陈代谢。在新陈代谢的过程中，存在同化作用和异化作用。同化作用又称为合成代谢，是指生物将从外界获取的营养物质转变为自身的组成物质并储存相应能量的变化过程。异化作用又称为分解代谢，是指生物将自身的部分营养物质通过分解释放出能量，再将分解的最终产物排出体外的过程。

简单地说，把机体本身需要的物质摄取进来，然后通过复杂的生物化学过程转化成机体自身需要的物质，这就是同化作用，通过这个过程把外界的物质变为己有。异化作用就是把自身的物质通过代谢而分解，当然机体不可能无缘无故地把这些东西分解，那肯定伴随着新陈代谢的需要。正是新陈代谢的过程产生了很多废物。例如，葡萄糖有氧氧化产生了 ATP，同时产生了大量的二氧化碳，二氧化碳会通过呼吸排出，如果支气管狭窄（如支气管炎或支气管哮喘），这些二氧化碳不能及时排出，积存在体内会溶解于水产生碳酸，造成呼吸性酸中毒。同样的，蛋白质代谢后产生很多氮类物质，需要经过肾脏排泄，如果肾脏功能不全，这些氮类代谢废物不能排泄出体外，就会造成氮质血症，危及生命。与此同时，机体有效地运转时时刻刻都需要能量，三大营养物质氧化的过程可为机体提供足够的能量。

本书主要介绍了蛋白质、糖类、脂肪的营养价值，并重点讲解了三大营养物质之间的共同联系及其相互转换方式，阐明在为机体提供能量时这些物质可以相互替代，不至于因为某一物质的一时不足导致能量的短缺而影响机体的新陈代谢。三大营养物质提供能量后的最终产物是不同的，其结局也是不同的。例如，脂肪代谢在提供能量的同时，会产生大量酮体，甚至引起酮症酸中毒，糖尿病患者会出现这种情况。蛋白质代谢在提供能量的同时，会产生大量的氮质废物，增加肾脏的负担，长期禁食或过度减肥的人群会出现此类问题，曾有因为减肥而过度禁食导致死亡的报道。糖类中的葡萄糖通过有氧氧化可产生二氧化碳和水，二氧化碳会通过呼吸排出，水通过尿排出，没有任何遗留。因此，糖类是最好的能量物质。

水约占成年男性体重的 60%（约占成年女性的 50%），其为细胞内液和细胞外液的主要成分，提供细胞赖以生存的必需物质环境，而且是重要的溶剂。各种电解质溶解于水中，浓度必须保持恒定，这样才能保证细胞内液和细胞外液量的恒定、酸碱平衡、生物电的正常维持和运行等。保持水、电解质及酸碱的平衡对于机体的正常生存非常重要。

矿物质，涉及常量元素和微量元素，其对机体的正常生存起着至关重要的作用。尤其是微量元素，经过多年的科学研究，现在已经取得很多进展。本书详细介绍了 29 种微量元素，包括对人体有益的微量元素和少数有害的微量元素（如砷、汞）等。

维生素对于新陈代谢的正常进行起着不可或缺的重要作用。本书详细介绍了维生素 B_1、维生素 B_2、维生素 B_{12}、叶酸、维生素 B_6、生物素、烟酸、泛酸、维生素 C、维生素 D、维生素 A、维生素 E、维生素 K 13 种人体必需的维生素。

第二章
产能营养素

产能营养素主要有三大类：蛋白质、糖类、脂肪。

一、蛋白质

蛋白质是含氮化合物，一般含氮量为 16%，除氮外，还含有碳、氢、氧，某些蛋白质还含有少量的硫和磷，有些特殊蛋白质还含铁、铜、锰、锌、碘等微量元素。1g 蛋白质产生约 4kcal（1kcal=4.184kJ）热量。

蛋白质是构成生命的重要物质，如酶本质上是蛋白质；不少激素是蛋白质或多肽；骨骼、皮肤、肌腱等都含有胶原蛋白或弹性蛋白等。生物正常生长发育、新陈代谢、繁殖传代过程中需要大量的蛋白质来满足细胞、组织的更新和修补的要求。蛋白质作为能源物质，供给个体所需要的能量；作为"建筑"材料，构成和修补个体组织；作为调节物质，维持个体正常的新陈代谢。

蛋白质可分解成氨基酸，进而再分解成非氮物质与氨基。非氮物质进入三羧酸循环被氧化利用。氨基则形成氨或尿素随尿排出。

含蛋白质丰富的食物：肉类，豆类和豆制品（如红豆、绿豆、黄豆、黑豆、豆腐、豆浆），蛋类（如鸡蛋、鸭蛋、鹅蛋、鹌鹑蛋），牛奶等。

蛋白质的摄入量：从营养学的角度来说，每天摄入蛋白质的产热量占总体供能量的 10%~15%。一般推荐按 1~1.5g/kg 供给蛋白质，如果成年人的标准体重是 70kg，每天蛋白质的摄入量则是 70~100g。青少年的骨骼形成、肌肉形成、脏器形成，对蛋白质的需要量比成年人相对多。肾功能较差的人群：蛋白质的摄入量需严格控制在 0.6~0.8g/（kg·d），以减少肾脏的负担。经常体育锻炼者和体力劳动者需要增加肌肉的力量，对蛋白质的需要量增加。

蛋白质的基本组成单位是氨基酸，氨基酸比较复杂，常见的有 20 种，分为必需氨基酸与非必需氨基酸。

必需氨基酸指的是人体自身不能合成或合成速度不能满足人体需要，必须从食物中摄取的氨基酸。成人的必需氨基酸共有 8 种：赖氨酸、色氨酸、苯丙氨酸、甲硫氨酸（蛋氨酸）、苏氨酸、异亮氨酸、亮氨酸、缬氨酸。组氨酸为小儿生长发育期间的必需氨基酸，精氨酸、胱氨酸、酪氨酸、牛磺酸为早产儿所必需。通过这些必需氨基酸，身体就可以制造出其他各种氨基酸，从而维持生命和进行生长发育。缺乏必需氨基酸时，人体就会出现发育迟缓、贫血、毛发枯黄等症状。

必需氨基酸如此重要，食物蛋白中含必需氨基酸的数量及种类就成为衡量蛋白质优劣的标准。含有必需氨基酸的种类、数量多，营养价值高，这种蛋白质就称为完全蛋白质，也称为优质蛋白质。

氨基酸在人体内通过代谢可以发挥下列作用：合成组织蛋白质；生成酸、激素、抗体、肌酸等含氮物质；转变为糖类和脂肪；氧化生成二氧化碳、水及尿素，产生能量。

氨基酸经脱氨基后变成有机酸。例如，丙氨酸脱氨基成为丙酮酸，谷氨酸脱氨基成为 α-酮戊二酸，然后进入线粒体，参与三羧酸循环，氧化供能。

能量代谢主要在肝脏的线粒体内进行，其中心环节为三羧酸循环。三羧酸循环的底物是乙酰辅酶 A，而糖类和脂肪在进行分解时的最终底物正是乙酰辅酶 A。同时，三羧酸循环中间反应的每一步都可以接受外来的正确分子进入循环，这就为脱去氨基的氨基酸（即蛋白质分解后的产物）的进一步氧化提供了途径。

二、糖类

糖类包括单糖、双糖及多糖，并不仅指含有甜味的物质。糖类主要由碳、氢、氧等元素组成，因分子中氢原子和氧原子之比多为 2∶1，与水的组成相同，故又称为碳水化合物。这类化合物含羟基（—OH）较多，还含有醛基或酮基，所以属于多羟基醛或酮的衍生物。糖类的分子大小相差悬殊。一般糖类可根据分子大小分为单糖、二糖（双糖）、寡糖及多糖，亦可根据所含官能团的不同分成醛糖及酮糖。

糖类是自然界中广泛分布的一类重要的有机化合物。日常食用的蔗糖、粮食中的淀粉、植物体中的纤维素、人体血液中的葡萄糖等均属糖类。植物细胞中最重要的糖类是淀粉和纤维素，动物细胞中最重要的多糖是糖原。糖原是葡萄糖的多聚体，包括肝糖原、肌糖原和肾糖原等，是糖类在体内的储存形式。葡萄糖与糖原都能在体内氧化而提供能量。

　　食物中的糖是人体中糖类的主要来源，被人体摄入经消化成单糖而被吸收后，经血液运输到各组织细胞进行合成代谢和分解代谢。葡萄糖是其分解后的产物，属于单糖，也是细胞中最常被利用的糖类，常被称为"生命的燃料"。葡萄糖是糖类在血液中的运输形式，通常所说的血糖即指血液中的葡萄糖。

　　糖类是主要的能量来源。1g 葡萄糖产生约 4kcal 热量。

　　糖类的分解代谢是生物体取得能量的主要方式。机体内糖类的代谢途径主要有葡萄糖的无氧酵解、有氧氧化、磷酸戊糖途径、糖原合成与糖原分解、糖异生及其他己糖代谢等。其中，糖类的无氧酵解又称糖酵解。葡萄糖或糖原在无氧或缺氧条件下分解为乳酸，同时产生少量 ATP，由于此过程与酵母菌使糖生醇发酵的过程基本相似，故称为糖酵解。糖类的作用：糖类是人类获取能量最经济和最主要的来源。糖类在体内消化后，主要是以葡萄糖的形式被吸收。葡萄糖可被所有组织利用。例如，蛋白质在肌肉中不能被直接氧化产生能量，脂肪在肌肉中的氧化能力很低，肌肉活动最有效的能量是糖原，而心脏、神经系统只能利用葡萄糖作为能源。糖脂是细胞膜与神经组织的组成部分，糖蛋白是许多重要的功能物质（如酶、抗体、激素）的组成部分，核糖、脱氧核糖是遗传物质 RNA 和 DNA 的主要成分之一。当糖类摄入充足时，可增加体内肝糖原的储备，使机体抵抗外来有毒物质的能力增强。但是，进食糖为口腔内的细菌提供了生长繁殖的良好条件，这些细菌和残糖能使牙齿、牙缝及口腔里的酸性增加，容易引起龋齿，久之则形成龋洞。

　　含糖量高的食物：碳酸饮料、奶油蛋糕、含糖的面包、糖果、红糖、白糖、蜂蜜、甘蔗、西瓜、葡萄、橘子等。

　　糖的摄入量：从营养学的角度来说，每天摄入糖的产热量应该占总体供能量的 55%～65%（供能比）。如果过多摄入糖，易使体内脂肪堆积，影响机体对矿物质的吸收，诱发胃炎等胃部疾病，导致高血压、骨质疏松、龋齿。如果过少摄入糖，会造成身体缺乏营养，造成虚弱、疲劳和头晕恶心、酮体过多等。

三、脂类

脂类是油、脂肪、类脂的总称。食物中的脂类主要是油和脂肪，一般把常温下是液体的称为油，而把常温下是固体的称为脂肪。脂肪为高效产能物质，1g 脂肪产生约 9kcal 热量。脂肪所含的化学元素主要是碳、氢、氧，部分还含有氮、磷等元素。脂肪在多数有机溶剂中溶解，但不溶解于水。脂肪是由甘油和脂肪酸组成的三酰甘油酯，其中甘油的分子比较简单，而脂肪酸的种类和长短却不相同。

脂肪酸分为三大类：饱和脂肪酸、单不饱和脂肪酸、多不饱和脂肪酸。必需脂肪酸是指机体生命活动必不可少，但机体自身又不能合成，必须由食物供给的多不饱和脂肪酸。必需脂肪酸主要包括两种，即亚麻酸、亚油酸。

脂肪水解成脂肪酸进入血液后运送到肝脏和肌肉等组织。脂肪酸经 β 氧化形成乙酰辅酶 A 后，必须进入三羧酸循环才能彻底氧化成水及二氧化碳并释放能量。乙酰辅酶 A 还可在肝脏形成酮体。在正常情况下，酮体进入血液，在骨骼肌和心肌中再形成乙酰辅酶 A，进入三羧酸循环继续氧化代谢。肝和肌肉是进行脂肪酸氧化最活跃的组织。脂肪酸氧化可以供应机体所需要的大量能量。

脂肪酸氧化时释放出来的能量约有 40%被机体利用合成高能化合物，其余60%以热的形式释出，热效率为 40%，说明机体能很有效地利用脂肪酸氧化所提供的能量。

脂肪的作用：作为身体储存的能量，一旦身体急需，脂肪在人体内氧化后变成二氧化碳和水，放出热量，维持人体正常的生理活动。提供必需脂肪酸；帮助吸收脂溶性维生素；隔热、保持体温及缓冲外界冲击力。脂肪中的磷脂和胆固醇是人体细胞的重要组成部分，尤其是在脑细胞和神经细胞中含量最多。

除了常见的白色脂肪组织外，新生儿体内有棕色脂肪组织。这种脂肪细胞内的线粒体中有一种称为解耦联蛋白 1（UCP1）的物质，使葡萄糖和脂肪酸分解产生的能量不能转化为 ATP，而只能转化为热能，产生的大量热能对维持新生儿的体温有重要意义。新生儿硬肿症是由皮下缺乏棕色脂肪所致，可危及生命。

含脂肪丰富的食物：肥肉、蛋黄、植物的果实（如芝麻、花生、葵花籽、核桃、菜籽等）。

脂肪的摄入量：基于营养学的角度，每天摄入脂肪的产热量应该占总体供能量的 20%～30%。人体每天所需要的热量需要根据人的身高、体重及所从事的运动来进行计算，因人而异。

四、膳食纤维

近年来膳食纤维备受关注。膳食纤维是植物性食品中不被人体胃肠消化酶所分解的、不可消化成分的总和。膳食纤维由非淀粉多糖和其他植物成分组成，如纤维素、抗性淀粉、抗性糊精、菊粉、木质素、果胶、β-葡聚糖和寡糖。膳食纤维的本质是一种来自植物的不被人体消化吸收的糖类，因人类缺乏分裂糖苷键的必要酶，其不能被机体进行消化吸收，但是可以在肠道进行发酵，进而能够为肠道菌群提供合适的分解物质，有利于肠道微生态和肠道的健康。

根据是否溶解于水，可将膳食纤维分为两大类。

1. 可溶性膳食纤维　包括树胶、果胶、藻胶、豆胶等。可在水中溶解，吸水会膨胀，并且可以被大肠中微生物酵解。在水果和蔬菜中含量较高，如苹果、猕猴桃、莜麦菜。

可溶性膳食纤维通常在结肠中发酵生成气体和具有生理活性的副产物，如经肠道细菌在结肠中产生短链脂肪酸。可溶性膳食纤维通常是黏性的，会延迟胃排空，在人体中可能导致饱腹感。一般认为可溶性膳食纤维对于调节血脂、血糖及肠道菌群有一定的好处。

2. 不溶性膳食纤维　包括纤维素、半纤维素和木质素等，不溶于水，一般在谷类外皮、根茎类蔬菜、粗粮中含量比较高，如荞麦、绿豆、麦片、玉米皮。

粗磨的不溶性膳食纤维会触发大肠中黏液的分泌，从而增加膨松度。细磨的不溶性膳食纤维不具有此作用，并且实际上具有致便秘的作用。某些形式的不溶性纤维，如抗性淀粉，可以在结肠中发酵。

3. 膳食纤维功能　包括膨胀作用、持水能力、胶体形成、离子交换、改善胃肠微生物菌落等。这些功能引起如下生理作用。

（1）增加排泄物的体积，缩短食物在肠内的通过时间：如果食物在肠内通过时间太长，则肠道微生物代谢产生的有害物质及分解的酵素长时间与肠黏膜接触，造成有害物质的吸收和黏膜细胞受到伤害。对于一些便秘患者，由于粪便在体内停留时间过长，各种毒素的吸收成为肠道肿瘤发生的最主要原因。因此，缩短食物及其残渣在肠内通过时间有预防肠道肿瘤的作用。也有人认为，β-葡萄糖苷酸酶被认为与结肠癌有密切关系，通过摄入膳食纤维可以降低该酶的活性，这表明膳食纤维可以减少患结肠癌的风险。纤维素的这一功能早已被人们认识，但过去由于不溶性膳食纤维口感极差而不被人们接受，可溶性膳食纤维将对肠癌的预防起到良好作用。

（2）可降低血胆固醇水平，减少动脉粥样硬化：可溶性膳食纤维在小肠形成黏性溶液或功能基团黏膜层，黏膜层厚度和完整性是营养物质在小肠吸收速度的一层限制性屏障。专家认为，膳食纤维的多少与血清胆固醇浓度有一定关系。因为膳食纤维可以和胆酸结合，生成胆红素并随粪便排出。摄入膳食纤维少者，胆汁酸随粪便排出少，血浆胆固醇升高，增加了动脉硬化和心脏病的危险。

（3）减少胆石症的发生：尸检发现中发达国家与发展中国家的胆石症发病率有很大差别。胆石的形成原因是胆固醇合成过多和胆汁酸合成过少，增加膳食中的纤维素含量可使胆汁中胆固醇含量降低，减少胆石症的发生。

（4）减少憩室病的发生：过去认为憩室病患者应采用低渣低纤维膳食，但也有研究结果正相反。一组由 62 位憩室病合并便秘的患者参加的实验研究结果显示，采用高纤维膳食后，其中约有 36% 症状减轻，约 52% 症状消失。采用低渣低纤维膳食的患者因结肠内容物少后肠腔狭窄，易形成闭合段，从而增加肠内的压力。同时，粪便硬且黏，需要更大的压力来排便，从而易患憩室病。膳食纤维能增加粪便体积，能吸水膨胀，降低了粪便的硬度和黏度，从而减少憩室病的发生。

（5）治疗糖尿病：用不溶性膳食纤维治疗糖尿病已有许多报道，科学研究证明，可溶性膳食纤维在降低餐后血糖、胰岛素、胆固醇浓度方面比不溶性膳食纤维要好。由于膳食纤维可以增加胃肠通过时间，且吸水后体积增加并有一定黏度，延缓了葡萄糖的吸收，有助于改善糖耐量。过去糖尿病相关保健食品大多是不溶性膳食纤维，而现在可溶性膳食纤维的应用必将进一步改善糖尿病相关保健食品的风味和治疗效果。

含膳食纤维最多的食物是谷类，尤其是一些粗粮，如小米、玉米、大麦、燕麦、荞麦；其次是一些蔬菜，如芹菜、韭菜、菠菜、白菜；然后是一些水果，如苹果、香蕉、橘子、桃子。还包括部分菌类如香菇、木耳等；豆类如黄豆、青豆等；坚果如花生、核桃等。世界卫生组织（WHO）和中国营养学会推荐，每天摄入 25～30g 膳食纤维。

如下情况不宜多食膳食纤维：各种急慢性肠炎、伤寒、痢疾、结肠憩室炎、肠道肿瘤、消化道少量出血、肠道手术前后、肠道或食管管腔狭窄、某些食管静脉曲张。

五、三羧酸循环是糖类、脂肪和蛋白质氧化的共同代谢途径

需要进一步理解的是，这三类物质的代谢终产物是二氧化碳和水（蛋白质要加上尿素），而这正是三羧酸循环（图 2-1）的作用：将含碳骨架氧化成二氧化碳和水。

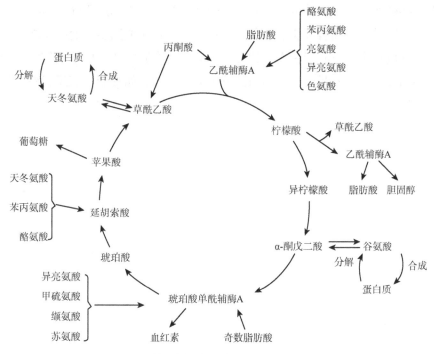

图 2-1　三羧酸循环与三大营养物质关系示意图

三羧酸循环是机体获取能量的主要方式，同时它也为体内某些物质的合成提供了原料。三羧酸循环是糖类、脂肪和蛋白质这三种物质在体内被彻底氧化的共同代谢途径。三羧酸循环是糖类、脂肪、蛋白质及其他某些氨基酸代谢联系和互变的枢纽。由于这一共同通路的存在，一旦三大营养物质的某一种数量不足，可以互相替换产能，从而满足机体的需要。

综上所述，三大营养物质的代谢具有如下特点：①三大营养物质在体内都可以进行氧化分解，作为能源物质使用。但它们供能有着先后顺序，按照糖类、脂肪、蛋白质的顺序供能。②糖类可以直接转化成蛋白质和脂肪，蛋白质也可以直接转化成糖类和脂肪，但脂肪不能直接转化成蛋白质。③糖类和脂肪的代谢终产物都是二氧化碳和水，但是蛋白质的代谢终产物还有尿素。④糖类和蛋

白质在体内是可以相互转化的。几乎所有组成蛋白质的天然氨基酸都可以通过脱氨基作用形成不含氮部分，进而转变成糖类；糖类代谢的中间产物可以通过氨基转换作用形成非必需氨基酸。注意的是必需氨基酸在体内不能通过氨基转换作用形成。⑤糖类代谢的中间产物可以转化成脂肪，脂肪分解产生的甘油、脂肪酸也可以转化成糖类。⑥一般情况下，动物体内的脂肪不能转化为氨基酸，但在一些植物和微生物体内可以转化；一些氨基酸可以通过不同的途径转变成甘油和脂肪酸，进而合成脂肪。⑦糖类可以大量转化成脂肪，而脂肪却不可以大量转化成糖类。只有当糖类代谢发生障碍时才由脂肪和蛋白质来供能，当糖类和脂肪摄入量都不足时，蛋白质的分解才会增加，如在糖尿病患者糖类代谢发生障碍时。

第三章
维 生 素

第一节 概 述

一、维生素的定义及其特点

维生素是维持人体生命活动必需的一类有机物质，也是保持人体健康的重要活性物质。维生素在体内的含量很少，但不可或缺。各种维生素的化学结构及性质虽然不同，但它们有着以下共同点：①维生素均以维生素原的形式存在于食物中；②维生素不是构成机体组织和细胞的组成成分，也不会产生能量，它的作用主要是参与机体代谢的调节；③大多数的维生素，机体不能合成或合成量不足，不能满足机体的需要，必须经常通过食物获得；④人体对维生素的需要量很小，日需要量常以毫克或微克计，但一旦缺乏就会引发相应的维生素缺乏症，对人体健康造成损害。

二、维生素的分类

维生素可以分为水溶性维生素和脂溶性维生素两种。

1. 水溶性维生素 这类维生素只能溶于水，不溶于脂肪和有机溶剂。在体内主要构成酶的辅助因子，直接影响酶的活性。人体不能大量储存水溶性维生素，需依赖食物提供，体内过剩的水溶性维生素可随尿排出体外，体内很少蓄积，不发生中毒现象，但供应不足常导致缺乏症。水溶性维生素不耐高温。常见的水溶性维生素有 B 族维生素和维生素 C。

2. 脂溶性维生素 这类维生素是疏水性的化合物，能溶解于脂肪，不溶于水。常随脂类物质吸收，在血液与脂蛋白或特异性的结合蛋白结合而运输。当膳食中脂肪过少时，不利于这类维生素的吸收。脂溶性维生素在体内主要存在于肝脏，因此不需要每天摄入；在体内代谢速度较慢，如果摄入较多，可在体内聚集，甚至造成中毒。常见的脂溶性维生素有维生素 A、维生素 D、维生素 E、维生素 K。

三、必需维生素

满足以下四个特点的维生素可以称为人体必需维生素。

1. 外源性　人体自身不可合成，需要通过食物补充。

2. 微量性　人体所需量很少，但是可以发挥巨大作用。

3. 调节性　维生素必须能够调节人体新陈代谢或能量转变。

4. 特异性　缺乏了某种维生素后，人将呈现特有的病态。

人体必需的 13 种维生素包括 4 种脂溶性维生素及 9 种水溶性维生素。水溶性维生素有维生素 B_1、维生素 B_2、维生素 B_6、维生素 B_{12}、烟酸、泛酸、生物素、叶酸和维生素 C。脂溶性维生素有维生素 A、维生素 D、维生素 E 和维生素 K。

第二节　维生素 B_1

维生素 B_1 是最早发现的维生素之一，是人体必需的 13 种维生素之一。

一、来源和摄入量

（一）来源

维生素 B_1 主要存在于种子外皮及胚芽中。米糠、麦麸、黄豆、酵母、动物内脏（肝、心、肾）、瘦肉等食物中维生素 B_1 含量最为丰富。此外，白菜、芹菜及中药防风、车前子也富含维生素 B_1。

维生素 B_1 极易溶于水，而且在碱性条件下受热分解，因此建议烹调时不要过分淘洗，也不要加碱烹调。

（二）摄入量

维生素 B_1 的每日需要量为婴儿 0.5mg，成人 1～1.5mg 特殊人群除外。需要补充维生素 B_1 人群如下所示。

（1）食欲缺乏、胃肠疾病、头发干枯、记忆力减退、肌肉痉挛者。

（2）抽烟、喝酒、爱吃糖者。

（3）妊娠期、哺乳期或服用避孕药的女性。

（4）处于紧张状态者，如生病、焦虑、精神打击、手术后等，不仅需要维生素 B_1，而且需要所有的 B 族维生素。

二、作用与功能

维生素 B_1 参与能量代谢，是维持神经、心脏及消化系统正常功能的重要生物活性物质。

1. 参与能量代谢 糖类代谢的三个重要环节均依赖于 TPP（硫胺素焦磷酸酯）的辅酶作用。丙酮酸氧化脱羧生成乙酰辅酶 A；三羧酸循环中糖类和脂肪的代谢产物 α-酮戊二酸脱羧为琥珀酰辅酶 A；在磷酸戊糖途径中，TPP 是转酮反应的辅酶。丙酮酸的氧化脱羧作用在动物体内是一个非常重要的反应，因为它产生乙酰辅酶 A，这是糖类入三羧酸循环的起始物。

当维生素 B_1 缺乏时，会影响能量产生，可直接影响神经系统、心脏、胃肠道和肌肉组织功能，出现健忘、不安、易怒或抑郁等症状。

2. 维持正常的神经功能 神经组织细胞含 TPP 最多，大部分位于线粒体，10%位于细胞膜。TPP 能促进重要的神经介质乙酰胆碱的合成，抑制胆碱酯酶对乙酰胆碱的分解，维持神经冲动的传导。硫胺素三磷酸酯（TTP）可能与膜钠离子通道有关，当 TTP 缺乏时渗透梯度无法维持，引起电解质与水转移。

缺乏维生素 B_1 时，乙酰胆碱合成减少，神经传导受阻并出现相应症状。维生素 B_1 摄入不足还可能与阿尔茨海默病、帕金森病有关。

3. 促进胃肠消化 乙酰胆碱具有促进胃肠蠕动和消化腺分泌消化液的作用，可被胆碱酯酶水解失去活性。维生素 B_1 可抑制胆碱酯酶活性，缺乏维生素 B_1 使此酶活性过高，乙酰胆碱大量分解，致使神经传导受阻，可造成胃肠蠕动缓慢，消化液分泌减少，食欲缺乏、消化不良等。

4. 参与氨基酸合成及其他细胞代谢过程中有机化合物的合成过程

5. 维持心肌的正常功能 实验表明，短期缺乏维生素 B_1 的动物，其心肌的紧张力和弹性大为降低，心律失常，补充维生素 B_1 后尚可恢复。如果长期缺乏维生素 B_1，对心脏损害严重，最终可导致死亡。

三、药代动力学

正常成人体内维生素 B_1 含量为 25～30mg，主要分布在肌肉。

食物中的维生素 B_1 有 3 种形式，即游离形式、TPP 和蛋白磷酸复合物。结合形式的维生素 B_1 在消化道裂解后被吸收。吸收的主要部位是十二指肠、空肠和回肠。维生素 B_1 被吸收后可分布于机体各组织中，在肝、肾和白细胞内转变成 TPP，后者是体内丙酮酸分解所需的羧化酶的辅酶。维生素 B_1 在体内不储存，故短期缺乏即可造成丙酮酸在体内的蓄积。维生素 B_1 主要在肝脏被磷酸化，其磷酸化形式包括硫胺素一磷酸酯（TMP）、TPP 及 TTP。在动物组织中游离的维生素 B_1 及其磷酸化形式均以不同数量存在，且 TPP 最为丰富，约占维生素 B_1 总量的 80%，TTP 占 5%～10%，其余为游离的维生素 B_1 和 TMP。大量饮茶会降低肠道对维生素 B_1 的吸收；乙醇中含有抗硫胺素物质；叶酸缺乏可导致维生素 B_1 吸收障碍。吸收不良综合征或饮酒过多可阻止其吸收。维生素 B_1 经肾排泄，由尿排出，不能被肾小管再吸收；也可进入乳汁；血浆半衰期约为 0.35 小时。

四、维生素 B_1 缺乏症

（一）病因

1. 维生素 B_1 摄入不足　①维生素 B_1 在谷物的外皮和胚芽中含量很丰富，约占谷物中维生素 B_1 的 90%。如果长期食用精白米、面或加工过细都会造成维生素 B_1 的损失及破坏。②长期以大量碳水化合物为主食而缺乏肉食及豆制品的不均衡膳食也易致维生素 B_1 缺乏。③常生食鱼及贝类者，因其含硫胺素酶，可分解维生素 B_1，也易致病。④医源性维生素 B_1 缺乏可见于静脉营养而未补充维生素 B_1 的患者。

2. 机体处于特殊生理状态　如妊娠、哺乳、高温环境等应激状态，甲状腺功能亢进等病理状态，机体对维生素 B_1 的需要量增加。

3. 机体对维生素 B_1 的吸收和利用障碍　如长期腹泻、肝肾疾病及酗酒。

4. 烹饪食用不当　过分淘米、烹调加热时间过长、加入苏打（碳酸钠）、捞米饭时弃米汤，都会导致维生素 B_1 损失较多。

（二）发病机制

维生素 B_1 在体内的生物半衰期为 9～18 天，如果膳食中缺乏维生素 B_1，1～2 周后人体组织中的维生素 B_1 含量就会降低很多。

维生素 B_1 在体内先磷酸化成 TPP，TPP 作为辅酶参与糖类代谢中丙酮酸、

α-酮戊二酸的氧化脱羧作用，亦参与磷酸戊糖旁路的酮基移换作用。维生素 B_1 的缺乏不仅影响糖类代谢，亦涉及脂肪酸及能量代谢，使组织中出现丙酮酸、乳酸的堆积。此外，脑细胞内丙氨酸产生过多而天冬氨酸、谷氨酸、γ-氨基丁酸生成减少皆为各系统出现功能障碍的生化基础。

1. 维生素 B_1 缺乏对神经系统影响的机制 神经组织的主要能量来源于糖类代谢，在维生素 B_1 缺乏时，由于 TPP 的减少，可造成糖类代谢的障碍，引起神经组织的供能减少，进而产生神经组织功能和结构的异常。

此外，维生素 B_1 的缺乏还能造成磷酸戊糖代谢障碍，影响磷脂类的合成，而脂质是细胞膜的重要成分。如果维生素 B_1 缺乏，脂质合成减少，就不能很好地维持髓鞘的完整性，出现脱髓鞘和轴索变性样改变，从而导致神经系统病变，发生多发性神经炎。

糖类代谢障碍进而可以影响脂类代谢，维生素 B_1 缺乏还可导致胆固醇合成障碍，原因是其关键的调节酶 3-羟基-3-甲基戊二酰辅酶 A 还原酶活性降低。胆固醇也是细胞膜的主要成分之一，其合成障碍会影响神经细胞膜的完整性。此外，TPP 能促进重要的神经介质乙酰胆碱的合成，抑制胆碱酯酶对乙酰胆碱的分解。

维生素 B_1 缺乏时，增多的丙酮酸可抑制胆碱乙酰化酶的活性，使乙酰胆碱合成减少。又由于 TPP 生成减少，胆碱酯酶活性加强，乙酰胆碱的水解也加速，使神经传导受影响。因此胃肠蠕动变慢，消化液分泌减少，糖类代谢的障碍又使细胞功能下降，继而出现各种消化道症状。检查可见肠道充气扩张、黏膜出血，滤泡肿胀，肠系膜淋巴结肿大。此外，肝脏和肾脏有瘀血和脂肪变性。

2. 维生素 B_1 缺乏对心脏功能的影响 维生素 B_1 与心脏功能的关系也十分密切。组织特别是代谢旺盛的脑和心肌组织中葡萄糖和丙酮酸代谢必须要有足够的维生素 B_1 参加，否则会由于 TPP 缺乏造成丙酮酸难以进入三羧酸循环，大量的丙酮酸滞留在血液中导致周围小动脉扩张、外周阻力下降、静脉回流量增加，造成心排血量和心脏工作量都增加。此外，乳酸盐和丙酮酸盐使心肌对氧的利用率降低，易使心脏趋于衰竭。当人的膳食中缺乏维生素 B_1 时，常会感到胸闷、气短、血压低、心搏加快、脉搏缓慢。

3. 病理改变 可见多发性周围神经炎，有节段性变性和髓鞘脱失。下肢神经如坐骨神经先受累。可出现施万细胞水肿、空泡变性甚至崩缩。脑神经（第Ⅲ、Ⅵ对）、迷走神经（喉返神经）也可出现变性。软脑膜充血，小动脉周围针尖样出血。间脑、延脑附近神经细胞消失，胶质细胞和血管内皮细胞增生。心脏则因心功能不全扩张、肥大，尤以右心室更甚。显微镜下见心肌纤维细胞及间质水肿，重者细胞变性坏死。肺动脉、全身周围毛细血管和小动脉亦见扩张。

（三）临床表现

1. 非特异性神经症状　维生素 B_1 是维持机体正常神经功能的营养物质，轻微的维生素 B_1 缺乏可导致不舒适感、易怒和意识错乱。

2. 消化不良　维生素 B_1 缺乏时，增多的丙酮酸可抑制胆碱乙酰化酶的活性，使乙酰胆碱合成减少，导致胃肠道蠕动变慢和消化液分泌减少，引起消化不良。

3. 脚气病　主要损害神经-血管系统。可分为成人脚气病和婴儿脚气病。

（1）成人脚气病：早期症状比较轻，可表现为疲乏、淡漠、食欲差、恶心、忧郁、急躁、沮丧、腿脚沉重麻木和心电图异常。病情发展到后期，可发展为多发性周围神经炎症（干性脚气病）、心血管系统功能障碍如水肿和心力衰竭（湿性脚气病），或混合性脚气病（两种病症都有）。

干性脚气病以神经系统的表现为主，多数患者都会出现明显的周围神经炎或运动障碍、感觉障碍等，也有部分的患者会出现足下垂症，在走路时，步态也会发生变化，呈现跨阈步态。双脚异常烧灼感：一般在晚上最为明显，主要表现为双脚自觉温度较高，如泡在热水中一般。

湿性脚气病一般以心力衰竭为主要表现，通常患者会感觉到特别容易疲劳，身体也变得比较虚弱。平时还可能会出现心悸等症状。

（2）婴儿脚气病：通常发生于 2～5 月龄的婴儿，和母乳中缺乏维生素 B_1 有关。初期表现为食欲不佳、呕吐、心搏快和呼吸急促等，后期有水肿、心力衰竭、强直性痉挛，甚至在出现症状后 1～2 天突然死亡。

暴发型冲心型脚气病：2～4 月龄的婴儿患者易表现为急性心力衰竭，形成暴发型冲心型脚气病。常在哺乳以后或睡眠将醒之际突然发作，尖声啼哭，继有冷汗，哭声转嘶哑，肢端、唇色发绀，呼吸由急促转为不规则，心音低钝，肢冷，体温不升。若不及时救治，可致迅速死亡。

婴儿脚气病的症状变化多样，不易早期做出诊断。除临床表现之外，应注意询问居住地区是否为稻米生产区、近期有无脚气病流行、喂养史、其乳母的可疑症状。临床应排除病毒性脑炎、脑膜炎、急性喉炎、手足搐搦症、急性中毒、破伤风、先天性心脏病等。

年长儿童脚气病的临床表现在不同个体有很大差别。应询问饮食习惯、是否有慢性消耗性疾病、是否参加劳动或体育锻炼等，并进行详细体格检查以防漏诊。

4. 其他　酒精中含有抗硫胺素物质，会降低维生素 B_1 的吸收和利用。长期酗酒的人群很可能因为维生素 B_1 缺乏而导致脑型脚气病，即韦尼克脑病，临床表现为眼球震颤、步态不稳、记忆力丧失甚至精神错乱等。这种脑病多为长期慢性酒精中毒的后果，并伴有维生素 B_1 摄入量低和吸收利用不良。有时患有严重消化功能障碍（如顽固性呕吐、胃癌等）的人也可能发生上述症状。如未及时治疗，死亡率很高，不过这种病例在我国尚未见报道。

（四）实验室检查

1. 血液维生素 B_1 水平测定　通过测定患者血液中的维生素 B_1 含量，可大致了解患者体内维生素的水平，但是血液中的维生素 B_1 水平并不能精确反映各组织中的维生素 B_1 水平，所以只能作为参考依据。一般情况下，全血维生素 B_1 水平 $<40\mu g/L$ 提示维生素 B_1 缺乏。

2. 维生素 B_1 负荷试验　口服 5mg 或肌内注射 1mg 维生素 B_1，4 小时后留尿，测排出维生素 B_1 的量，在 $100\mu g$ 以上为正常，脚气病患者则低于 $50\mu g$，甚至为零。

3. 测血液中的丙酮酸和乳酸含量　维生素 B_1 缺乏病患者这两项指标皆明显升高，有助于确诊，且大多数病例二氧化碳结合力降低明显。

4. 测定红细胞的酮基移换酶活性　维生素 B_1 缺乏病患者该酶活性显著减低。

上述检查中，后两种结果更为可信，因为可从维生素 B_1 缺乏导致的代谢紊乱状况估计实际维生素 B_1 缺乏的程度，而负荷试验仅反映维生素 B_1 摄取后的即刻水平，而不反映维生素 B_1 在组织中的存储及分布，更不能表达维生素 B_1 缺乏所致的生化改变。

（五）治疗

应同时给予患儿及其乳母补充维生素 B_1 治疗。对于轻症，每日给予维生素 B_1：小儿 $15\sim30mg$，乳母 60mg，分 3 次口服。对于重症或消化功能紊乱者，应肌内注射或静脉注射维生素 B_1，每日 $50\sim100mg$。应用维生素 B_1 时避免用葡萄糖液稀释，以免血中丙酮酸及乳酸含量增高，加重病情。

一般治疗后 2～3 日症状明显好转或消失，仍需继续口服维生素 B_1，每日 5～10mg，疗程 1 个月。如因血中丙酮酸、乳酸增加，纠正酸中毒也很重要。

有惊厥或心力衰竭时应同时对症治疗，进行抢救，尽量不用高渗葡萄糖液和肾上腺皮质激素，后者对抗维生素 B_1，会加重病情。

由于患者常伴其他 B 族维生素缺乏症，故同时应口服复合维生素 B 或酵母片。但烟酸、叶酸不宜过多应用，因其可阻碍维生素 B_1 的磷酸化作用。其他营养素应足量应用。

遇到暴发型冲心型脚气病患者，必须尽快抢救。常用吸收快且作用较持久的丙硫硫胺（优硫胺）或呋喃硫胺（不被人体中所含的硫胺酶破坏，毒性反应亦低），以后宜隔 3～4 小时重复用药，直至心力衰竭控制后，剂量减少或改为每日 2～3 次维持治疗 1 周。

对呼吸困难、酸中毒等表现，应同时吸入氧气，静脉滴注适量 5% 碳酸氢钠等对症治疗。

静脉注射高渗葡萄糖禁用于暴发型冲心型脚气病，因其可导致心搏骤停。亦不宜注射尼可刹米、洛贝林等呼吸兴奋剂，以防机体耗氧量增加，致使抽搐加剧。使用洋地黄控制脚气病心力衰竭也是有害的。

经上述治疗，食欲缺乏、水肿和心力衰竭等症状可在 24 小时内消失，但周围神经病变和心肌损害则往往需数周至数月才能逐渐恢复。出院后给予维生素 B_1 维持量，以防复发。

（六）补充维生素 B_1 的食物

维生素 B_1 的主要食物来源：全谷物食物。建议每天至少食用 50g 杂粮（紫米、糙米、黑米、燕麦、荞麦、红豆、绿豆、小米等），"一半杂粮，一半精细米面"最好。动物内脏（心、肝、肾）、瘦肉、禽蛋中的维生素 B_1 含量也较高。

日常膳食中的维生素 B_1 主要来自谷类食物，但随加工精细程度的提高，维生素 B_1 含量逐渐减少。加工及烹调可造成食物中维生素 B_1 的损失。

（七）预后

维生素 B_1 缺乏症是一种可以控制、预防且治愈的疾病。但患维生素 B_1 缺乏症后是不会自愈的，需要积极配合治疗。治疗后其恢复情况与患病时的严重程度、持续时间有关。一般来说，症状较轻的患者经过治疗后都可以治愈。但对于症状较重的患者，如果已经存在循环系统、神经系统病变，如不及时治疗，可能会出现休克、心力衰竭，甚至危及生命。

（八）脚气病的病名溯源

脚气病，祖国传统医学又名"脚弱"，实际就是维生素 B_1 缺乏症。

1. 隋朝巢元方《诸病源候论》卷十三《脚气诸病·脚气缓弱候》 "初得此病，多从下上，所以脚先屈弱，然后毒气循经络，渐入腑脏，腑脏受邪，气便喘满。以其病从脚起，故名脚气"。

2. 唐朝孙思邈《备急千金要方》卷第七《风毒脚气》 "然此病发，初得先从脚起，因即胫肿，时人号为脚气。深师云脚弱者，即其义也"。

五、维生素 B_1 过量的危害

（一）可能会出现的异常

维生素 B_1 参与人体的糖类代谢，可以维持人体正常神经功能，主要用于治疗缺乏维生素 B_1 引起的疾病，如脚气病、神经炎、消化不良等。遵医嘱服用维生素 B_1 制剂通常不会出现副作用，但如果服用维生素 B_1 制剂过多，可能会导致如下异常。

（1）可能影响正常的神经功能，出现神经过敏、抽搐、头痛、震颤、神经肌肉麻痹、疲倦、头晕目眩等症状。

（2）长期大量服用容易引起血小板聚集和血栓形成，可出现恶心、眩晕、疲劳、视物模糊、月经过多及血栓性静脉炎、骨骼肌无力、周围神经炎、神经感觉异常、步态不稳、手足麻木等。

（3）脉搏加快、周围血管扩张、心律失常、水肿。

（4）如果女性大量服用维生素 B_1 有可能导致出血不止。

（5）服用过量会导致患者出现身体发抖、水肿、疱疹等症状。

（6）肝脂肪变性。

（二）措施及建议

1. 多饮水 如果出现的副作用较为轻微，可以通过多饮水帮助维生素 B_1 在机体内排泄，也可以使用促进消化的食物，帮助维生素 B_1 在机体中被吸收、利用。如果副作用较为严重，建议及时到医院就诊，必要时在医生指导下进行

洗胃治疗。

2. 建议患者在餐后或随餐服用维生素 B_1　餐中营养成分多样化，可促进维生素 B_1 的消化、吸收和利用。服用维生素 B_1 时，建议避免大量饮酒，以免酒精等物质与维生素 B_1 发生反应，对身体产生不良影响。维生素 B_1 可能会导致胃液 pH 降低，而阿司匹林在胃里会水解成水杨酸。两者同时服用可能会刺激胃黏膜，引起其他胃肠道疾病，不建议同时服用。

3. 避免与碳酸氢钠、枸橼酸钠等碱性药物共同服用　以免发生相互反应降低药物效果，也尽量减少食用柿子这类含有大量鞣酸的食物，因其有可能影响维生素 B_1 的作用。

第三节　维生素 B_2

一、来源和摄入量

（一）来源

动物以肝脏含维生素 B_2 为最多。奶和奶制品、蛋、肝、肉类也都是维生素 B_2 的丰富来源。此外，蘑菇、海带、紫菜、黄豆、青豆、芸豆、蚕豆（去皮）、绿叶菜、小米和黄玉米也富含维生素 B_2。

（二）摄入量

成人维生素 B_2 的需要量是 1.2～1.5mg/d。妊娠期间需要 1.6mg/d，哺乳期间前 6 个月需要 1.8mg/d，之后的 6 个月需要 1.7mg/d。

二、作用与功能

维生素 B_2 是体内氧化还原酶的辅基，如琥珀酸脱氢酶、黄嘌呤氧化酶及 NADH 脱氢酶等，主要起氢传递体的作用，作用大致如下。

1. 参与生物氧化与能量代谢　与碳水化合物、蛋白质、核酸和脂肪的代谢有关，可提高机体对蛋白质的利用率，促进生长发育，维护皮肤和细胞膜的完整性。维生素 B_2 具有保护皮肤毛囊黏膜及皮脂腺的功能。

2. 参与细胞的生长代谢　是机体组织代谢和修复的必需营养素。

3. 参与维生素 B_6 和烟酸的代谢　使 B 族维生素之间相互协调发挥作用。

黄素腺嘌呤二核苷酸（FAD）和黄素单核苷酸（FMN）作为辅基参与色氨酸转化为烟酸、维生素 B_6 转化为磷酸吡哆醛的过程。

4. 增进视力, 减轻眼疲劳　维生素 B_2 是构成视神经和视网膜的重要营养物质，可以改善和调节视力，对于防止视力退化有着很好的作用。

5. 与机体铁的吸收、储存和动员有关　有助于人体对食物中铁的吸收和存储，防治缺铁性贫血。

6. 具有抗氧化活性　可能与黄素酶-谷胱甘肽还原酶有关。

三、药代动力学

维生素 B_2 从食物中被吸收后，在小肠黏膜的核黄素激酶作用下，可以转变成 FMN，在体细胞内还可以进一步在焦磷酸化酶的催化下，生成 FAD。FAD、FMN 是维生素 B_2 的活性形式。当摄入量较大时，肝肾常有较高的浓度，但身体储存维生素 B_2 的能力有限，超过肾阈值即通过泌尿系统以游离形式排出体外，因此每日身体组织所需维生素 B_2 必须由饮食供给。

四、维生素 B_2 缺乏症

（一）病因

1. 摄入不足　包括食物摄入不足，烹调不合理（如过度淘洗、蔬菜切碎后浸泡等），食物在加工过程中维生素 B_2 被破坏。

2. 吸收障碍　消化道吸收障碍、嗜酒、药物影响可导致对维生素 B_2 吸收不足。

3. 需要量增加或消耗过多　在妊娠、哺乳、寒冷、体力劳动、精神紧张、疾病等情况下，机体维生素需要量增加。

（二）临床表现

维生素 B_2 在体内耗竭的时间为 60～80 天，膳食中供应不足 2～3 个月后即可发病。

1. 眼部症状　眼结膜充血，从而出现视物模糊、眼干涩、怕光、流泪、容易疲劳等，严重者可继发结膜炎或角膜下部溃疡。

2. 口腔症状　口角处干裂、蜕皮，容易发生口腔溃疡、口角炎及舌炎等，严重者炎症可能累及咽喉，发生咽炎、喉炎，声音嘶哑。

3. 阴囊症状　阴囊有瘙痒感，夜间较明显，阴囊部位可出现边界清晰的红斑、灰褐色鳞屑或丘疹，长时间后转为伴有瘙痒的厚斑块。

4. 皮肤症状　在皮脂分泌旺盛的部位好发脂溢性皮炎，如鼻唇沟、下颌、耳后、两眉间等部位，表现为红斑上出现鳞屑，伴有瘙痒。

5. 神经系统症状　长期缺乏维生素 B_2 会引起神经系统功能失调，出现失眠、多梦、烦躁、易怒等症状。

6. 消化系统症状　消化吸收功能减退，表现为恶心、呕吐、腹胀等。

7. 儿童和孕妇　儿童由于生长发育快，代谢旺盛，更易缺乏维生素 B_2，长期缺乏会导致儿童发育迟缓，并出现轻中度缺铁性贫血。如果孕妇长期缺乏维生素 B_2，可能会导致胎儿畸形。

（三）治疗

1. 维生素 B_2（核黄素）制剂是治疗该病的有效药物　成人可每次口服维生素 B_2 5mg，3 次/天，一般需坚持服用至症状完全消失。经相应治疗后，阴囊瘙痒等自觉症状 3 天内便可减轻或消失，阴囊炎在 1~2 周内大多可痊愈。口腔症状的改善所需时间较长，一般需 2~4 周，如与烟酸或复合维生素 B 合用则效果更好。个别不能口服用药的病例，可改肌内注射。维生素 B_2 在应用过程中会出现尿液变黄的现象。

2. 其他治疗　口角炎可外涂 1%硝酸银或 1%结晶紫，亦可用中药锡类散或珠黄散。阴囊炎局部治疗亦很重要。局部干燥者可涂抹保护性软膏；有渗液、流黄水者可用 1%硼酸液湿敷。对久治不愈的阴囊炎应考虑是否合并真菌感染，再进行相应的治疗。

（四）需要补充维生素 B_2 的人群

服用避孕药、妊娠期、哺乳期的妇女需要更多的维生素 B_2；不常吃瘦肉和奶制品的人应当补充维生素 B_2；因患溃疡或糖尿病而长期进行饮食控制的人较易出现维生素 B_2 不足的现象；对于所有精神紧张的人必须增加其复合维生素 B 的摄取，与维生素 B_6、维生素 C 及烟酸一起摄取，作用效果最佳。

（五）预防

维生素 B_2 是水溶性维生素，容易消化和吸收，被排出的量根据体内的需要及可能随蛋白质的流失程度而有所增减；它不会蓄积在体内，所以时常要用食物或营养补品来补充。必要时适当增加动物性食品或给予维生素 B_2 强化食品，以提高摄入量，降低维生素 B_2 缺乏症和贫血的发生率。

第四节 维生素 B_{12}

维生素 B_{12} 家族有四个成员，即氰钴胺、羟钴胺、腺苷钴胺和甲钴胺，其中甲钴胺和腺苷钴胺具有直接的生物活性，可直接参与体内的生化反应。

一、来源和摄入量

（一）来源

自然界中的维生素 B_{12} 主要是食草动物所吃食物经过瘤胃消化后由结肠中的细菌合成，因此，维生素 B_{12} 的膳食来源主要为动物性食品，其中动物内脏、肉类、蛋类是维生素 B_{12} 的丰富来源。豆制品经发酵会产生一部分维生素 B_{12}。人体肠道细菌也可以合成一部分维生素 B_{12}。

含维生素 B_{12} 较丰富的食物为动物内脏（肝、肾、心）、双壳贝（蛤、蚶和牡蛎）、脱脂奶粉、蟹、石鱼、鲑鱼、沙丁鱼和蛋黄，其他有龙虾、鳕鱼、比目鱼、金枪鱼、发酵奶酪、鲜奶制品。植物性食物中不含维生素 B_{12}。

（二）摄入量

中国营养学会建议，我国居民每日摄入维生素 B_{12} 的量：成年人 2.4μg/d，孕妇 2.6μg/d，哺乳期妇女 2.8μg/d。

在不同的年龄段，人体所需的维生素 B_{12} 量是不相同的，推荐 0～1 岁的婴儿每日摄入 0.5～1μg，1～10 岁的儿童每日摄入 2～3μg，11～18 岁的青少年及成人每日摄入 3μg，孕妇及哺乳期妇女每日摄入 4μg，素食且不吃蛋和奶制品的人必须补充维生素 B_{12}。

老年人通过饮食对维生素 B_{12} 的吸收较困难，可以通过注射方式补充。老年人群体内维生素 B_{12} 水平不足的现象极为普遍，应注意及时补充，否则会降低认知能力，加速阿尔茨海默病的发展。

二、作用与功能

维生素 B_{12} 是几种变位酶的辅酶，如催化葡萄糖转变为甲基天冬氨酸的甲基天冬氨酸变位酶、催化甲基丙二酰辅酶 A 转变为琥珀酰辅酶 A 的甲基丙二酰辅酶 A 变位酶。维生素 B_{12} 辅酶也参与甲基及其他一碳单位的转移反应。

维生素 B_{12} 对多种基本代谢功能至关重要。它与 B 族维生素和叶酸协同作用，形成遗传物质，产生氨基酸和红细胞。

1. 促进红细胞发育　维生素 B_{12} 与叶酸一起帮助合成红细胞中的血红蛋白。在月经前期服用维生素 B_6 和维生素 B_{12} 可以缓解焦虑、疼痛等不适症状。如果体内缺乏维生素 B_{12}，造血过程无法顺利进行，红细胞减少，可能形成异常的巨幼红细胞，出现恶性贫血。

2. 促进人体神经细胞发育　与神经髓鞘中脂蛋白合成有关，缺少这种脂蛋白，神经纤维易发生坏死及大脑损伤，可引起周围神经炎、脊髓变性。儿童缺乏维生素 B_{12} 的早期表现是情绪异常、表情呆滞、反应迟钝。

3. 促进甲基转移　维生素 B_{12} 作为甲基转移酶的辅因子，参与甲硫氨酸、胸腺嘧啶等的合成，如使甲基四氢叶酸转变为四氢叶酸而将甲基转移给甲基受体（如同型半胱氨酸），使甲基受体成为甲基衍生物（如甲基同型半胱氨酸）。维生素 B_{12} 能够促进氨基酸的生物合成，特别是甲硫氨酸和谷氨酸，因此对各种蛋白质的合成有重要作用，对于正在生长发育的婴幼儿来说，维生素 B_{12} 是必不可少的。

维生素 B_{12} 以辅酶的形式参与同型半胱氨酸甲基化转变为甲硫氨酸，因此维生素 B_{12} 缺乏会出现高同型半胱氨酸血症，是心血管疾病的风险因素。

4. 提高叶酸利用率　与叶酸一起合成甲硫氨酸（由同型半胱氨酸合成）和胆碱，产生嘌呤和嘧啶的过程中合成氰钴胺甲基先驱物质如甲基钴胺和辅酶 B_{12}，参与许多重要化合物的甲基化过程。维生素 B_{12} 缺乏时，从甲基四氢叶酸上转移甲基基团的活动减少，使叶酸变成不能利用的形式，导致叶酸缺乏症。

5. 维生素 B_{12} 还参与脱氧核糖核酸（DNA）的合成，以及脂肪、糖类、蛋白质的代谢　维生素 B_{12} 增加核酸与蛋白质的合成，是 DNA 在机体生长和机体修复过程中的推进器，而 DNA 是蛋白质在合成过程中的重要物质，可促进蛋白质的合成。

6. 促进维生素 A 在肝脏中的储存　因维生素 B_{12} 可促进胆碱的生成，而胆碱又可促进胡萝卜素转变成维生素 A。

三、药代动力学

与蛋白质结合的维生素 B_{12} 只有在胃酸、胃蛋白酶及胰蛋白酶的作用下才游离出来，与胃幽门部黏膜所分泌的一种糖蛋白（即"内因子"）结合。胰蛋白酶和碳酸氢盐可促进维生素 B_{12} 的吸收。在回肠，维生素 B_{12} 与"内因子"分离后被黏膜吸收，在血液中与特异的 α 球蛋白（转钴胺素 I 和 II）结合后输送到肝脏、骨髓细胞、网状细胞及其他组织中备用。维生素 B_{12} 在肠道内停留时间较长，在吸收时只有与钙结合才能有利于人体的功能活动。维生素 B_{12} 的贮存量很少，在肝脏贮存 2～3mg，主要从尿排出，部分从胆汁排出。

四、维生素 B_{12} 缺乏症

（一）病因

1. 摄入不足　①先天储备不足：孕妇多因长期素食、恶性贫血、胃肠道手术等引起体内维生素 B_{12} 缺乏，从而导致新生儿维生素 B_{12} 先天储备减少。②饮食结构不合理：长期素食或苯丙酮尿症患者长期拒绝动物蛋白摄入可引起体内维生素 B_{12} 缺乏。

2. 吸收异常　包括以下几种情况：内因子的异常或缺失、维生素 B_{12} 释放缓慢、回肠吸收面积减小、回肠维生素 B_{12} 结合受体异常。

3. 先天性维生素 B_{12} 代谢障碍　钴胺转运蛋白 II 是维生素 B_{12} 的主要转运蛋白，先天性钴胺转运蛋白 II 缺乏可导致维生素 B_{12} 转运障碍，从而出现维生素 B_{12} 缺乏。

4. 其他因素　麻醉剂氧化亚氮可导致维生素 B_{12} 失去生物活性，引起脊髓变性；大剂量维生素 C 可导致食物中维生素 B_{12} 的利用率下降；不适当补给叶酸可诱导或加重维生素 B_{12} 缺乏。

（二）发病机制

维生素 B_{12} 贮存在肝脏，用尽贮存量后半年以上才会出现缺乏症状。

维生素 B_{12} 缺乏时，细胞内 N_5-甲基四氢叶酸不能转变成其他形式的活性四氢叶酸，并且不能转变为聚合形式的叶酸以保持细胞内足够的叶酸浓度。维生素 B_{12} 和叶酸缺乏使脱氧尿嘧啶核苷酸（dUMP）转变为脱氧胸腺嘧啶核苷酸（dTMP）的过程发生障碍，使 DNA 合成速度减慢，过多的 dUMP 使尿嘧啶掺入 DNA，使 DNA 呈片段状，DNA 复制减慢，核分裂时间延长，故细胞核比正常大，核染色质呈疏松点网状，缺乏浓集现象，而胞质内 RNA 及蛋白质合成并无明显障碍。随着核分裂延迟和合成量增多，造成胞体巨大、核浆发育不同步、核染色质疏松，即所谓"老浆幼核"改变的巨型血细胞。巨型改变以幼红细胞

最显著，幼红细胞形态巨大，核染色质疏松，呈点网状结构。巨型改变也见于粒细胞和巨核细胞系，尤以晚幼粒细胞突出。骨髓呈增生象，但血常规显示为全血细胞减少，其主要病理生理改变为无效造血，可有髓内溶血。

维生素 B_{12} 还参与神经组织的代谢。维生素 B_{12} 缺乏，S-腺苷甲硫氨酸合成减少，后者导致转甲基反应障碍，造成髓鞘质合成障碍，并且由于腺苷钴胺缺乏导致大量甲基丙二酰辅酶 A 及其前体丙酰辅酶 A 堆积。合成异常的脂肪酸进入髓鞘质，从而导致脱髓鞘病变、轴突变性，最后可导致神经元细胞死亡。神经系统损害可累及周围神经、脊髓后侧和大脑。

（三）临床表现

维生素 B_{12} 缺乏导致的疾病有巨幼红细胞贫血、神经系统损害、高同型半胱氨酸血症。

1. 血液系统　贫血表现，如贫血面容、乏力、肝脾大，重症患者可有皮肤瘀点、瘀斑等。严重者有发热，皮肤、巩膜轻度黄染。

2. 神经系统　症状出现较迟，可伴或不伴贫血，有神经障碍、脊髓变性、脱髓鞘和严重的精神症状，患者有手指和脚对称性麻木及感觉异常、出汗障碍、指端和关节突处溃疡、指甲营养不良、肢体无力、行动困难、共济失调、健忘、易激、抑郁、淡漠，甚至痴呆。年幼患者有精神抑郁、智力减退，头、四肢和躯干震颤，亦可因昏迷而死亡。

3. 消化系统　消化道症状有呕吐、腹泻和舌炎，舌面初为苍白，继之呈绛红色且光滑，舌乳头萎缩，舌面有炎性小疱或浅溃疡，自觉疼痛。

4. 皮肤　可有广泛性对称性色素沉着，尤其是身体弯曲部位、手掌、足底、指甲及口腔等处。毛发变为灰白，指（趾）甲可有色素沉着。恶性贫血引起的维生素 B_{12} 缺乏可出现白斑和斑秃，亦可有出血点或肠病性肢端皮炎样改变。

5. 心脑血管　维生素 B_{12} 缺乏会引起同型半胱氨酸过高，引起动脉粥样硬化、心脑血管疾病。

6. 小儿缺乏维生素 B_{12}　早期表现为精神情绪异常、表情呆滞、少哭少闹、反应迟钝、睡眠多等症状，最后引起贫血。

（四）辅助检查

1. 血清维生素 B_{12} 的测定　血清维生素 B_{12} 的浓度低于 100ng/L 即可诊断为维生素 B_{12} 缺乏（正常值为 100～300ng/L）。

2. 尿中甲基丙二酸的测定   维生素 B_{12} 缺乏时，由于代谢障碍尿中甲基丙二酸的排出量增多，但是叶酸缺乏时其并不增加，故可用来区分维生素 B_{12} 缺乏和叶酸缺乏。

3. 维生素 B_{12} 吸收试验   又称希林试验（Schilling test），分为两步进行。

（1）第 1 步：给患者肌内注射维生素 B_{12}，使组织中的维生素 B_{12} 处于饱和状态以抑制放射性标记维生素 B_{12} 的吸收。1 小时后口服 ^{57}Co 标记的维生素 B_{12}，收集 24 小时尿，测定尿中 ^{57}Co 维生素 B_{12} 的含量。正常情况下，24 小时尿中至少有 8% 的放射性标记的维生素 B_{12}。若 24 小时尿中排出的放射性标记维生素 B_{12} 小于 5%，则可诊断为维生素 B_{12} 缺乏症。

（2）第 2 步：如果上述试验有异常发现，则在第 1 步的基础上口服内因子，同样收集 24 小时尿。若试验结果正常，表明内因子缺乏，可能是恶性贫血或者其他导致内因子生成减少的疾病。若仍异常，说明是其他疾病引起的维生素 B_{12} 缺乏。如果患者服用抗生素 7～10 天后试验得到纠正，表示维生素 B_{12} 的吸收障碍是由肠道细菌过量繁殖所致。

4. 治疗性试验   是临床工作中最早采用、最简单方便的一种诊断手段，在不具备开展上述各种检查的条件时，可采用此法。用维生素 B_{12} 治疗后网织红细胞上升，同时，骨髓中巨幼红细胞转变成正常形态的红系细胞，即可判断为维生素 B_{12} 缺乏。

（五）诊断

收集患者病史，包括手术史、外伤史等，结合其临床表现如广泛性对称性色素沉着、贫血表现、神经系统表现等，以及实验室检查血清维生素 B_{12} 水平下降、希林试验结果异常等可诊断此病。

维生素 B_{12} 缺乏症需与以下疾病鉴别。

1. 维生素 B_1 缺乏症   此病的主要特征是上升性、对称性周围神经炎。

2. 维生素 B_6 缺乏症   此病表现为脂溢性皮炎改变，并有唇炎、舌炎、口腔炎，无巨幼红细胞贫血。

（六）治疗

1. 维生素 B_{12}   可以通过肌内注射或静脉注射的方式给予，通常 500～1000μg/d，每日 1 次肌内注射或隔日一次静脉滴注，静脉滴注或肌内注射 3 周后可改为口服维生素 B_{12}，1 次 2 粒，每日 3 次，服用 2 周。

没有维生素 B_{12} 吸收障碍的患者可以口服维生素 B_{12} 片剂，直至血常规恢复正常。应在医生指导下定期复查血常规，如果有神经系统的表现，治疗往往需要维持 0.5～1 年。

如果难以完全去除造成维生素 B_{12} 缺乏的病因，则应该终身治疗。通常的治疗方法是通过肠外途径补充维生素 B_{12}，肌内注射维生素 B_{12} 1mg，每日 1 次，持续 1～2 周后改为 1mg，每周 1 次，1 个月后改为每月注射 1 次，终身维持。

现在也有一些观点认为，少量的维生素 B_{12} 能在小肠通过被动弥散进入血液循环而被吸收，故口服足够剂量即 1～2mg/d 的维生素 B_{12} 也能达到补充维生素 B_{12} 的目的。补充维生素 B_{12} 的同时应注意补钾，防止发生低钾血症。

2. 叶酸 叶酸水平低下也可使维生素 B_{12} 水平降低，因此对于伴有叶酸水平降低者应先补充叶酸，治疗后复查维生素 B_{12} 水平，根据情况再予补充维生素 B_{12}。

3. 病因治疗 发现维生素 B_{12} 缺乏以后，要寻找维生素 B_{12} 缺乏的真正原因，然后才能采取相应的正确措施，如纠正营养不良、改善饮食结构、戒酒、治疗胃肠道疾病导致的吸收障碍等。

4. 食疗 多食含有维生素 B_{12} 的食物，主要来源于动物的肝脏、肾脏、肉类，以及蛋类、乳制品。

5. 检查血清的同型半胱氨酸 因为维生素 B_{12} 缺失会导致高同型半胱氨酸血症，所以通过检查血清的同型半胱氨酸可以明确治疗效果。

五、维生素 B_{12} 的副作用

维生素 B_{12} 是人体每天需要量最少的一种维生素，过量的维生素 B_{12} 会产生毒副作用。据报道注射过量的维生素 B_{12} 可出现哮喘、荨麻疹、湿疹、面部水肿、寒战等症状，也可能引起神经兴奋、心前区痛和心悸。维生素 B_{12} 摄入过多还可导致叶酸的缺乏。

第五节　叶　　酸

叶酸又被称为维生素 B_9。

一、来源和摄入量

（一）来源

1. 动物肝脏 如牛肝、猪肝、鸭肝等。

2. 谷类　如燕麦、大麦、黄豆等。

3. 蔬菜　如菠菜、莴笋、胡萝卜、西蓝花、油菜等。

4. 水果和坚果　如猕猴桃、樱桃、橘子等，腰果、核桃等。

5. 鱼类

（二）摄入量

中国营养学会发布的《备孕妇女膳食指南（2016）》及《孕期妇女膳食指南（2016）》指出，应从孕前 3 个月开始补充叶酸，整个孕期应口服叶酸补充剂 400μg/d，且每天摄入绿叶蔬菜。中国妇幼保健协会出生缺陷防治与分子遗传分会编写的《围受孕期增补叶酸预防神经管缺陷指南（2017）》给出了更有针对性的推荐。

（1）从可能妊娠或孕前至少 3 个月开始，每日增补 0.4mg 或 0.8mg 叶酸，直至妊娠满 3 个月的人群：无高危因素的妇女。

（2）从可能妊娠或孕前至少 1 个月开始，每日增补 4mg 或 5mg 叶酸直至妊娠满 3 个月的人群：有神经管缺陷生育史的妇女；夫妻一方患神经管缺陷或既往有神经管缺陷生育史的妇女。

（3）从可能妊娠或孕前至少 3 个月开始，每日增补 0.8～1.0mg 叶酸，直至妊娠满 3 个月的人群：患先天性脑积水、先天性心脏病、唇腭裂、肢体缺陷、泌尿系统缺陷，或有上述缺陷家族史，或一、二级直系亲属中有神经管缺陷生育史的妇女；患糖尿病、肥胖或癫痫的妇女；正在服用卡马西平、丙戊酸钠、苯妥英钠、扑米酮、苯巴比妥、二甲双胍、甲氨蝶呤、柳氮磺吡啶、甲氧苄啶、氨苯蝶啶、考来烯胺等增加胎儿神经管缺陷风险药物的妇女；患胃肠道吸收不良疾病的妇女。

二、作用与功能

（1）在生物体中，蛋白质、核苷酸、泛酸的合成及分子的甲基化都需要一碳单位的参与，而叶酸是介导一碳单位转移极其重要的辅助因子，叶酸主要参与了嘌呤和嘧啶的从头合成，而核酸的合成又是细胞增殖、组织生长和机体发育的物质基础，因此叶酸对细胞分裂和组织生长具有特别重要的作用。

（2）叶酸和维生素 B_{12} 共同参与红细胞的生长和成熟，口服叶酸可以预防和治疗巨幼红细胞贫血。

（3）叶酸可以帮助体内铁的吸收，所以通常在缺铁性贫血时，补铁的同时也要同时补充叶酸。

（4）叶酸在细胞的分裂生长中起重要作用，参与蛋白质、DNA 的合成，如果妊娠期缺乏叶酸，可能出现胎儿神经管畸形、胎儿先天性心脏病、低体重儿、妊娠期高血压等，所以妊娠期、哺乳期妇女要预防性给药，通常从妊娠前 3 个月一直要服用到妊娠后 3 个月，这样可以有效地防止出生缺陷。

（5）叶酸能保证精子质量，促进精子活力，增加妊娠机会。

（6）研究发现高血压与血清中同型半胱氨酸水平高相关。叶酸可以降低血清中的同型半胱氨酸水平，从而治疗高血压，降低心血管病及脑卒中的发生率。

三、药代动力学

（一）分布

据估计，人体内叶酸含量为 10～30mg，血清总叶酸水平为 5～15ng/ml（11.3～33.9nmol/L），脑脊液中正常水平为 16～21ng/ml（36.2～47.6nmol/L），红细胞中叶酸正常水平为 175～316ng/ml（396.4～715.9nmol/L）。

（二）吸收

叶酸在新鲜绿叶蔬菜中含量最多，肝、肾、酵母和蘑菇中也较多。食物中的叶酸要经过胆汁和小肠中的 γ-谷氨基羧肽酶水解成蝶酰单谷氨酸和蝶酰二谷氨酸才能被吸收，吸收部位主要在近端空肠。吸收的叶酸以 N_5-甲基四氢叶酸的形式存在于血中，与白蛋白结合，通过叶酸受体被摄取进入细胞内，在维生素 B_{12} 依赖的甲硫氨酸合成酶作用下形成四氢叶酸而发挥作用；亦可再度成为多谷氨酸盐储存，后者可避免叶酸逸出细胞外。亚甲基四氢叶酸还原酶（MTHFR）是叶酸代谢途径中的关键酶，促使 5, 10-亚甲基四氢叶酸向 5-甲基四氢叶酸的转化。成人每日需叶酸 50～200μg，储存于肝细胞内的叶酸仅 5～10mg，因此营养性巨幼红细胞贫血主要由叶酸缺乏引起。

人体内 MTHFR 的基因型可分为 CC 型（基因野生型）、CT 型（杂合突变型）和 TT 型（纯合突变型）。MTHFR 是叶酸代谢和甲硫氨酸代谢的关键酶。

2013 年发表在 *PLOS ONE* 的一篇文章分析了来自中国 10 个地区的汉族人群（15 357 名）叶酸代谢基因突变率。结果显示：MTHFR CC 型（酶活性 100%）仅占总人群的 21.6%，CT 型（酶活性 65%）占总人群的 48.6%，TT 型（酶活性 35%）占总人群的 29.8%，CT 型与 TT 型人群（合计 78.4%）酶活性低，不能将摄入的叶酸完全代谢，也就不能转化成有用的活性 5-甲基四氢叶酸，从而造成叶酸普遍缺乏的现象。

　　叶酸基因检测主要是检测叶酸代谢关键的 MTHFR 基因 677 变异位点的基因型，从而判断身体对叶酸的代谢能力。MTHFR 基因检测包括 CC 型、CT 型和 TT 型，分别代表叶酸 3 种不同的代谢情况，检测结果为 CC 型表明体内叶酸代谢过程中所需的酶活性比较好，在正常检测范围内，不存在叶酸代谢障碍；若检测结果为 CT 型，说明体内的叶酸代谢酶活性有所下降，但可以维持正常叶酸代谢；若检测结果为 TT 型，则表明叶酸代谢障碍比较严重。

（三）代谢

　　吸收后的叶酸在体内存于肠壁、肝、骨髓等组织中，在 NADPH 参与下被叶酸还原酶还原成具有生理活性的四氢叶酸（THF 或 FH_4）。四氢叶酸在体内转移"一碳基团"[包括甲基（—CH_3）、甲酰基（—CHO）、亚甲基（—CH_2）、次甲基（—CH）及羟甲基（—CH_2OH）等]的过程中起辅酶作用。丝氨酸是一碳基团的来源，它和四氢叶酸作用形成 $N_{5,10}$-甲烯基四氢叶酸和甘氨酸；一碳基团的另一来源是在组氨酸分解代谢中产生的亚氨甲酰谷氨酸与四氢叶酸作用生成 N_5-亚氨甲酰四氢叶酸和谷氨酸。这些辅酶型叶酸携带多种一碳基团，参与体内一些重要生化反应，如参与胸腺嘧啶核苷酸和嘌呤的合成，dUMP 与 $N_{5,10}$-甲烯基四氢叶酸形成 dTMP 和二氢叶酸。dTMP 是合成 DNA 的重要原料：①参与嘌呤环中碳 2 及碳 8 的合成；②参与甲硫氨酸的合成，将 N_5-甲基四氢叶酸的甲基转移到同型半胱氨酸，形成甲硫氨酸。

　　在体内，叶酸以四氢叶酸的形式起作用，四氢叶酸在体内参与嘌呤核酸和嘧啶核苷酸的合成和转化。在制造核酸（核糖核酸、脱氧核糖核酸）的过程中扮演重要的角色，是人体在利用糖分和氨基酸时的必要物质。叶酸缺乏时，脱氧胸苷酸、嘌呤核苷酸的形式及氨基酸的互变受阻，细胞内 DNA 合成减少，细胞的分裂成熟发生障碍，引起巨幼红细胞贫血。

　　叶酸结合蛋白对叶酸的吸收、转运和贮存具有重要意义，包括可溶性结合蛋白及膜叶酸结合蛋白两类。叶酸通过一碳基团的转运参与体内氨基酸、嘧啶及嘌呤的代谢发挥辅酶的作用。

　　叶酸主要经尿和粪便排出体外，还有少量叶酸随汗和唾液排出。

四、叶酸缺乏症

　　叶酸缺乏症是由体内叶酸不足所导致的皮肤色素沉着、巨幼红细胞贫血、口腔炎及脂溢性皮炎样皮损等一系列有临床表现的营养缺乏病。

（一）病因

叶酸缺乏症可因叶酸摄入不足，消化、吸收、利用障碍，需要量增高及排出过多引起。

（1）对叶酸不吸收的先天性疾病、供给量不足、食欲缺乏、吸收不良综合征等均可引起叶酸缺乏。

（2）妊娠和哺乳期女性、婴儿和青年等对叶酸需要量大者，叶酸摄入不足即可致病。

（3）贫血、恶性肿瘤、寄生虫感染、无菌性脓肿、剥脱性皮炎等使叶酸消耗增加。

（4）酗酒和使用某些药物（如抗痉挛药物）可影响叶酸吸收。

（二）发病机制

（1）由于叶酸参与人体 DNA 的合成和修复，因此，当叶酸缺乏时，DNA变得不稳定，导致染色体发生畸变和一些潜在的恶性转变，从而导致胎儿神经管缺陷、唐氏综合征、先天性心脏病、唇腭裂等多种出生缺陷。而通过补充叶酸可以显著降低此类缺陷的发生风险。一项来自国外的研究显示，在孕前阶段补充叶酸使得神经管缺陷导致的继发性死产风险降低了约 41%。另外，来自北京大学生育健康研究所的一项研究发现，单纯服用叶酸增补剂不仅可以有效预防神经管畸形，还可以减少新生儿重大体表畸形（15%）、唇腭裂（30%）和先天性心脏病（35%）的发生，从而降低新生儿死亡率（20%）。

（2）叶酸的缺乏可以导致高同型半胱氨酸血症的发生，继而增加患妊娠期高血压、先兆子痫等妊娠期并发症的风险。服用叶酸有助于降低妊娠期并发症发生率。

（3）叶酸缺乏对胎儿宫内发育也有不良影响，可增加胎儿宫内发育迟缓、早产和新生儿低体重发生的风险。通过高剂量的叶酸增补剂可以降低该类病症发生的风险。一项研究发现，当加倍摄入叶酸时，胎儿出生体重增加了 2%。

（4）叶酸缺乏时 DNA 合成受到抑制，骨髓幼红细胞 DNA 合成减少，细胞分裂速度降低，细胞体积增大，造成巨幼红细胞贫血。

（5）叶酸和心血管疾病：叶酸形成 N_5-甲基四氢叶酸后，将甲基转移至同型半胱氨酸上合成甲硫氨酸。叶酸缺乏时甲硫氨酸合成受阻，血中同型半胱氨酸浓度增高，高浓度同型半胱氨酸对血管内皮细胞产生损害，并可激活血小板的黏附和聚集作用，成为心血管病的危险因素。

（三）临床表现

叶酸缺乏的症状主要体现在对生育的影响、对血液系统的影响及对皮肤的影响等方面。

1. 对生育的影响　如果叶酸缺乏，虽然不会导致不孕，但是有可能会对胎儿发育造成影响，会使胎儿发生先天性神经管畸形的概率升高，可导致胚胎发育迟缓、智力低下及唇裂（兔唇）等胎儿畸形。

2. 对皮肤的影响　叶酸缺乏症皮肤损害好发于面部、躯干、四肢伸侧，为鳞屑性丘疹和斑块，呈脂溢性皮炎样改变，暴露部位及掌跖处可见灰褐色色素沉着，可有唇炎、舌炎、舌充血，舌上有溃疡，丝状乳头和蕈状乳头相继萎缩消失，舌面淡红而平滑，自觉疼痛，亦可有口炎性腹泻等。

3. 对血液系统的影响　叶酸缺乏会影响造血功能，因此容易出现巨幼红细胞贫血。

4. 神经系统症状　主要表现为肢体无力、末梢麻木及行走时有踩棉花感，患者也会有非常严重的全身乏力、头重脚轻、行动不稳等临床表现。

5. 黏膜的变化导致感觉异常　患者可能出现味觉和食欲下降，并感觉口腔灼热。患者会出现胃肠道消化、吸收功能的障碍。另外，由于患者本身食欲下降，这时消化、吸收功能障碍有可能导致营养不良、消瘦，严重时可能会出现低蛋白血症。

6. 其他　叶酸缺乏可导致同型半胱氨酸升高，而同型半胱氨酸是导致脑动脉粥样硬化的一项独立危险因素。如果长时间有此类问题，容易合并心脑血管病变。

（四）诊断

收集患者病史，尤其注意若患者有叶酸缺乏和巨幼红细胞贫血病史，则应怀疑此病，通过叶酸浓度测定可确诊。

血清叶酸浓度＜6.8nmol/L（3μg/L）或红细胞叶酸浓度＜363nmol/L（160μg/L）可诊断为叶酸缺乏。

（五）治疗

叶酸缺乏的治疗首先应去除病因，了解存在的病因并及时消除，如停服甲氨蝶呤、苯妥英钠等。

1. 叶酸　可以口服或肌内注射叶酸制剂，常用剂量为 5～10mg/d。用药之前必须首先确定贫血不是维生素 B_{12} 缺乏所致，以防造成神经系统损害的严重后果。由于所用剂量较大，即使有肠道吸收功能不良者，也能吸收相当量而达到治疗目的。因维生素 C 可促进四氢叶酸转化，可加服维生素 C。治疗 1～2 天后即可见食欲、精神改善，网织红细胞上升且至 4～7 天达高峰，于 2～6 周恢复正常。叶酸治疗疗程常需数月，即至体内年老红细胞均被新生富含叶酸的红细胞替代为止。

2. 铁剂　血象恢复期宜加铁剂(如硫酸亚铁)来弥补造血旺盛后铁不足。

3. 补钾　严重患儿在治疗开始 48 小时后，血钾可突然下降，加之心肌因慢性缺氧，可发生突然死亡。因此，严重巨幼红细胞贫血患儿治疗时应同时给钾。

4. 甲酰四氢叶酸　对于在应用抗叶酸或抗癫痫药物，或者亚甲基四氢叶酸还原酶基因缺陷的患儿，需要加大叶酸剂量，如肌内注射甲酰四氢叶酸，则可有效地减少抗叶酸药物的副作用。

5. 其他　如有原发病，应在补充叶酸的基础上积极治疗原发病。对于皮肤色素沉着及舌炎、唇炎等黏膜损害可选择外用药物治疗。定期复查，并根据医嘱做相应的调整，以达到最佳的治疗效果。进食富含叶酸的食物，保证日常生活叶酸的摄入量。

（六）预后

叶酸缺乏症可引起巨幼红细胞贫血，其预后与贫血程度、有无并发症及开始治疗的早晚有关，如能及时治疗则预后良好，如贫血严重则可在贫血性心脏病基础上发生充血性心力衰竭，甚至导致死亡。

（七）预防

应注意适量进食富含叶酸的食物以预防叶酸缺乏症，妇女在妊娠前、后28 天内应补充叶酸，以预防神经管畸形及其他先天异常。此外，改变烹饪的方式和习惯，把久煮、久泡改为大火快炒。叶酸是一种水溶性的 B 族维生素，广泛存在于新鲜水果和蔬菜的茎叶中，久煮、久泡容易将其破坏。

五、叶酸过量的危害性

叶酸在机体内的吸收和转化能力是有限的，叶酸过量会导致未代谢的叶酸在机体内累积，从而对机体造成危害，主要体现在以下几个方面。

（1）孕妇体内高水平的叶酸增加了子代患肥胖及胰岛素抵抗的风险。一项来自国外的研究表明，妊娠期高水平的叶酸与儿童胰岛素抵抗及过度肥胖相关。

（2）机体内高水平的叶酸会掩盖机体维生素 B_{12} 缺乏的症状，从而忽略了对维生素 B_{12} 的补充，导致神经损伤的出现和小于胎龄儿现象的发生。

（3）未代谢的叶酸可以与抗癫痫类药物及抗叶酸类药物发生相互作用，因此，当叶酸水平过高时，一方面增加了服用此类药物患者发病的风险，另一方面可能会改变人体内叶酸代谢的方式，对日后使用相关药物的剂量产生影响。

第六节　维生素 B_6

维生素 B_6 又称吡哆素，包括吡哆醇、吡哆醛及吡哆胺。

一、来源和摄入量

（一）来源

维生素 B_6 广泛存在于各种食物中，含量最高的食物为干果和鱼肉、禽肉类，其次为豆类、动物肝脏等。富含维生素 B_6 的食物：金枪鱼、牛肝、豌豆、香蕉、全麦片、干青豆、花生、白菜、大头菜、鸡肉。

（二）摄入量

一般而言，人与动物肠道中的微生物（细菌）可合成维生素 B_6，但其量甚微，还应从食物中补充。其需要量与蛋白质摄食量的多寡有关，常大量进食肉类者应补充维生素 B_6，以免因维生素 B_6 缺乏而导致慢性病的发生。

成人维生素 B_6 摄入量：男性 2.0mg/d；女性 1.6mg/d；妊娠期妇女 2.2mg/d；哺乳期妇女 2.1mg/d。儿童维生素 B_6 摄入量：婴儿 0.3～0.6mg/d；11 岁以下 1.0～1.4mg/d；11 岁以上 1.4～2.0mg/d。

维生素 B_6 的最大使用量为 4～50mg，毒性剂量未知。

（三）维生素 B_6 的补充及注意事项

一般每日摄入正常膳食的人不会缺乏维生素 B_6，但在妊娠期间，药物治疗、受电离辐射或在高温环境下生活、工作的人群，对维生素 B_6 的需求增加，一旦出现相对缺乏，需要适当增加供给量。老年人、口服避孕药者也需补充维生素 B_6。补充维生素 B_6 需要注意以下几点。

（1）婴儿如出现反复抽搐、贫血、慢性腹泻时，应立即到医院确诊是否为维生素 B_6 缺乏症，诊断明确后应及早治疗，以减少抽搐发生，从而减轻对小儿智力发育的影响。

（2）使用青霉胺的患者必须补充维生素 B_6。

（3）接受左旋多巴治疗的帕金森病患者，切勿服用维生素 B_6 补剂。

二、作用与功能

维生素 B_6 主要的活化形式磷酸吡哆醛在人体内是百余种生化反应的辅酶，直接关系到人体的新陈代谢。

1. 参与维生素 B_{12} 和叶酸的代谢，参与同型半胱氨酸的分解　如果维生素 B_6 缺乏，不仅可以造成巨幼红细胞贫血，还会引起高同型半胱氨酸血症，而高同型半胱氨酸血症是心脑血管疾病、血栓形成和高血压的危险因子之一。高同型半胱氨酸血症人群可在均衡饮食的基础上，适量均衡补充叶酸、维生素 B_6、维生素 B_{12}，可以有效降低血浆同型半胱氨酸含量，更好地控制血压、保护血管。

2. 参与蛋白质的合成与分解代谢，参与所有氨基酸的代谢

（1）参与血红素的合成，如果缺乏可引起小细胞低色素性贫血和血清铁的升高，故维生素 B_6 常作为预防贫血的辅助治疗药物。

（2）参与色氨酸合成烟酸的过程，如果缺乏也会出现癞皮病（烟酸缺乏症）。

（3）参与氨基酸和脂肪的代谢，刺激白细胞生成，可用于治疗白细胞减少症。

（4）有助于修复口腔溃疡等。

3. 参与糖原、脂质、神经鞘磷脂和类固醇的代谢

（1）可以促进亚油酸转化为花生四烯酸，促进花生四烯酸与胆固醇结合，使胆固醇易于转运代谢和排泄，此外，还能抑制血小板的功能和纤维蛋白的形成，故有助于降低胆固醇和防止血栓形成。

（2）参与神经鞘磷脂的代谢，常作为周围神经病变（如腕管综合征）的辅助性药物。

（3）可以终止类固醇激素的作用，如果缺乏，会增加人体对雌激素、雄激素、皮质激素和维生素 D 的敏感性，这将影响乳腺癌、前列腺癌、子宫内膜癌等激素依赖性癌症的发展及预后。

4. 参与重要神经介质（5-羟色胺、牛磺酸、多巴胺、去甲肾上腺素和 γ-氨基丁酸）**合成** 有助于小儿惊厥、婴儿喘憋、妊娠呕吐、焦虑、抑郁、帕金森病、智力发育迟滞等疾病的治疗。此外，通过影响脑内多巴胺代谢减少催乳素分泌，可以帮助产妇抑制乳汁分泌。

5. 其他 如参与核酸和 DNA 合成，维持适宜的免疫功能；治疗光敏性皮炎；挽救异烟肼中毒等。研究发现，大部分糖尿病患者体内维生素 B_6 水平较低。因此，专家推测补充维生素 B_6 将有可能减轻糖尿病的某些症状。

美国的一项试验给糖尿病患者连续 6 周服用一定剂量的维生素 B_6，其中有神经系统并发症的患者在接受上述治疗后，自觉疼痛、麻木感均减轻。但部分患者停药一段时间后，神经系统的症状重现。荷兰的一项试验以妊娠糖尿病妇女为受试对象，发现每天服用一定剂量的维生素 B_6，2 周后她们不仅维生素 B_6 的水平恢复正常，而且血糖水平也恢复正常。因此，维生素 B_6 将有望成为改善糖尿病患者生存质量的营养制剂。

三、药代动力学

（一）消化与吸收

维生素 B_6 是一组性质相近的含氮化合物，包括吡哆醇（PN）、吡哆醛（PL）和吡哆胺（PM）3 种衍生物，其中 PL 和 PM 主要以其磷酸化形式存在于动物性食品中，PN 则主要存在于植物性食品中。这 3 种衍生物具有相同的生物活性，可互相转化。它们的基本分子结构为 2-甲基-3-羟基-5-羟甲基吡啶，不同之处在于第 4 位碳上的基团分别为羟甲基、甲酰基及氨甲基。每种天然维生素 B_6 第 5 位碳上的羟甲基都能被磷酸化，其中有活性的辅酶形式为 5′-磷酸吡哆醛（PLP）和 5′-磷酸吡哆胺（PMP）。

维生素 B_6 的吸收部位主要在空肠内。食物中的维生素 B_6 主要以 PN、PLP、PMP 形式存在。其中动物性食品中的 PLP 和 PMP 在小肠腔内必须先经非特异性磷酸酶水解为 PL 和 PM。因此，小肠对维生素 B_6 的吸收形式主要为 PN、PL

及 PM。吸收方式主要为一种不可饱和的被动吸收过程,吸收速度快且吸收率高。摄入大剂量(如 10mg 以上)PLP 后,PLP 可以不经水解而被缓慢吸收。

(二)运输与代谢

维生素 B_6 主要在血浆和红细胞中转运。小肠黏膜吸收 PN 后,大部分以 PN 形式进入血液循环,约 30% 的 PN 在小肠黏膜中经磷酸化以 5′-磷酸吡哆醇(PNP)形式进入血流。人体给予 PN 后,血浆 PL 可增加 12 倍,PLP 则增加更多,血浆 PL 及 PLP 两者相加占血浆维生素 B_6 总量的 90% 以上。PL 与 PLP 在血浆中均与白蛋白结合,PLP 与白蛋白结合紧密,因此,PLP 虽占血浆维生素 B_6 总量的 60% 以上,但不易为组织细胞所利用;而 PL 与蛋白结合较为疏松,能为组织细胞所摄取,是血浆中主要的运输形式。PN 及 PL 可通过扩散作用进入红细胞,并在吡哆醛激酶(PL 激酶)作用下形成 PLP,然后与血红蛋白结合。PL 亦可直接与血红蛋白 α 链末端缬氨酸紧密结合,并且在红细胞中积累,其在红细胞中的浓度可为血浆中的 4~5 倍,因而 PL 亦可能是维生素 B_6 在红细胞中的一种运输方式,但红细胞在维生素 B_6 的转运中所起的确切作用尚不清楚。

在肝脏内,PN、PL、PM 通过 PL 激酶,并在 Zn 及 ATP 的参与下转化为各自的磷酸化形式,其后 PNP 和 PMP 又可在黄素单核苷酸氧化酶(FMN 氧化酶)作用下转化为 PLP;在肝脏中,PLP 和其他 5′-磷酸盐形式都能被碱性磷酸酶水解为游离形式;在组织中,PL 在以 NAD 为辅酶的醛脱氢酶催化下被氧化形成不可逆的代谢终产物——吡哆酸,并由尿排出。

肝脏是维生素 B_6 代谢和调节的活跃组织,其对维生素 B_6 的代谢和调节表现为如下几个方面。

(1)肝脏是膳食来源的维生素 B_6 转化为 PLP 的主要器官,在生理条件下,肝脏中的 PL 激酶与碱性磷酸酶的活性相似,从而保证维生素 B_6 的游离形式与磷酸化形式之间的动态平衡。

(2)肝脏中的醛氧化酶(以 FAD 为辅酶)足以将过剩的 PL 氧化为代谢终产物吡哆酸。

(3)PLP 作为产物可反馈抑制 FMN 氧化酶的活性,调控 PMP 和 PNP 的转化过程。

(4)通过肝脏对维生素 B_6 的代谢和调节作用,不仅可以保证靶组织对 PLP 的需要,维持血浆中维生素 B_6 的正常水平,还可防止 PLP 在肝内过多蓄积。

（三）储存

血液循环中的维生素 B_6 可扩散到肌肉中并贮存于肝脏。人体维生素 B_6 的总代谢池估计为 1000μmol，80%～90%存在于肌肉中，其中大部分维生素 B_6 以 PLP 与糖原磷酸化酶结合的形式存在，糖原磷酸化酶占肌肉可溶性蛋白的 5%，通过肌肉蛋白的转换，可将维生素 B_6 分解出来以满足机体最低需要量。相比较而言，血液循环中的维生素 B_6 总量在 1μmol 以下，且更新周期很慢，需 25～33 天。

（四）排出

吡哆酸（PA）为维生素 B_6 的代谢终产物。肝脏是 PA 形成的主要器官，在肝脏中 PL 经醛氧化酶作用产生 PA。在其他组织中 PL 亦可在需 NAD 的醛脱氢酶催化下形成少量的 PA。体内形成的 PA 主要从尿中排出，排出量占摄入量的 40%～60%，尿中除 PA 外，尚有少量 PN、PL 及吡哆醇糖苷等形式，约占摄入的维生素 B_6 总量的 10%。尿中维生素 B_6 的排出量及排出形式主要受维生素 B_6 摄入量调节，而与体内贮存量无明显关系。当摄入生理剂量的维生素 B_6 后，在 3 小时内大部分以 PA 形式排出；当 PN 摄入量超过 10mg 时，尿中 PA 的排出量占摄入量的比例降低，而 PN 的相对排出量增加；大剂量口服维生素 B_6 后，在 36 小时内大部分以维生素 B_6 原型形式排出。

四、维生素 B_6 缺乏症

维生素 B_6 缺乏症包括维生素 B_6 缺乏症和维生素 B_6 依赖症两种，前者是指从食物中摄入的维生素 B_6 不足或因服用某种药物使维生素 B_6 失去活性或排泄增多所引起的病症。维生素 B_6 依赖症则指患者摄取健康人所需的维生素 B_6 量，仍出现维生素 B_6 不足的病症，多属遗传性疾病。

（一）病因

1. 维生素 B_6 缺乏症　主要出现在成人，是由长期维生素摄入不足所致。严重挑食者摄取维生素较少，导致维生素缺乏。患有克罗恩病（Crohn 病）或腹腔疾病可引起吸收不良；长期应用某些药物，如异烟肼、环丝氨酸、青霉胺、口服避孕药、左旋多巴等，均能使维生素 B_6 失去活性或排泄增多而引起维生素 B_6 缺乏；因为乙醇可加速磷酸吡哆醛的分解代谢，故酗酒可引起维生素 B_6 缺乏。

2. 维生素 B$_6$ 依赖症　主要出现在小儿，属于少见的代谢异常，为遗传性疾病。若孕妇在妊娠反应期间服用大量维生素 B$_6$，待胎儿出生后，可能仍需维生素 B$_6$，从而导致维生素 B$_6$ 依赖症。若新生儿出生后因病毒感染或发育异常导致缺乏维生素 B$_6$，也可能产生维生素 B$_6$ 依赖症。

（二）发病机制

维生素 B$_6$ 的每天需要量为 1～2mg。干果和鱼肉、禽肉类、动物肝脏、豆类等富含维生素 B$_6$，所以本病不多见。

维生素 B$_6$ 以被动吸收的方式很容易在空肠被有效吸收。吸收后的维生素 B$_6$ 在肝脏通过吡哆醇激酶转化为各自的磷酸化形式，然后 5′-磷酸盐形式通过黄素单核苷酸氧化酶转化为 PLP。

PLP 在氨基酸代谢中是多种酶的辅酶，包括转氨酶、脱羧酶、消旋酶和脱水酶。这些酶在蛋白质代谢中起重要作用，因此其需要量与代谢的氨基酸总量有关。PLP 也是丝氨酸羟甲基转氨酸的辅酶，参与一碳基团和维生素 B$_{12}$ 与叶酸的代谢，缺乏时可引起巨幼红细胞贫血。同时 PLP 在神经元兴奋性、葡萄糖异生、烟酸形成、脂质代谢、核酸与免疫代谢、激素调节方面都起着重要作用。

（三）临床表现

1. 皮肤损害　脂溢性皮炎。眼、鼻和口周围的皮肤出现油脂、鳞屑，随后向身体的其他部分蔓延，最后扩展到面部、前额、耳后、阴囊和会阴等处，在乳房下和潮湿部位可有皮肤擦伤。颈项、前臂和膝部色素沉着，前额有痤疮样损害。

2. 周围神经病　主要见于长期大量应用异烟肼的患者。周围神经损害可导致混合远端对称性多发性神经病变，表现为双侧远端肢体麻木或疼痛，偶见远端肢体虚弱无力。

3. 中枢神经症状　抑郁、焦虑、易怒、意识模糊和脑白质损伤。个别患者会出现神经精神症状，如急躁、易激惹、抑郁乃至人格的改变。患者也会表现为虚弱、面无表情、萎靡不振、嗜睡等。

在新生儿和婴幼儿中，神经系统症状表现为焦躁不安、双侧局灶性运动性癫痫发作或肌阵挛性发作，以及婴儿痉挛症，还可能出现痴呆、定向障碍、肢体僵硬和原始反射等症状。

4. 黏膜病变　眼结膜炎、眼结膜干燥、口腔干燥、口角炎、口炎、舌炎（舌红光滑）和舌乳头肥大、外阴黏膜干燥等。

5. 其他 可见小细胞低色素性贫血和巨幼红细胞贫血。免疫力降低,易发生感染,尤其是泌尿生殖系统感染。食欲不振,进食后容易出现恶心、呕吐。伴随动脉粥样硬化、心肌梗死、脑卒中和复发性静脉血栓栓塞等。

幼儿维生素 B_6 长期缺乏可使体重下降,出现烦躁、抽搐、癫痫样惊厥、呕吐、腹痛及脑电图异常等。并发症主要为骨骼畸形、神经系统损伤。小儿可出现骨骼畸形、肌肉发育不良。

（四）实验室检查

1. 直接测定

（1）直接测定血浆维生素 B_6 水平,正常情况下>40nmol/L。

（2）测定维生素 B_6 的代谢产物:最常用的是测定血浆中的 PLP,它与维生素 B_6 的相关性好,但对摄入量的反应缓慢,约 10 天才能达到稳定状态,是评价维生素 B_6 营养状况的最好指标,以血浆 PLP>20nmol/L 为正常。但在评价时应考虑影响 PLP 浓度的各种因素,蛋白质摄入增加、碱性磷酸酶活性升高、吸烟和年龄增长等都可使 PLP 水平下降。

（3）测定尿中排泄的代谢产物吡哆酸,如每天排泄量<1.0mg,常提示维生素 B_6 缺乏。吡哆酸的排出量几乎能立即反映膳食维生素 B_6 摄入量变化。

2. 间接测定

（1）红细胞天冬氨酸转氨酶（α-EAST）和丙氨酸转氨酶（α-EALT）活性系数测定:α-EAST 和 α-EALT 经 PLP 活化已被广泛用于评价长期维生素 B_6 营养状况。α-EAST 活性系数>1.6 和 α-EALT 活性系数>1.25 可作为维生素 B_6 缺乏的指征。此方法已取代了色氨酸负荷试验。

（2）色氨酸降解产物的测定（色氨酸负荷试验）:口服总量不超过 2g 的浓度为 50~100mg/kg 的色氨酸溶液,测定尿中色氨酸降解产物含量来评价维生素 B_6 营养情况,24 小时尿中黄尿酸排出量>50mg 即表明有维生素 B_6 缺乏。

（五）诊断

了解患者病史,包括药物史、既往史及饮食习惯,结合脂溢性皮炎样等皮肤损害及各系统受累症状、实验室相关检查结果表明维生素 B_6 缺乏即可诊断。

（六）治疗

积极治疗原发病,补充适量维生素 B_6。通常每天口服 2~10mg 维生素 B_6

即可取得满意疗效，在妊娠期则每天需要补充 10～20mg。

与抑制维生素 B_6（吡哆醇）代谢的特殊药物（如异烟肼、环丝氨酸和青霉胺）有关的维生素 B_6 缺乏需要补充较大剂量（可能每天高达 100mg）维生素 B_6，以改善周围神经病变。

一般在开始服用维生素 B_6 拮抗药物时，即同时服用维生素 B_6，以防止副作用发生。造成损伤时再补充维生素 B_6，则不能完全逆转神经损伤。

对于接受左旋多巴治疗的病人则禁忌使用大剂量的维生素 B_6，因为大剂量维生素 B_6 可影响左旋多巴的效能。

维生素 B_6 依赖症，如维生素 B_6 依赖性癫痫、维生素 B_6 依赖性贫血，则需要补充大剂量维生素 B_6，通常剂量为每天 300～500mg。

治疗周期：根据维生素 B_6 缺乏程度，通常患者的治疗周期一般为 3～6 个月。

对于因 Crohn 病、腹腔疾病、尿毒症及肝硬化等疾病导致的维生素 B_6 缺乏应积极治疗相关疾病，去除病因；同时，可通过口服维生素 B_6 制剂、饮食调节等摄入适量维生素 B_6，维生素 B_6 依赖症需终身服药。

（七）预后及预防

1. 预后 维生素 B_6 缺乏症能治愈，且患者预后良好。及时合理的治疗可消除患者皮肤损害，控制其他系统症状，症状消失后即可停药。维生素 B_6 缺乏症的患者治愈后一般不会影响自然寿命。

2. 预防 应提倡母乳喂养婴儿，妊娠期和哺乳期妇女应适量补充维生素 B_6。调理好日常的饮食，选择高蛋白类的食物，适当加入维生素 B_6，注意烹饪食物的方法，尽量避免反复煮沸，以免损失食物中的维生素 B_6。

五、吡哆醇依赖性癫痫

吡哆醇依赖性癫痫（PDE）是一种常染色体隐性遗传病，最早由 Hunt 等于 1954 年描述，是一种少见的可治疗的先天代谢异常性疾病。随着 PDE 诊断标志物的发现及其致病基因的确定，近年来国内外确诊病例的报道明显增加。

（一）病因及发病机制

无论是 PNPO［5'-磷酸吡哆胺（醇）氧化酶］基因突变研究还是 *ALDH7A1* 基因突变研究，均不能完全解释 PDE 的临床表现，其分子生物学的研究仍有待进一步深入。

1. PNPO基因突变 由PNPO基因突变致PNPO功能降低，使吡哆胺（醇）不能转化成中枢神经细胞内的PLP，PLP缺乏而发生一系列痫样发作、精神发育迟缓等临床症状。

2. *ALDH7A1*基因突变 即醛脱氢酶7家族成员A_1（$ALDH_7A_1$）基因突变。2006年，Mils等证实位于5q31上编码α-氨基己二酸半醛（α-AASA）脱氢酶的基因*ALDH7A1*为PDE的致病基因。*ALDH7A1*基因突变导致α-AASA脱氢酶即遗蛋白（antiquitin，ATQ）功能缺陷，使α-AASA和Δ1-四氢吡啶-6-羧酸（P6C）在体内积累，过多的P6C与PLP发生反应，致使游离的PLP缺乏或耗竭，同时导致上游的PA继发性增加。国内杨志仙等2013年报道了国内首例基因确诊病例，随后在8例中国PDE患儿中发现*ALDH7A1*基因的10个突变。

α-氨基己二酸半醛(α-AASA)脱氢酶参与体内赖氨酸的分解代谢。*ALDH7A1*基因突变引起α-AASA脱氢酶功能缺陷，导致患者血液、尿液和脑脊液中α-AASA、PA水平升高。

3. 维生素B_6是谷氨酸脱羧酶的辅酶 中枢神经系统内重要的抑制性神经递质γ-氨基丁酸是在谷氨酸脱羧酶的作用下由谷氨酸脱羧而生成的，当维生素B_6缺乏时，酶活性降低，使γ-氨基丁酸合成减少，引起癫痫发作。早在1951年，国外学者就发现补充维生素B_6可以控制或减少癫痫发作，随后日本学者的研究进一步印证了维生素B_6在癫痫中的治疗作用，涉及的癫痫主要为婴儿痉挛，此类患儿单用高剂量维生素B_6治疗有效率可达13.9%。当治疗剂量从30mg/d增到100mg/d时，临床也观察到成比例的癫痫发作好转现象，当再次提高到100～400mg/d时，临床改善更加显著，而低剂量（10～30mg/d）治疗反应不明显，因此，日本学者推荐所有婴儿一旦确诊痉挛后，首选治疗方法为高剂量维生素B_6治疗，至少观察10天以判断疗效。

（二）临床表现

1. PDE的特点

（1）典型者在新生儿期和婴儿早期即出现多种形式的癫痫发作，长时程发作和反复癫痫持续状态为PDE的典型表现；各种抗癫痫药物均不能控制发作。

（2）有些病例在出生前宫内即有发作，表现为宫内发作性活动过度与活动减少交替出现。

（3）少数患儿十九个月后才出现首次痫样发作，临床须注意。癫痫发作可仅为该病的一种特征。

（4）约 1/3 患儿临床表现不典型，惊厥起病晚至 3 岁、孤独症行为，早期使用常用抗癫痫药特别是苯巴比妥有效，对较低剂量或重复应用吡哆醇有反应。

（5）大多数婴幼儿早期出现易激惹、尖叫、呕吐、腹胀、呼吸异常、循环障碍、酸中毒、窒息等临床表现。后期出现行为异常、肌张力异常（过低或过高），以及对声、光、触觉产生过度惊跳反应等临床症状。

2. 对维生素 B_6 治疗的反应

（1）多数患儿单次静脉给予 50～100mg 吡哆醇可迅速控制发作；停用吡哆醇后癫痫发作会复发，复发的时间为停药后 1～51 天。若肌内注射或口服维生素 B_6 获效会慢得多。

（2）应用维生素 B_6 治疗后痫样发作一般会停止，但即使控制良好的 PDE 患儿，在发热时（有时也可不发热）也会伴发痫样发作。

（3）初次应用维生素 B_6 后，多数患儿表现为肌张力低下，肌肉松弛，深度睡眠而不易唤醒，偶尔有呼吸停止现象。一般 24 小时后消失，再次应用维生素 B_6，此现象会消失。

3. 预后特点　即使出生后及时迅速治疗，但在今后的发育中，多数患儿可能出现斜视、手足笨拙、失用、低智商（IQ）及言语表达差等临床表现。仅极少数患儿经积极治疗后基本达到正常同龄儿智力水平或轻度智力落后。

多数学者研究认为，PDE 患儿出现智商损害，临床上以语言智商（VIQ）损害较操作智商（PIQ）损害严重。Rankin 等研究认为智商的损害与患儿开始应用吡哆醇的时机及剂量大小无相关性。

（三）辅助检查

1. α-氨基己二酸半醛（α-AASA）　血浆、尿和脑脊液中 α-AASA 升高是 ALDH7A1 缺乏的特异性诊断标志物。

2. 哌啶酸（PA）　是 *ALDH7A1* 缺乏的另一个特征性生物标志物，PDE 患者血浆及脑脊液 PA 明显升高。PA 升高对 PDE 诊断具有高敏感度和低特异度。

3. *ALDH7A1*基因突变检测　目前已经在 *ALDH7A1* 基因 18 个外显子中发现了 100 多个不同突变，其中 50%～60%的突变为错义突变，聚集在 14、15 和 16 号外显子上，14 号外显子的错义突变 p.Glu$_{399}$Gln 发生在不同人群，约占已发表等位基因的 30%，大多为点突变，少数为插入/缺失突变。

4. 脑电图　未应用维生素 B_6 前，大多数脑电图为爆发-抑制图形，亦有报道为多棘波发放、局灶性或多灶性棘波、暴发性高波幅慢波发放，应用维生素 B_6 后，患儿脑电图背景节律基本正常。部分患儿可见少许痫样发作波，部分患儿脑电图完全正常。

（四）诊断

癫痫发作对抗癫痫药无效、高剂量维生素 B_6 治疗反应好、维生素 B_6 单药完全控制癫痫发作、撤药后癫痫发作反复。α-AASA 和 PA 检测可协助初步诊断，*ALDH7A1* 基因突变分析可确诊。

（五）治疗

本病一经确诊，就可以明确指导患者停用所有抗癫痫药，并必须终身补充高剂量维生素 B_6。

1. 维生素 B_6 初次一般静脉应用维生素 B_6（吡哆醇）50～100mg，必要时可于 30 分钟后重复给药。以后每天 0.2～30mg/kg 口服维持治疗。

少数 PDE 患儿随惊厥停止出现短暂昏迷、肌张力减低、呼吸不规则等，因此有条件者初始治疗应在脑电图和呼吸监护下静脉给药，以及时观察治疗反应和监测可能发生的呼吸暂停。

Grillo 等研究认为一些 PDE 患儿应用低剂量吡哆醇亦能有效地控制 PDE 的痫样发作，其剂量为每天 0.08～0.16mg/kg。以最低剂量控制其发作可减缓长期大剂量吡哆醇应用所致的毒副作用，如初期静脉应用吡哆醇致患儿镇静及肌张力低下，长期服用导致可逆性周围感觉神经元病，临床出现步态不稳及四肢麻木等症状。

长期应用维生素 B_6 的剂量尚未确定。婴儿可用 15～30mg/（kg·d）或小剂量。新生儿剂量可高达 200mg/d，成人 500mg/d，上述剂量长期治疗的安全性已经得到证实。大剂量维生素 B_6 偶可引起恶心、呕吐、腹泻、食欲缺乏、肝酶轻度升高等，剂量减少即可缓解；在儿童中没有观察到成人患者中出现感觉神经病变。

产前和产后预防性治疗：患儿母亲再次妊娠有 25%的再发风险，产前补充维生素 B_6 可能会阻止胎儿宫内惊厥发作并改善神经发育。妊娠早期给予孕妇 100mg/d 的维生素 B_6 是安全的，同时还可治疗妊娠呕吐，并对胎儿无任何不良反应。

2. 吡哆醛（PLP） 是吡哆醇的活性形式，对 PDE 同样有效。

由于 PNPO 基因突变，磷酸吡哆醛氧化酶功能降低，使吡哆胺（醇）不能转化成中枢神经细胞内的 PLP，应用 PLP 治疗较吡哆醇更有效。

Kuo 等研究发现，PDE 患儿在临床中应用吡哆醇无效，而应用 PLP 后痫样发作停止，临床症状改善。Wang 等研究了 94 例难治性癫痫患儿，应用 PLP 治疗可完全控制部分患儿的痫样发作，尤其是对部分临床表现为婴儿痉挛的患儿更有效。

3. 亚叶酸 对于新生儿，或者对维生素 B₆ 治疗反应不完全或者存在暴发性惊厥发作者，添加 3～5mg/（kg·d）亚叶酸可能有一定益处，年龄略大者可试用剂量 10～30mg/d。应注意高剂量亚叶酸治疗也可导致惊厥发作加重，因此加用后必须密切观察。尚不清楚惊厥稳定后长期应用亚叶酸是否有益。

4. 限制赖氨酸摄入 尽管惊厥发作得到控制，但由于体内代谢物质的蓄积或其他因素，大约 80%的 PDE 患者仍有发育迟缓和智力障碍。如今已有报道证实了赖氨酸限制饮食、精氨酸强化饮食联合维生素 B₆ 治疗 PDE 的效果良好。

六、吡哆醇反应性癫痫

患儿起病年龄在生后 3 个月到 5 岁，多数在 1 岁之内；病因为特发性或隐源性，也可为伴有器质性脑损伤的症状性；常表现为 West 综合征，也可为 Lennox-Gastaut 综合征、大发作或局灶运动性发作。高剂量维生素 B₆ 对患儿有效，但 *ALDH7A1* 基因突变筛查未见异常。

此类患儿维生素 B₆ 用药疗程根据临床发作而定，并不一定需要终身补充。

七、维生素 B₆ 过量的危害

大量摄入食物来源的维生素 B₆ 没有副作用，但摄取过量可能会引起失眠，长期服用会产生依赖综合征甚至成瘾。补充维生素 B₆ 达到 2g/d 或更高时则可引起严重的副作用，主要表现为感觉神经疾病和光敏感反应，进行性步态不稳以致足麻木、手不灵活，虽停药后可缓解，但仍软弱无力。另外，长期大量服用维生素 B₆ 容易引起血小板聚集和血栓形成，可出现头痛、恶心、眩晕、疲劳、视物模糊、月经过多等症状，还可引起低血糖、血栓性静脉炎、血清胆固醇升高及骨骼肌无力等。当每天剂量低于 1g 时发生感觉神经症状的危险性迅速降低。补充量在 250mg/d 以下对大多数人是安全的。

第七节 生 物 素

一、来源和摄入量

（一）来源

生物素存在于所有动物组织中，肝、肾、蛋黄、酵母、胰脏及牛奶中含量较高。此外，蔬菜、谷类、坚果及花粉中也含少量生物素，其常与氨基酸结合而存在于各种生物中。

（二）摄入量

人体每天需要生物素 $100\sim300\mu g/d$，但是部分可以由肠道菌群合成。

根据《中国居民膳食指南》生物素推荐摄入量成年人为 $40\mu g/d$。研究发现，生物素和维生素 A、维生素 B_2、维生素 B_6、烟酸（维生素 B_3）一同使用，相辅相成，作用更佳。此外，生物素在人体内仅停留 $3\sim6$ 小时，所以必须每天补充。

（三）特殊需求人群

服用抗生素或磺胺药剂的人遵医嘱补充生物素；头发稀疏的男性摄入生物素，防止脱发效果明显；在妊娠期间，生物素会明显流失，应在医师指导下合理补充。

二、作用与功能

生物素与酶结合参与体内二氧化碳的固定和羧化过程，与体内的重要代谢过程如丙酮酸羧化而转变为草酰乙酸、乙酰辅酶 A 羧化为丙二酰辅酶 A 等糖类及脂肪代谢中的主要生化反应有关。药理剂量的生物素可降低 1 型糖尿病患者的血糖水平，改善实验大鼠的葡萄糖耐量，降低胰岛素抗性。生物素还能维护实验动物各种免疫细胞的正常功能。生物素可能存在以下作用。

（1）生物素是人体内多种酶的辅酶，可参与体内脂肪酸和碳水化合物的代谢。

（2）促进蛋白质的合成；还参与维生素 B_{12}、叶酸、泛酸的代谢。

（3）促进尿素合成与排泄等。

（4）构成感光细胞内的感光物质。生物素在体内氧化生成顺视黄醛和反视黄醛。人类的视网膜含有感光细胞，感光细胞分为视杆细胞和视锥细胞两类。视杆细胞负责夜视和视野范围；视锥细胞负责日间视觉和色彩感知。感光细胞可以将光线转化为电信号，电信号再由大脑的神经细胞处理，转化成视觉信号，也就是我们眼睛中看到的图像。视杆细胞对弱光敏感，与暗视觉有关。视杆细胞内含有感光物质视紫红质，它由视杆细胞和顺视黄醛构成。当生物素缺乏时，顺视黄醛得不到足够的补充，视杆细胞不能合成足够的视紫红质，从而出现夜盲症。

（5）维持上皮组织结构的完整和健全。生物素是维持机体上皮组织健全所必需的物质。生物素缺乏时，可引起黏膜与表皮的角化、增生和干燥，产生眼干燥症，严重时角膜角化增厚、发炎，甚至穿孔导致失明；皮脂腺及汗腺角化时，皮肤干燥，发生毛囊丘疹和毛发脱落；消化道、呼吸道和泌尿道上皮细胞组织不健全，易于感染。

（6）增强机体免疫反应和抵抗力。生物素能增强机体的免疫反应和对感染的抵抗力，稳定正常组织的溶酶体膜，维持机体的体液免疫、细胞免疫并影响一系列细胞因子的分泌。应用大剂量生物素可促进胸腺增生。

（7）维持正常生长发育。生物素缺乏时，生殖功能衰退，骨骼生长不良，胚胎和幼儿生长发育受阻。

（8）生物素可以缓解肌肉疼痛，参与嘌呤的合成和油酸的生成。

（9）用于化妆品，可提高血液在皮肤血管中的循环速度，在0.1%～1.0%的浓度范围内，易与配方中的油相混合。在护肤霜、运动伤药液、止痛膏、刮胡须液、洗发液中均可使用。

三、药代动力学

体内过程：生物素吸收主要部位在小肠近端。浓度低时，被载体转运主动吸收；浓度高时，则以简单扩散形式吸收。吸收的生物素经门脉循环，运送到肝、肾内贮存，其他细胞内也含有生物素，但量较少。少部分生物素转化为生物素亚砜，大部分在线粒体中通过侧链的β-氧化生成二去甲生物素（双降生物素）和四去甲生物素（四降生物素）。生物素主要经尿排出。人尿中生物素、二去甲生物素和生物素亚砜的比例约为3∶2∶1。乳汁中也有生物素排出，但量很少。

生的蛋清中含有卵蛋白，此蛋白是一种抗生物素的物质（对抗剂），可与生物素结合而不被肠道吸收，让生物素发挥不了正常的生化作用。鸡蛋煮熟后，即可破坏此种对抗剂，故鸡蛋尤其是蛋清，不宜生吃。

四、生物素缺乏症

（一）定义

生物素缺乏症及生物素酶缺乏症（BTD）是由营养性生物素缺乏或遗传性生物素代谢障碍引起的疾病。生物素酶缺乏症是生物素酶基因突变导致的一种常染色体隐性遗传的罕见代谢病。

（二）发病人群

生物素酶缺乏症多于婴幼儿时期起病，比较罕见。

发病人群：①服用抗惊厥药物者；②长期使用抗生素者；③大量食用生鸡蛋清者；④孕妇，大约有 50% 的孕妇可能会出现生物素缺乏问题，并且这种营养素不足还有可能增加婴儿出生缺陷的风险。

（三）病因与发病机制

线粒体有 5 种关键的生物素驱动的羧化酶：乙酰辅酶 A 羧化酶 1 和 2（或者说 α 和 β），分别用于脂肪酸的合成和氧化；丙酮酸羧化酶，用于糖异生；丙酰辅酶 A 羧化酶，用于脂肪酸的 β 氧化；β-甲基巴豆酰辅酶 A 羧化酶，用于亮氨酸的分解代谢。

生物素作为许多羧化酶的辅因子在代谢中发生作用，在哺乳动物中生物素是 4 种羧化酶共价键结合的辅酶，其中：①乙酰辅酶 A 羧化酶存在于线粒体与胞质中，有 α、β 两种形式，都催化碳酸氢盐，并与乙酰辅酶 A 结合形成丙二酰辅酶 A，它是脂肪酸合成底物，α 形式调节胞质脂肪酸的合成，β 形式调节线粒体中脂肪酸的氧化，亦是生物素的储存形式，因而乙酰辅酶 A 羧化酶缺乏可导致长链脂肪酸包括多不饱和脂肪酸合成异常、前列腺素和相关物质代谢障碍；②丙酮酸羧化酶催化丙酮酸形成草酰乙酸，是三羧酸循环的一个中间步骤，是糖异生的关键酶，其缺乏可引起乳酸积聚；③丙酰辅酶 A 羧化酶催化丙酰辅酶 A 的羧化，形成 D-甲酰丙二酸辅酶 A，在异亮氨酸、缬氨酸、甲硫氨酸、胆固醇侧链和奇数脂肪酸的代谢中催化重要反应；④β-甲基巴豆酰辅酶 A 羧化酶在亮氨酸代谢中催化重要反应。生物素缺乏使羧化酶活性降低，底物分流到旁路途径。生物素也影响 mRNA 合成，还在转录后水平影响一些蛋白质的合成，对维持正常的细胞周期（如分裂）必不可少，也是合成烟酸所必需。

生物素缺乏必将引起脂肪酸、糖类、氨基酸、蛋白质、有机酸（如乳酸）代谢和能量合成障碍，肉碱消耗增加，因代谢紊乱而引起神经、皮肤损害等一系列症状。

生物素酶活性降低，一方面不能水解生物酰基肽，影响生物素吸收；另一方面不能很好地循环利用羧化酶降解后释放的生物素，大量生物素从尿中排泄，导致生物素缺乏，故生物素酶缺乏有与生物素缺乏相似的临床表现。

（四）临床表现

生物素酶缺乏者首次出现症状的年龄在出生后 1 周至 1 岁。Wolf 根据血清生物素酶活性将患者分为生物素酶严重缺乏者（低于正常人平均值的 10%）和生物素酶部分缺乏者（为正常人的 10%～30%）。后者可于成年后发病，甚至终身不发病。

生物素缺乏症以皮肤、黏膜和神经系统损害为主。

1. 皮肤损害　有鳞屑状皮疹（脂溢性）和红色皮疹（湿疹样），有些病例皮疹环绕眼、鼻、口，类似肠病性肢端皮炎，亦可有色素变浅、蜡样苍白和泛发性脓疱型银屑病样皮疹，可伴脱发（尤其是眼周脱毛）、毛发稀疏和毛发褪色，亦见口角炎、结膜炎、角膜炎、角膜溃疡和会阴炎。

2. 神经系统损害　有肌张力减退、易激惹、冷漠、失眠、共济失调、惊厥、癫痫发作、抑郁、嗜睡、幻觉、肢体感觉异常、痉挛性或瘫痪性步态、神经性耳聋和视神经萎缩。

3. 视力减退　患有生物素酶缺乏症的患者，特别是新生儿，在出生后数日内会出现视力减退。

4. 代谢异常　在急性发作期还会出现酮症、代谢性酸中毒、高氨血症、低血糖等代谢异常。

5. 其他　如厌食、生长滞缓、生殖能力低下。一些患者因细胞免疫和体液免疫功能低下而合并念珠菌感染。

（五）诊断

1. 一般检测　对于临床可疑的患儿应进行常规检验及血糖、氨、电解质测定和血气分析。

2. 血清生物素检测　生物素缺乏症及生物素酶缺乏症患者血清、尿液生物素水平降低。全羧化酶合成酶缺乏症患者血清生物素正常。

3. 生物素酶活性测定　生物素酶缺乏症患者血清、白细胞或皮肤成纤维细胞的生物素酶活性降低。

4. 血液酯酰肉碱谱分析　患者血液中羟基异戊酰肉碱浓度轻度至中度增

高，一些患者丙酰肉碱增高，游离肉碱不同程度下降。

5. 尿液有机酸分析 严重患者尿液中的乳酸、丙酮酸、3-羟基丙酸、丙酰甘氨酸、甲基枸橼酸、3-羟基异戊酸、甲基巴豆酰甘氨酸、巴豆酰甘氨酸排泄增加。但是，稳定期患者可无明显有机酸尿症。

6. 基因分析 编码生物素酶的生物素酶基因及全羧化酶合成酶的 *HCLS* 基因纯合或复合杂合突变有确诊价值。

7. 产前诊断 羊水细胞中丙酰辅酶 A 羧化酶活性降低或羊水中柠檬酸甲酯浓度升高，可作为该产前诊断指标。

（六）治疗

生物素一般剂量为 5～40mg/d，口服。经过治疗，数日后尿异常代谢产物消失，全身状况明显改善。经过短期生物素补充、饮食与生活调理后，体内生物素水平可恢复正常。

生物素酶缺乏症患者需要终身补充生物素。部分合并代谢性酸中毒、高氨血症、贫血等的患者，在治疗初期可以根据患者情况酌情给予左卡尼汀、甲钴胺和维生素 C，并注意控制蛋白质与葡萄糖的摄入，积极纠正酸中毒。

生物素酶缺乏症患者的肌张力异常，常出现下肢痉挛性瘫痪、共济失调及智力障碍，应尽早进行康复治疗，提高患者运动水平，提高患者的生活质量及社会参与度。

适当补充蛋白质和葡萄糖：服用生物素后病情会逐步稳定，此时要注意给患者补充一定的蛋白质，同时要注意补充葡萄糖。

（七）预后与预防

生物素缺乏症及多种羧化酶缺乏症患者生物素补充治疗疗效良好，如能在症状出现前开始进行饮食治疗，绝大多数患儿可以获得正常发育，与同龄人一样就学就业、结婚生育。如果在发病后开始治疗，患儿可能遗留不可逆性脑损害。

第八节 烟   酸

一、来源和摄入量

（一）来源

烟酸广泛存在于动植物性食物中，植物性食物中存在的主要是烟酸，动物性食物中存在的多为烟酰胺。烟酸和烟酰胺在糙米、绿豆、芝麻、花生、香菇、紫菜、无花果、动物肝肾、禽瘦肉、鱼等中含量丰富。乳品和禽蛋中的烟酸含量虽低，但色氨酸含量较高，在体内可转化为烟酸。

（二）摄入量

烟酸平均需要量的实验资料欠缺，但有研究表明组织中维生素 B_1 与烟酸的比例接近 1：10，据此，我国推荐的膳食烟酸摄入量是以维生素 B_1 的 10 倍量为基础而提出的。

（1）成人的每日推荐摄入量是男性 14mg，女性 13mg。

（2）孕妇建议每日摄入量为 15mg。

（3）哺乳期妇女建议每日摄入量为 18mg。

二、作用与功能

（1）烟酸在糖类、脂肪和蛋白质 3 大营养物质代谢的能量释放中起着重要作用，烟酸缺乏可致烟酸缺乏症。

（2）烟酸有强烈的扩张血管作用，开始服用或剂量增加后可致恶心、呕吐、腹泻、发热、瘙痒、皮肤干燥、面部潮红等；大剂量烟酸可引起血糖升高、尿酸增加、肝功能异常。

（3）烟酸可降低胆固醇及甘油三酯，保护心血管，促进血液循环，使血压下降。

（4）烟酸有利于细胞的形成，可维持正常发育和中枢神经系统的发育。

（5）烟酸为葡萄糖耐量因子的组成成分，有增加葡萄糖的利用及促进葡萄糖转化为脂肪的作用，也可促进消化系统的健康，减轻胃肠障碍。

三、药代动力学

烟酸主要是以辅酶的形式存在于食物中，经消化后于胃及小肠吸收。吸收后以烟酸的形式经门静脉进入肝脏，在肝内转化为烟酸胺腺嘌呤二核苷酸和烟酸胺腺嘌呤二核苷酸磷酸。在肝内未经代谢的烟酸和烟酰胺随血液进入其他组织，再形成含有烟酸的辅酶。过量的烟酸大部分经甲基化从尿中排出，也有少量烟酸和烟酰胺直接由尿中排出，此外烟酸也随乳汁分泌、从汗中排出。

四、烟酸缺乏症

（一）病因

烟酸缺乏症广泛流行于以玉米为主食的地区，多发生于春末夏初。其实，玉米中的烟酸含量并不低，甚至高于小麦，但玉米中的烟酸为结合型，不具有营养活性，因此无法被人体吸收利用。不仅如此，玉米所含的蛋白质中缺乏色氨酸，色氨酸是一种人体必需的氨基酸，在人体内可以转化为烟酸（60mg 色氨酸可转变为 1mg 烟酸）。动物蛋白食品中富含色氨酸。如果每天能从食物中获得 60g 优质蛋白质，一般就可以得到 10mg 的烟酸。所以确切地说，烟酸缺乏症是由烟酸和色氨酸联合缺乏导致的营养缺乏性疾病。

（二）临床表现

缺乏烟酸不仅会引发皮炎（dermatitis），若治疗不及时还会累及胃肠道和中枢神经系统，导致腹泻（diarrhea）和痴呆（dementia）症状，因三种症状英文首字母均为 D，又被称为"3D"症状，其中以皮炎为最常见。

1. 皮肤症状　烟酸缺乏所引起的皮炎，不同于其他一般的皮炎，有其特殊的表现，特别易分布在身体的暴露部分和易摩擦的皮肤部位，明显地呈现对称性，局部皮肤开始时如同日照过度所引起的灼伤、红肿、水疱和溃疡等，久之转变为慢性，皮肤的病变部位转变为暗红色或棕褐色，表皮粗糙，过度角化，脱屑和色素沉着，发炎部位的皮肤也可因为继发性感染而糜烂。还可表现为面部双颊对称性皮炎和色素沉着，呈蝴蝶样分布。

2. 消化系统症状　主要有口角炎、舌炎、腹泻等。腹泻是本病的典型症状，早期多有便秘，其后由于消化腺体的萎缩及肠炎的发生常有腹泻，次数不等。

3. 神经系统症状　痴呆是神经系统症状严重时的表现，开始时可有心理上的改变，如急躁、忧虑和抑郁表现，严重时可产生精神错乱和情绪变化，如幻觉、慌乱、记忆力丧失、迷失方向、失眠或嗜睡，甚至木僵等表现。

（三）治疗

视病情轻重补充剂量不等的烟酸或烟酰胺，一般为口服给药，严重者可肌内注射或静脉滴注，可有效改善烟酸缺乏的相关症状。

补充烟酸：成人每次 50～100mg，3 次/日；儿童每次 0.5～1mg/kg，2～3 次/日。静脉注射 20～50mg/d。用药半小时左右可出现皮肤发热、发红和烧灼感等血管扩张的表现，稍减量或多次分服可减少此种反应。或改为烟酰胺成人每次 50～100mg，3 次/日；儿童每次 25～50mg，2～3 次/日。静脉注射 25～200mg/d。患遗传性烟酸缺乏症者可长期服烟酸。烟酸在肝内甲基化，如应用大剂量烟酸过久，则阻碍胆碱的乙酰化，引起肝内脂肪浸润，故消化系统症状消除后应减少药量，每日口服 15～20mg 即可；同时随着年龄增长，剂量逐渐减少。通常 2～4 周为 1 个疗程。

因色氨酸转化为烟酸需要维生素 B_6，可同时给予。此外，应同时补充维生素 B_{12} 等营养物质。

有皮损的患者，根据皮损类型和性质不同选择不同剂型的外用药，如温和保护剂（如硼酸软膏、氧化锌软膏等）、角质溶解剂（如水杨酸乳膏、维 A 酸乳膏等）、角质促成剂、遮光剂等。合并感染者加用抗感染剂，如红霉素软膏等。

对于腹泻者，可给予止泻药及补充电解质等对症治疗，如蒙脱石散、口服补液盐。

有口腔炎者应注意口腔卫生。经常漱口，避免继发感染。症状明显者可口服维生素 B_2。

饮食治疗：在膳食中增加动物肝脏、瘦肉、家禽、乳类、蛋类及豆制品类。此外，要多吃坚果、发酵食品、绿叶蔬菜等。

烟酸缺乏若为其他疾病所引起，应同时治疗原发性疾病。

（四）防治

目前，全世界已有 30 多个国家的法律法规规定了在小麦面粉中添加微量营养元素，我国也是其中之一。国家发展和改革委员会公众营养与发展中心推行主食营养强化方案"7+1"配方，即在面粉中添加 7 种必须添加的营养成分（维生素 B_1、维生素 B_2、烟酸、叶酸、铁、锌、钙）和 1 种建议添加的营养成分（维生素 A）。

五、烟酸过量的危害

目前尚未见到因食源烟酸摄入过多而引起中毒的报道。临床所见烟酸的毒副作用多为大剂量使用烟酸治疗高脂血症患者所致。

当口服剂量为 30～1000mg/d 时，有些患者出现血管扩张的症状，如颜面潮红、红肿、头晕目眩、瘙痒等。除血管扩张外，还可伴随胃肠道反应，如恶心、呕吐、腹泻等。

大剂量的烟酸被用来治疗高胆固醇血症或偶然用于其他用途。当大剂量时可能会出现毒性表现，引起组胺的释放，外周血管扩张和面部潮红，在给予烟酸制剂前先服用 1 片阿司匹林，常可改善潮红；大剂量能引起皮肤干燥、瘙痒、色素沉着增加、胃肠功能紊乱，也可加重哮喘发作，引起血清尿酸和空腹血糖升高、肝脏的毒性反应、黄疸及血清转氨酶升高。严重者可出现肝炎、肝性脑病、脂肪肝等。

第九节 泛　　酸

一、来源和摄入量

（一）来源

泛酸曾称为维生素 B_5。富含泛酸的食物：含酵母菌的食品，动物肝脏，鸡蛋，海鱼，猪肉，全麦食品，牛奶，豆类，橘汁。

合成的泛酸盐中，D-泛酸钙含有 91% 的泛酸，而 D, L-泛酸钙则只含有 45.5% 的泛酸。

（二）摄入量

根据《中国居民膳食指南（2022）》，泛酸的适宜摄入量（AI）：0～0.5 岁，1.7mg/d；0.5～1 岁，1.9mg/d；1～4 岁，2.1mg/d；4～7 岁，2.5mg/d；7～11 岁，3.5mg/d；11～14 岁，4.5mg/d；14 岁以上，5.0mg/d；孕妇，6.0mg/d；乳母，7.0mg/d。

（三）特殊需求人群

关节炎患者；服用抗生素者；正服用避孕药的妇女。

二、作用与功能

泛酸在体内转变成辅酶 A（CoA）或酰基载体蛋白质（ACP）。

（1）泛酸以辅酶 A 形式参加代谢，对糖类、脂肪和蛋白质代谢过程中的乙酰基转移皆有重要作用。

辅酶 A 最重要的功能是在代谢中扮演携带羧酸的角色，羧酸与辅酶 A 的结合即可很顺利地将羧基转移给其他物质，而此羧酸即能转变为活性物质。此生化反应的重要性在于辅酶A与乙酸盐结合成活性的乙酸，并带有能量键（具双键者），可促使乙酸进一步与其他物质交互反应。

在糖类代谢中丙酮酸转变为乙酰辅酶A，与草酰乙酸形成柠檬酸进入三羧酸循环。脂肪酸在β氧化作用时分解出的乙酸与辅酶A结合，形成乙酰辅酶A，进入三羧酸循环中。12种氨基酸（丙氨酸、甘氨酸、丝氨酸、苏氨酸、半胱氨酸、苯丙氨酸、亮氨酸、酪氨酸、赖氨酸、色氨酸、苏氨酸及异亮氨酸）的碳链分解代谢都形成乙酰辅酶A，由此进入三羧酸循环的终末共同代谢途径，被进一步裂解，产生能量。辅酶A直接参与糖类、脂肪和蛋白质代谢，为生物体提供了90%的能量。

活性乙酸也能与胆碱结合形成乙酰胆碱，乙酰胆碱是副交感神经和交感神经的节前纤维、副交感神经的节后纤维末梢释放的介质，因而影响神经对心肌、平滑肌和腺体（消化腺、汗腺和部分内分泌腺）的功能。活性乙酸是胆固醇合成的前体，也是类固醇激素的前体，泛酸缺乏时，肾上腺功能也表现为低下。泛酸还参与抗体的形成。

（2）泛酸参与褪黑素、亚铁血红素的形成。在保持头发、皮肤和血液健康方面起着重要作用。

（3）泛酸也可以增加谷胱甘肽的生物合成，从而减缓细胞凋亡和损伤。

三、吸收与代谢

有机体在不断进化过程中产生了主动积累泛酸的内在机制，依靠一种广泛存在于机体中的Na$^+$依赖转运体将泛酸转运进入细胞。该转运体为泛酸、硫辛酸、生物素所共享。该转运体被称为Na$^+$依赖的多维生素转运体，可能属于Na$^+$依赖的葡萄糖载体家族成员，其具有相似性，由膜内负电位活化，每转运1个泛酸需要2个Na$^+$协同。

泛酸在肠内被吸收进入人体后，经磷酸化获得巯乙胺而生成4-磷酸泛酰巯乙胺，4-磷酸泛酰巯乙胺是辅酶A的组成部分。辅酶A参与人体内的三羧酸循环，而这个代谢过程是人体内蛋白质、脂肪和糖类等物质转化的枢纽。

四、泛酸缺乏症

泛酸在食物中广泛存在，机体一般不会缺乏，除非严重的营养不良患者或使用泛酸拮抗剂治疗疾病的患者。

（一）临床表现

泛酸缺乏通常是由糖类、脂肪和蛋白质三大营养物质和维生素不足而引起的。

1. 低血糖 泛酸不足会引起内分泌失调，对胰岛素敏感度增强，从而导致低血糖的发生。

2. 血液及皮肤异常

3. 神经系统 疲倦、忧郁、失眠、感觉迟钝、脚心发热。

4. 运动系统 肌肉痉挛、运动功能不协调。

5. 消化系统 食欲缺乏、消化不良，易患十二指肠溃疡。

6. 心血管系统 心动过速，血压下降。

7. 呼吸系统 缺乏泛酸还能导致抗体形成速度下降，易引发上呼吸道感染。

（二）治疗

临床常用的是泛酸钙片，属于一种口服制剂。泛酸钙片剂规格：5mg、10mg。

成人：一次 2～4 片（每片 5mg），一日 2～3 次。

儿科预防用量：1～3 岁，一日 2～3mg；4～6 岁，一日 3～4mg；7～10 岁，一日 4～10mg。

泛酸缺乏者：一般每次 10～20mg，一日 3 次。

对本品过敏者禁用。血友病患者用药时需要谨慎，因泛酸可延长出血时间。过敏体质慎用。

五、泛酸过量的危害

摄入过多泛酸而引起毒副作用尚未见报道，只是大剂量泛酸会引起轻度的胃肠不适。

第十节 维生素 C

维生素 C 又称抗坏血酸。

一、来源和摄入量

（一）来源

1. 含维生素 C 的食物 维生素 C 广泛存在于新鲜蔬菜和水果中。番茄、花椰菜、柿子椒、深色叶菜、苦瓜、柑橘、柚子、苹果、葡萄、猕猴桃、鲜枣等均富含维生素 C。

2. 维生素 C 药品

（1）维生素 C 片：在市面上很普遍，早年有从天然水果提炼的，现在则完全是用葡萄糖采取化学和发酵方法合成的。合成的维生素 C 经过细菌发酵，和天然的维生素 C 结构完全相同，并都有右旋旋光性。

（2）维生素 C 泡腾片：将 1g 维生素 C 粉末和碳酸钙、碳酸钠等粉末压片，服用时加入水中会冒泡，称为维生素 C 泡腾片或维生素 C 发泡锭。

（3）抗坏血酸钙：如果要服用大量的维生素 C 来治疗疾病，不宜使用抗坏血酸钙，因为过量的钙会消耗维生素 C。口服大量的维生素 C 应该使用纯维生素 C（抗坏血酸）。

（4）注射用维生素 C：静脉注射维生素 C 或皮下注射维生素 C，则必须使用抗坏血酸钠的溶液。

（二）摄入量

《中国居民膳食指南（2022）》建议，维生素 C 的推荐摄入量（RNI）或适宜摄入量（AI）：0～1 岁 40mg/d（AI）；1～4 岁 40mg/d；4～7 岁 50mg/d；7～11 岁 65mg/d；11～14 岁 90mg/d；14 岁以上 100mg/d；孕妇（早）100mg/d；孕妇（中、晚）115mg/d；哺乳期妇女 150mg/d（注：以上数据，0～1 岁者为 AI，未标注者均为 RNI）。

二、作用与功能

1. 抗维生素 C 缺乏症　微血管是所有血管中最细小的，当体内维生素 C 不足时，微血管就容易发生破裂，血液就会流到其他组织。这种情况在皮肤表面容易发生，有可能产生紫斑、瘀血。

2. 抗氧化　可以清除体内多余的自由基，而自由基是导致机体出现很多慢性疾病的重要因素之一。

维生素 C 可以氧化型也可以还原型存在于体内，所以可作为供氢体又可作为受氢体，在体内氧化还原过程中发挥重要作用。

维生素 C 可通过逐级供给电子而转变为半脱氢抗坏血酸和脱氢抗坏血酸的过程清除体内超氧负离子（$O_2^-\cdot$）、羟自由基（$OH\cdot$）、有机自由基（$R\cdot$）和有机过氧基（$ROO\cdot$）等自由基；使生育酚自由基重新还原成生育酚，反应生成的抗坏血酸自由基在一定条件下又可在 $NADH_2$ 的体系酶作用下还原为抗坏血酸。

关于维生素 C 与泌尿系结石的关联一直存在争议。一方面，维生素 C 在体内会部分转化为草酸盐，从而使尿中草酸排泄量增加，草酸钙结石形成风险提高。另一方面，维生素 C 是抗氧化剂，能清除自由基，减少氧化应激，而氧化应激可导致肾小管损伤，促进高草酸尿症患者结石的形成。有研究者认为，补充小剂量的维生素 C 不仅不会促进草酸钙结石的形成，相反还可预防泌尿系结石的发生。

3. 促进氨基酸中酪氨酸和色氨酸的代谢 可以抑制酪氨酸酶的活性，减少黑色素生成，并且加快对已形成的黑色素的还原，因此有利于肌肤美白、淡化肌肤的黑色素、色斑，增强机体对外界环境的抗应激能力和免疫力。

4. 改善贫血 维生素 C 能使难以吸收的三价铁还原为易于吸收的二价铁，从而促进铁的吸收。此外，还能使亚铁络合酶等的巯基处于活性状态，以便有效地发挥作用。维生素 C 能促进叶酸还原为四氢叶酸后发挥作用。

5. 增强免疫力 参与免疫球蛋白的合成，并且能够促进干扰素的产生，维持免疫功能，抑制病毒的增殖，每天补充足够的维生素 C 可以增强人体免疫力，有效减少感冒、发热。

6. 促进胶原蛋白的形成 促进骨胶原的生物合成，利于组织创伤伤口的更快愈合；促进胶原蛋白的合成，防止牙龈出血；促进牙齿和骨骼的生长，防止牙床出血，防止关节痛、腰腿痛。

7. 防癌抗癌 抑制胃中亚硝酸铵的形成，对降低胃癌、食管癌的发生有一定帮助。为人体制造大量免疫球蛋白，可以使抗癌的淋巴细胞高效率地发挥作用，达到防癌抗癌的效果。

8. 解毒排毒 体内补充大量的维生素 C 后，可以缓解铅、汞、镉、砷等重金属对机体的毒害作用。

9. 维生素 C 参加蛋白质合成 如果体内缺少维生素 C，会使细胞功能发生改变。

10. 改善脂肪和类脂特别是胆固醇的代谢 预防心血管疾病。

11. 提高钙的利用

三、药代动力学

对生物及人体有意义的维生素 C 是 L-抗坏血酸[旋光性为右旋（+）]；其对映异构体 R-抗坏血酸[旋光性为左旋（−）]，在生物体内毫无用处。蔬菜和水果中的维生素 C 几乎均为 L-抗坏血酸。

食入的维生素 C 通常在小肠上方（十二指肠和空肠上部）被吸收，而仅有少量被胃吸收，同时口中的黏膜也吸收少许。未吸收的维生素 C 会直接传送到大肠中，无论传送到大肠中的维生素 C 有多少，都会被肠内微生物分解成气体物质，无任何作用。

维生素 C 在体内的代谢过程及转换方式至今仍无定论，但可以确定维生素 C 最后的代谢物由尿液排出。如果尿中的维生素 C 浓度过高，可使尿液的 pH 降低，有利于防止细菌滋生，有避免尿道感染的作用。

四、维生素 C 缺乏症

维生素 C 缺乏症又称为坏血病，是由人体长期缺乏维生素 C 导致的全身性营养障碍性疾病。本病在婴幼儿中易见，也可见于年长儿或成人。治疗方法主要为补充维生素 C，多数患者预后良好。

（一）病因

1. 摄入不足　人体不能合成维生素 C，必须从外界摄入，如果摄入量不足即可导致维生素 C 缺乏症。牛乳中的维生素 C 含量仅为人乳的 25%，再经过储存、稀释、加工、消毒灭菌等处理，其维生素 C 所剩无几，因此单纯使用牛乳喂养的婴幼儿容易缺乏维生素 C。

另外，用牛奶、奶粉、米面糊等喂养的婴幼儿，若不及时补充新鲜蔬菜、水果，可能造成维生素 C 摄入不足；乳母饮食中若长期缺乏维生素 C，母乳喂养儿也可引起本病。

2. 吸收减少　维生素 C 遇热、碱或金属后，极易被破坏，在胃酸帮助下能迅速被胃肠道吸收，储存于各类组织细胞中。若长期消化功能紊乱，如消化不良、慢性腹泻等，会引起胃酸缺乏，从而减少维生素 C 的吸收，且容易使维生素 C 在胃肠道内受到破坏。

3. 需求增加　小儿快速生长发育阶段、发热性疾病，以及有感染、外科手术时，对维生素 C 的需要量会增加。若摄入不足便可引起维生素 C 缺乏症。

（二）发病机制

维生素 C 与胶原蛋白合成及血管弹性有关。缺乏维生素 C 胶原蛋白就不能正常合成，导致细胞连接障碍，易引发维生素 C 缺乏症。微血管容易破裂，血液将会流到邻近组织，这种情况在皮肤表面发生，则产生瘀血、紫斑；在体内发生则引起疼痛和关节胀痛。严重时在胃、肠道、鼻、肾脏及骨膜下面均可有出血现象，甚至死亡。维生素 C 缺乏还会引起牙龈萎缩、出血。

维生素 C 可使三价铁还原成二价铁，促进肠道对铁的吸收。缺乏维生素 C 将会引起贫血。

（三）临床表现

维生素 C 缺乏症起病缓慢，自缺乏维生素 C 至发展成维生素 C 缺乏症通常历时 3～4 个月，包括初期症状、病情发展过程中的出血症状、较晚阶段的骨骼症状、晚期症状。

1. 初期症状　患者初期常有一些非特异性表现，如易激、软弱、性情暴躁、倦怠、食欲减退、体重减轻及面色苍白等，也可出现易感染、伤口不易愈合或低热、呕吐、腹泻等消化功能紊乱症状，常不能引起家属注意，此阶段的患者可称为隐性病例。

2. 出血症状　随着病情的发展，全身任何部位可见大小不等、程度不等的出血。常见长骨骨膜下出血，尤其是股骨下端、胫骨近端。皮肤及黏膜出血多见于骨骼病变附近，膝部、踝部多见。患者毛囊周围充血、溢血、紫斑，继之毛囊肿胀与肥厚，使皮肤更显粗糙。

牙龈黏膜常肿胀、出血，导致牙骨基质形成障碍，引起牙釉质发育不良且易松动、脱落；可出现鼻出血、眼结膜出血，致眼部青紫色，眼眶骨膜下出血可引起眼球突出；偶见消化道出血、尿血甚至颅内出血。

3. 骨骼症状　在维生素 C 缺乏症的较晚阶段患者下肢会由于骨膜下出血较多而肿胀、疼痛，从而保持一定姿势：两腿外展、小腿内弯如蛙状，不愿移动，因肢痛可呈假性瘫痪。部分患者肋骨与肋软骨的交接处会因骨干骺半脱位而隆起，形成坏血病串珠，内侧可扪及凹陷。

4. 晚期症状　维生素 C 不足可影响铁的吸收与利用，加上长期出血会导致缺铁性贫血。当叶酸代谢障碍时，患者可能同时缺乏叶酸，从而出现巨幼红细胞贫血。

（四）实验室检查及 X 线检查

1. 毛细血管脆性试验　压脉带试验时，前臂掌侧近肘窝处直径 2.5cm 的圈内，新出血点 15～20 个，对确诊本病有临床意义。

2. 抗坏血酸测定　血清中抗坏血酸含量低于 11μmol/L（0.2mg/dl）。血浆中抗坏血酸含量低于 23μmol/L（0.4mg/dl）。

3. 维生素 C 负荷试验 一次口服 500mg 维生素 C，收集 4 小时尿，排出量小于 5mg 提示体内维生素 C 含量不足。

4. 血常规 可表现为营养性贫血。

5. X 线检查 根据特征改变确诊本病。骨干骺端先期钙化带增厚、增白。其下方有一带状骨质稀疏区，称为"坏血病线"。

（五）诊断

1. 病史 有长期摄入维生素 C 不足史。

2. 临床表现 常见在毛囊周围有瘀血点。重者在皮下、肌肉、关节、腱鞘处有血肿或瘀斑，内膜、黏膜有出血点。皮下瘀点及瘀斑多见于小腿及前臂伸侧。牙龈肿胀、充血，有血泡，稍压即破裂出血。服用维生素 C 后，24 小时内有明显好转，血肿在 1 周内吸收。

3. 实验室检查 毛细血管脆性试验阳性。血清中抗坏血酸含量低于 11μmol/L（0.2mg/dl）。血浆中抗坏血酸含量低于 23μmol/L（0.4mg/dl）。24 小时尿中抗坏血酸排出量低于 398μmol/L（7mg/dl）。维生素 C 负荷试验提示体内维生素 C 含量不足。

（六）治疗

特效治疗是使用维生素 C，疗程通常为 1 个月。

1. 维生素 C

（1）轻症：维生素 C 每次 100～150mg，每日 3 次，口服。一般应连续治疗 2～3 周。

（2）重症：维生素 C 每次 500～1000mg（成人），每日 1 次，静脉注射。连续 4～5 天，症状减轻后，改为口服 300～500mg/d；症状明显好转时，减少到 50～100mg，每日 3 次，口服。一般需持续用药 2～4 周。

（3）治疗后，局部疼痛和触痛于 1～2 天减轻，食欲好转，4～5 天后下肢即可活动，7～10 天症状消失，体重渐增，约 3 周局部压痛全部消失，同时毛细血管脆性也恢复正常。骨骼病变及骨膜下血肿的恢复时间较长，常需数月，一般不遗留畸形。

2. 叶酸或铁剂 如合并贫血，可加大维生素 C 剂量，并视情况补充铁剂或叶酸。

3. 双氯芬酸钠　下肢疼痛者，需固定患肢，严重时使用镇痛药缓解症状，如双氯芬酸钠。

4. 卡巴克络　主要用于减轻因缺乏维生素 C 所导致的出血症状。

5. 对症处理　保持口腔清洁，预防或治疗继发感染、镇痛。对于有严重贫血者，可给予输血，服用铁剂。对于重症患者，如果有骨膜下巨大血肿或有骨折，不需手术治疗，用维生素 C 治疗后血肿可逐渐消失，骨折能自愈，但有骨骼错位者，恢复较慢，可经数年之久。骨骼病变明显的患儿，应安静少动，以防止骨折及骨骺脱位。有牙龈出血者应注意口腔清洁。

6. 其他　还应根据需要适当补充其他维生素，特别注意同时补充维生素 D。有并发症者应针对病因和症状予以适当处理。

（七）预后

本病经维生素 C 治疗后效果显著。治疗后 24～48 小时症状改善，1 周后症状消失。1 年后骨骼结构恢复正常。治愈后一般不遗留畸形。

五、维生素 C 过量的危害

一般而言，维生素 C 的耐受性很好，但是服用过量有可能会出现腹泻、大量排尿、肾结石、头痛、睡眠困难、皮肤红疹等。小儿生长期过量补充维生素 C，容易产生骨骼疾病。如果一次性摄入维生素 C 2500～5000mg 甚至更多，可能会导致红细胞大量破裂，出现溶血等危重现象。

如果使用过量而出现上述现象或引起胃部不适、腹泻、恶心、呕吐等症状，应该减少用量，或暂时停止应用。

第十一节　维生素 A

维生素 A 是一种脂溶性维生素，又称抗眼干燥症因子，是最早发现的维生素。

维生素 A 并不是单一的化合物，而是一系列包括视黄醇、视黄醛、视黄酸、视黄醇乙酸酯和视黄醇棕榈酸酯等的视黄醇衍生物。自然界的维生素 A 包括动物性食物来源的维生素 A_1、维生素 A_2 两种。维生素 A_1 即视黄醇，多存在于哺乳动物及咸水鱼的肝脏中；维生素 A_2 即 3-脱氢视黄醇，常存在于淡水鱼的肝脏中，其生理活性为维生素 A_1 的 40%，因此，通常所说的维生素 A 是指维生素

A_1。维生素 A 在体内主要储存于肝脏中，占总量的 90%～95%，少量存在于脂肪组织中。

一、来源和摄入量

（一）来源

维生素 A 存在于动物体中，在鱼类特别是鱼肝油中含量很多。维生素 A 主要来源于各种动物肝脏和其他脏器类肉品、蛋黄、鱼油、奶油和奶制品。

植物中并不含有维生素 A，但许多蔬菜和水果却都含有维生素 A 原。维生素 A 原是指在人体内能够转变为视黄醇，发挥维生素 A 生理功能的类胡萝卜素。富含维生素 A 原的食物包括各种红、黄、绿色蔬菜和水果，如胡萝卜、红心甜薯、菠菜、水芹、羽衣甘蓝、芥菜、南瓜、莴苣、西蓝花等。

（二）摄入量

根据《中国居民膳食营养素参考摄入量（2013 版）》标准，成年人每日维生素 A 的推荐摄入量（RNI）为 800μg 视黄醇当量，儿童为 300～600μg 视黄醇当量。

二、作用与功能

目前维生素 A 已成为最受关注的营养素之一，它对于维持正常的视力、基因表达、生殖、胚胎发育、生长和免疫功能都是极为重要的。维生素 A 在人体具有广泛而重要的生理功能。

1. 参与暗光视觉的物质循环，可使机体适应暗光环境 在人类的视网膜上，存在视锥细胞和视杆细胞两种感受光线强弱的细胞，其中视锥细胞主要负责明亮视觉和色觉，而视杆细胞能够合成一种名为视紫红质的视色素，使眼睛能够在昏暗环境中感知微弱的光线变化，即"暗适应"。

视紫红质由 11-顺式视黄醛与视蛋白结合而成，对暗光敏感。视紫红质感光后，11-顺式视黄醛转变为全反式视黄醛并与视蛋白分离，产生视觉电信号。解离后的全反式视黄醛在视杆细胞内被还原为全反式视黄醇，然后转运到视网膜色素上皮细胞，与来自血浆的全反式视黄醇一起，开始复杂的异构化过程，参与重新合成视紫红质所需的 11-顺式视黄醛的供应，维持暗光适应。因此要维持良好的暗光视觉，就需要源源不断地向视杆细胞供给充足的 11-顺式视黄醛。视紫红质产生、损耗、再生，循环往复，这一过程将持续终身。

一旦体内稍微缺乏维生素 A，就会首先导致黑暗中视觉困难，严重的将导致眼睛不适和疲劳，晚上无法驾车。如果维生素 A 显著缺乏，眼睛对光线的调适能力就会减弱，以致在黑夜或弱光时无法看见物体，这种症状称为夜盲。

严重缺乏维生素 A 的人会在白天对明亮的光线敏感，即使在室内，也只有戴上墨镜才会感觉舒适，这样可使较少的光线进入眼睛，就不会消耗很多的维生素 A，因此会出现畏光现象。

2. 保持皮肤和黏膜的完整　维生素 A 是调节糖蛋白合成的一种辅酶，对上皮细胞的细胞膜起稳定作用，维持上皮细胞的形态完整和功能健全。

人体的皮肤、口腔黏膜、消化道表层、呼吸道表层、泌尿和生殖系统等都有黏膜组织。黏膜组织相当于一层天然的保护屏障，把对人体有害的粉尘颗粒、微生物等隔绝于体外。

维生素 A 缺乏会造成上皮组织干燥，正常的柱状上皮细胞转变为角状的复层鳞状细胞，从而导致细胞角化。

受累最早的是眼结膜、角膜和泪腺上皮细胞。容易出现眼睛发干、发涩，泪腺分泌减少导致眼干症。当维生素 A 缺乏严重时角膜干燥、皱缩，甚至可恶化为角膜溃疡穿孔而导致失明。

皮肤毛囊、皮脂腺、汗腺、味蕾、呼吸道和肠道黏膜、泌尿和生殖黏膜等上皮细胞均会受到影响，从而产生相应临床表现和黏膜屏障功能受损。

黏膜的变化最早容易出现在支气管和肺部，这些地方的气囊完全被死亡细胞塞满；另外还可能发生在中耳、鼻旁窦、肾脏、膀胱和前列腺处。大量细胞残骸堆积容易导致发炎或阻塞输送管或使输送管变窄，如唾液腺或胰腺中的输送管。子宫和阴道内死亡细胞的堆积可能导致女性白带增多，另外还经常伴有月经量明显增大。身体任何部位堆积的死亡细胞都可能形成囊肿。

3. 细胞核激素样作用　维生素 A 能够通过细胞核内的受体调节细胞核内 RNA 的表达，进而影响细胞的分化、增殖、凋亡过程。维生素 A 可以纠正和调节细胞病理状态下的增殖，加速细胞凋亡。

4. 维持和促进免疫功能　维生素 A 可以促进免疫球蛋白的合成，促进免疫细胞活化，对于维持机体正常的免疫功能有重要的作用。

5. 促进生长发育和维持生殖功能

（1）适量的维生素 A 对于骨骼和牙齿生长、正常的消化、身体组织的再生，以及红细胞和白细胞的形成都非常关键。另外，维生素 A 还能延缓衰老，促进长寿。

（2）妊娠时严重缺乏维生素 A 的动物产下的后代头部特别大，因为脑室里充满水分（脑积水）。轻微缺乏时，核糖核酸的数目较少，补充维生素 A 能加速核糖核酸的合成。

（3）婴幼儿时期缺乏维生素 A 将造成无法弥补的智力损害；在襁褓时期同时缺乏蛋白质与维生素 A 的婴儿，可能不仅智力低，而且头部特别小。

（4）任何年龄阶段只要缺乏维生素 A，都会造成身体衰弱、疲劳，机体容易受细菌感染，出现视力减退等症状。

（5）维生素 A 能够促进蛋白质的合成，缺乏时容易导致生殖腺中类固醇物质生成减少，从而影响生殖功能。

6. 对骨骼代谢的影响　维生素 A 和维生素 D 都可参与细胞核内受体的调节，从而产生对抗作用，维生素 A 缺乏容易引起机体成骨细胞和破骨细胞功能失调。

7. 抗氧化、防癌　近年发现维生素 A 酸（视黄酸）类物质有延缓或阻止癌前病变、防止化学致癌物致癌的作用，特别是对于上皮组织肿瘤，临床上将维生素 A 酸作为辅助治疗剂已取得较好效果。β-胡萝卜素具有抗氧化作用，近年来有大量报道，维生素 A 酸是机体一种有效的捕获活性氧的抗氧化剂，对于防止脂质过氧化，预防心血管疾病、肿瘤，以及延缓衰老均有重要意义。

8. 促进血红蛋白生成　维生素 A 可以增加机体对铁元素的吸收，从而增加血红蛋白和血细胞计数，有助于预防缺铁性贫血。

三、药代动力学

维生素 A 有三种主要存在形式：视黄醇、视黄醛和视黄酸。视黄醇与视黄醛在体内可相互转化，并具有相同功能。视黄醛可进一步氧化成视黄酸，但这个过程不可逆。

人体内的视黄醇主要通过摄取 β-胡萝卜素而获得。β-胡萝卜素是维生素 A 的前体，在动物肠黏膜内可转化为活性维生素 A。维生素 A 和 β-胡萝卜素在被肠黏膜吸收之前先分散成微团形式，这些由胆汁盐、单酸甘油酯、长链脂肪酸与维生素 D、维生素 E、维生素 K 一起构成的混合微团，可促进维生素 A 和 β-胡萝卜素运输到肠细胞，在这里，大量 β-胡萝卜素在胡萝卜素酶的作用下迅速转变成视黄醛，进一步反应可生成视黄酸或视黄醇，视黄醇还会进一步转化，并以视黄醇酯的形式储存于人体的肝脏、肺、肾和骨髓中。

维生素 A 以游离醇或酯两种形式输送到血浆，酯形式与那些吸收了酯类的乳糜微粒（原微胶粒）一起输送到肝脏。维生素 A 酯在输入肝细胞前被水解，而在肝细胞中维生素 A 再酯化并贮存。具有生理活性的维生素 A 是以醇的形式（视黄醇）从肝脏被动员出来，结合成一种特殊的蛋白质，称为视黄醇结合蛋白（RBP），通过血液输送到机体各组织，以供动物正常代谢，如有剩余则贮存在肝脏和脂肪组织中，而不从肾脏排出。通常情况下维生素 A 在人体的贮存量随着年龄递增，但老年时贮存量减少，至老年期明显低于年轻人，不同性别的贮存量也不同。视黄醇在体内被氧化为视黄醛后，进一步氧化为视黄酸，前两者具有相同的生物活性，后者生物活性不全，是代谢排泄形式。

维生素 A 在体内的平均半衰期为 128～154 天，在无维生素 A 摄入时，每日肝中损失（分解代谢）率约为 0.5%。

四、维生素 A 缺乏症

维生素 A 缺乏病俗称蟾皮病，是一种因体内维生素 A 缺乏所致的营养障碍性疾病，可造成皮肤干燥脱屑、眼睛干涩、夜盲、生长发育不良等情况。

（一）病因

1. 摄取不足　长期食用缺乏维生素 A 和胡萝卜素的食物，或长时间禁食。

2. 排泄增加　如肿瘤、泌尿系统疾病、急慢性感染性疾病等。

3. 吸收障碍　如肝胆胰疾病、慢性肠道疾病、脂肪吸收障碍综合征等，或长期低脂饮食也可导致维生素 A 吸收减少。

4. 代谢障碍　患有合成蛋白质和锌减少的疾病，如肝病、甲状腺功能低下、糖尿病等，导致胡萝卜素无法转变成维生素 A。

5. 生理需要增加　婴幼儿（尤其是早产儿）、孕妇、哺乳期妇女等群体对维生素 A 的需要量增多，无法通过正常饮食摄取足够维生素 A 可导致维生素 A 相对缺乏。

（二）发病机制

维生素 A 是构成视觉细胞内感光物质的成分，维生素 A 缺乏时，对弱光的敏感度降低，暗适应障碍，重症者可出现夜盲。维生素 A 是维持一切上皮组织健全所必需的物质，其中以眼、呼吸道、消化道、尿道及生殖系统等上皮影响最显著。维生素 A 缺乏时，上皮干燥、增生及角化。维生素 A 可促进生长发育，缺乏时生殖功能衰退、骨骼生长不良、生长发育受阻。

（三）临床表现

1. 眼睛的症状　初期表现为眼睛干涩，瞬间适应黑暗的能力变弱，或生理盲点扩大，随后可能出现夜盲；进一步发展眼结合膜和角膜可失去光泽和弹性，出现银白色泡沫状白斑（即比托斑），自觉畏光、眼痒，甚至由于角膜软化、穿孔而致失明。

2. 皮肤的症状　初期表现为皮肤干燥、脱屑；进一步发展可在大腿和手臂出现大量质地坚硬的丘疹（如蟾蜍皮样），后期可蔓延至颈、腹、背等部位。

3. 生长发育障碍　长期缺乏维生素 A，患儿可表现为骨骼短粗、牙齿发育不良、生长缓慢、智力轻度落后等。

4. 贫血　维生素 A 可以促进铁的吸收，当维生素 A 缺乏时，铁不能正常地被红细胞吸收，会造成贫血。

5. 免疫力下降　由于维生素 A 直接影响上皮细胞的体液免疫和细胞免疫，对机体起特异性免疫和非特异性免疫的作用，如果缺乏会导致机体的抵抗力下降，容易继发感染性疾病，且易迁延不愈，如泌尿系感染、呼吸道感染等。

6. 其他　还可能会影响味觉、嗅觉的功能，导致食欲下降。

（四）实验室检查

血浆维生素 A 浓度测定：是确诊维生素 A 缺乏病的直接证据，一般低于 200μg/L 即可确诊。

皮肤组织病理检查：若患儿仅有皮肤症状，可获取患儿表层皮肤组织行病理检查，初步判断可能的病理因素。维生素 A 缺乏病患者的检查结果多提示表皮角化过度，有大量角栓。

（五）诊断

根据患者病史、临床症状可进行初步判断，然后通过暗视力、血浆维生素 A 浓度测定等检查可明确诊断。

1. 病史　患者为早产儿，或长期膳食不均衡，或患有影响维生素 A 吸收代谢的疾病等。

2. 临床表现及体征　患者出现维生素 A 缺乏症的典型症状及体征，如皮肤干燥脱屑、眼干涩、夜盲、生长发育缓慢等。

3. 检查　患者行暗视力检查，多提示暗适应能力减退或生理盲点扩大；血浆维生素 A 浓度测定提示浓度低于 $200\mu g/L$，是确诊维生素 A 缺乏病的直接证据。

（六）治疗

1. 补充维生素 A　婴幼儿轻症维生素 A 缺乏者，可以每天口服维生素 A 3000U，如吸收正常，症状很快消失，血浆维生素 A 水平恢复正常。重症维生素 A 缺乏且有角膜软化者，每日应该给予维生素 A 15 000～25 000U，分 3 次口服，症状减轻后逐渐减少用量。一般眼部症状数日内就会减轻，皮肤症状消退比较慢，可能需要 1 个月或更长时间。如有腹泻或肝胆疾病影响吸收，可肌内注射水剂型维生素 A，每日 1 次，剂量同上，症状改善后可以改为口服。

在治疗期间，患者应严格按照医嘱服用适量的维生素 A，切勿因摄入过量发生中毒。

2. 皮肤的治疗　若患者出现大片的丘疹，可以外用 0.05%～0.1% 维 A 酸霜剂对角质进行溶解及剥脱。

3. 眼病的治疗　若患者有眼结膜及角膜病变，可适量滴入维生素 A 油剂，并配合使用 0.25%氯霉素滴眼液或红霉素眼药膏预防感染。注意治疗及护理时动作要轻柔，不可揉擦眼部以免角膜穿孔。

（七）预后及预防

机体缺乏维生素 A 时，可对多种组织或器官的生理功能造成影响，若正确诊断并积极治疗维生素 A 缺乏症，大部分患者夜盲症状可在2～3 天后消失，眼干燥症状可在 3～5 天后消失，角膜病变亦可迅速好转，但皮肤角化需 1～2 个月才能逐渐恢复，预后较好。

预防维生素 A 缺乏最有效的措施是均衡饮食，保证食用富含维生素 A 或胡萝卜素的食物，如动物内脏、乳制品、蛋制品、绿叶蔬菜、胡萝卜、南瓜等。此外，应加强对孕妇、婴幼儿父母的健康宣教，及时按需补充维生素 A。

五、维生素 A 过量的危害

若服用大剂量维生素 A，因为排出比不高而发生急性维生素 A 过多症。研究发现，油基维生素 A 或肝脏来源维生素 A 的毒性只有水合的、乳化的和固体的视黄醇补充剂毒性的 1/10。

人体摄取的维生素 A 成人不能超过 3mg/d，儿童不能超过 2mg/d。肝脏维生素 A 浓度超过 300mg/g 被认为是过量。

1. 急性维生素 A 过量　一次性摄入大量的维生素 A，主要症状为短期脑积水与呕吐，部分可有头痛、嗜睡与恶心等症状。也可因严重皮疹、假性脑瘤性昏迷而导致快速死亡。

2. 慢性累积性中毒　相对更为常见，临床表现包括中枢神经系统紊乱性症状、肝纤维化、腹水和皮肤损伤。

3. 幼儿长期服用大剂量维生素 A　表现为肝脾大、红细胞和白细胞减少、骨髓生长过速、长骨变脆、易发生骨折等。

4. 服用过量的鱼肝油　部分偏远地区由于缺乏维生素 D 的纯制剂，可能仍有人选用鱼肝油来治疗维生素 D 缺乏症，部分患者用药过程中可能会出现维生素 A 中毒的表现，如恶心、呕吐、腹痛、腹泻、肝大；还可见颅内压升高，出现头痛、呕吐、囟门饱满、头围增大，甚至颅缝裂开等表现；眼部可见视神经盘水肿、结膜充血，以及视物模糊、复视、眼球震颤等表现。究其原因：鱼肝油中的维生素 A 与维生素 D 之比为 500∶1，维生素 D 的用量达到治疗剂量时可能维生素 A 已经过量了。

目前的研究资料显示，β-胡萝卜素等类胡萝卜素的毒性很低。但是过多摄入 β-胡萝卜素可导致胡萝卜素血症，可出现暂时性皮肤黄染。有报道称，受试者长期摄入大量胡萝卜等食物或每日补充 30mg 或更多的 β-胡萝卜素时，即可发生胡萝卜素血症。

第十二节　维生素 D

维生素 D 是一种脂溶性维生素，包括维生素 D_2、维生素 D_3、维生素 D_4 和素 D_5，其中维生素 D_2 和维生素 D_3 的生理活性最高。

一、来源和摄入量

（一）来源

人体维生素 D 的来源主要包括通过皮肤接触日光或从膳食中获得。大多数食物中不含维生素 D，少数天然食物含有极微量的维生素 D，含脂肪高的海鱼、动物肝脏、蛋黄和奶油中维生素 D 含量相对较多，而瘦肉和乳品中含量相对较少。

（二）摄入量

由于特殊人群、饮食、地区、季节等因素对维生素 D 合成、吸收和利用的影响，对维生素 D 的补充量建议如下。

1. 孕期女性　孕妇的饮食和营养摄入需要考虑自身和胎儿的双重需求，为保证自身和胎儿的骨骼健康，我国的佝偻病防治建议中建议孕妇在妊娠期每天摄入 800～1000IU 维生素 D，而且建议监测 25(OH)D$_3$ 浓度，若存在维生素 D 缺乏，应及时给予维生素 D 治疗，使 25(OH)D$_3$ 水平保持在正常范围。

2. 儿童、青少年　儿童、青少年生长发育较为迅速，对营养的需求和消耗量更多。2016 年发表的两项重要研究提示如果排除阳光合成维生素 D 的量，每天补充 400IU 的维生素 D 并不能满足儿童、青少年的需要。

若 4～8 岁儿童 25(OH)D$_3$ 水平维持在 20ng/ml，每天需补充 780IU（19.5μg）维生素 D$_3$；14～18 岁青少年则每天需要补充 1200IU（30μg）以上的维生素 D$_3$。而且 25(OH)D$_3$ 为 20ng/ml 的水平并不是维生素 D 水平的最好状态，对维生素 D 的需要量可能更高。

3. 中老年骨质疏松人群　中老年人因为对维生素 D 的吸收、利用有所下降，维生素 D 缺乏的现象比较普遍。根据我国各地流行病学调查结果，我国中老年人维生素 D 缺乏和不足率非常高，部分地区甚至达到 90%以上。《中国老年骨质疏松症诊疗指南》（2018）建议：老年人群及骨质疏松患者维生素 D 摄入量为 800～1200IU/d，且建议用药期间定期监测血清 25(OH)D$_3$ 水平，以评估维生素 D 的补充效果。

二、作用与功能

1. 维持血液钙和磷的稳定　促进小肠上皮细胞对钙、磷的吸收，从而提高机体钙、磷的吸收率，使血浆钙和血浆磷的水平达到饱和程度。动员骨钙进入血及钙在骨沉积，促进生长和骨骼钙化，促进牙齿健全；可促进肾小管对钙、磷的重吸收。

2. 参与某些蛋白质转录的调节　维生素 D 参与钙转运蛋白和骨基质蛋白的转录，以及细胞周期蛋白转录的调节，增加体内特殊细胞的分化。维生素 D 的这种特性可以解释其在骨吸收、肠腔内钙转运及皮肤中的作用。

3. 参与体内免疫调节　体内绝大多数与免疫系统功能有关的细胞都含有维生素 D 受体（VDR），$1, 25(OH)_2 D_3$ 对免疫的调节是多方面的，主要机制如下：①调节细胞的生长，包括诱导细胞的正常分化；②抑制抗原呈递细胞的成熟和功能；③抑制致病性 T 细胞的成熟和功能；④刺激监管 T 细胞保持活跃，抑制细胞的过度增殖。许多研究揭示了激活的维生素 D 能够帮助减弱免疫系统的过度反应，以减少过敏和自身免疫系统疾病的发病率。其中一个机制显示维生素 D 具有阻止核因子 κB（NF-κB）的激活。

4. 发挥抗炎作用　①刺激炎症细胞凋亡；②抑制炎症细胞的补充；③维生素 D 能够下调 NF-κB 活性，增加 IL-10 合成并减少 IL-6、IL-12、IFN-c 及 IFN-α 的合成，调整后的细胞因子构成有助于减少炎症进展。2007 年，一项由加州大学圣地亚哥分校的研究人员主持的研究表明，皮肤细胞可以独立激活储存的维生素 D。激活的维生素 D 能够打开基因并控制内源性抗菌多肽类物质的生成，这种内源性抗菌多肽类物质是一种独特的抗菌肽类物质（小的蛋白质），专门对抗病毒、细菌和其他的感染因子。这种反应很好地解释了维生素 D 在哮喘和许多过敏性疾病的预防与治疗方面的显著能力。

5. 对于心血管系统具有重要作用　维生素 D 具有调节肾素-血管紧张素系统、抑制心肌肥厚和心肌细胞增殖，以及抗炎、抗动脉粥样硬化和血管保护作用。研究表明，维生素 D 可恢复对血管具有保护性的一氧化氮和破坏性的过氧亚硝酸盐之间的平衡，从而促进健康的血液流动和维持健康的心血管系统。

6. 与糖尿病的关系　缺乏维生素 D 可能会增加患糖尿病的风险，而适当补充维生素 D 可降低糖尿病的发病率。其可能的机制如下。①抑制炎症反应，调节免疫状态：无论 1 型还是 2 型糖尿病患者，体内均存在慢性炎性反应，这个状态会导致胰岛 B 细胞死亡加速，而维生素 D 可以一定限度抑制炎症的发生发展，对自身免疫过程也有一定的抑制作用。②促进胰岛素合成和分泌：胰岛 B 细胞表面存在能与维生素 D 发生结合的部位，维生素 D 与胰岛 B 细胞结合后通过改变细胞内钙的水平而增加胰岛素的释放，对餐后胰岛素释放的作用尤其显著。③增加胰岛素敏感性：这方面的理论依据尚不太充分，但是国外的一些观察结果提示，对于维生素 D 缺乏并且存在胰岛素抵抗的人群，补充足量的维生素 D，胰岛素就会发挥更好的作用，提示维生素 D 可能增加胰岛素的敏感性。

7. 与生殖功能的关系 研究发现，维生素 D 对人类生殖功能和妊娠维持具有重要作用。维生素 D 可影响抗米勒管激素（anti-Müllerian hormone，AMH）的分泌，与女性多囊卵巢综合征和子宫内膜异位症的发生有关，还会导致多种妊娠合并症的发生，如妊娠高血压、胎膜早破、糖尿病等。

对男性而言，维生素 D 可影响男性精子的质量和活性，邓小林等研究发现，每日口服 1 次维生素 D（200IU）和钙（600mg），持续治疗 3 个月，可明显提高少/弱精子症不育患者的前向运动精子的百分率。另外，维生素 D 缺乏可能与睾丸生殖细胞肿瘤的发生有关，补充维生素 D 可能会提高睾丸生殖细胞肿瘤的治疗效果。

除此之外，维生素 D 与体外受精妊娠成功率也密切相关，其可能机制如下：维生素 D 通过促进卵泡发育和提高精子质量及活性影响受精卵的质量，也有研究认为维生素 D 可通过改善子宫环境而影响妊娠。Rudick 等发现 $1,25(OH)_2D_3$ 可与子宫内膜中的 VDR 结合，调节靶基因如钙结合蛋白、骨桥蛋白等，与胚胎植入和胎盘形成有重要关系。此外，还有研究提出蜕膜组织、免疫细胞及滋养层细胞局部产生的 $1,25(OH)_2D_3$ 能够促进胚胎的植入和发育。

8. 与胃肠疾病的关系 大量研究显示，维生素 D 不足与炎症性肠病、腹泻等胃肠道疾病相关。此外，维生素 D 还可以抑制恶性肿瘤细胞系的增生、分化，促进肿瘤细胞凋亡，对胸部肿瘤、结肠癌、前列腺癌的发生起保护作用。有研究发现，补充维生素 D 和钙可以降低绝经后妇女的患癌风险。

9. 与神经系统疾病的关系 维生素 D 作为一种类固醇激素，能刺激脑细胞产生多种生长因子，还通过调节多巴胺、5-羟色胺和乙酰胆碱等神经递质的合成发挥保护中枢神经系统的作用。近年来大量临床及基础研究报道，维生素 D 与多种中枢神经精神疾病的发生发展有着密切关系，如阿尔茨海默病和帕金森病。

三、药代动力学

维生素 D_2 和维生素 D_3 进入人体后要经过一系列生化反应才能转变为人体所需的具有生理活性和一定功能特性的维生素 D。

以最常见的维生素 D_3 为例，它是有活性作用的维生素 D 前体，又称为激素原，其进入小肠后与脂溶性物质形成胶团，在胆汁的作用下被小肠黏膜细胞吸收，随后掺入乳糜微粒经淋巴入血。在血液中与维生素 D 结合蛋白（α 球蛋白）特异性结合后随血液到达肝脏组织，在肝细胞的线粒体和内质网中的 25-羟化酶作用下生成 25(OH)D₃，再在肾近端小管上皮细胞中的 1α-羟化酶催化下，羟基化为活性更高的 1, 25(OH)₂ D₃。随后被运送到骨骼、甲状旁腺、小肠和肾脏等靶器官中，与细胞核内的 VDR 结合形成复合物发挥一系列的生物学效应。发挥效应后的 1, 25(OH)₂ D₃ 经 24-羟化酶作用，代谢为维生素 D₃-23 羧酸通过胆汁由粪便排出体外，从而完成在人体内的代谢。

维生素 D 在体内的代谢除了肝脏产生的 25(OH)D₃ 及肾脏产生的 1, 25(OH)₂ D₃ 外，还有其他如 24, 25-二羟基维生素 D₃、1, 24, 25-三羟基维生素 D₃ 等代谢形式。已有 30 多种不同的维生素 D 代谢形式被科学家发现，同时这些代谢物质还可以通过反馈机制进行自身调节、相互作用，以维持机体内的代谢平衡。

四、维生素 D 缺乏症

维生素 D 缺乏症是指人体内由于缺乏维生素 D 而出现一系列相关疾病的情况，是导致儿童佝偻病、成人骨软化和老年人骨质疏松、脆性骨折的重要原因。该病一般通过检测血清 25(OH)D₃ 的水平，并结合骨骼异常、骨质疏松、肌肉无力等临床表现以确诊。

国内指南建议将血清 25(OH)D₃＜50nmol/L（20ng/ml）定义为维生素 D 缺乏，血清 25(OH)D₃ 在 50～75nmol/L（20～30ng/ml）则被定义为维生素 D 不足，血清＜25nmol/L（10ng/ml）为严重维生素 D 缺乏，而＞75nmol/L（30ng/ml）为维生素 D 充足。

（一）病因

1. 没有经常晒太阳　如果人体缺乏维生素 D，那么说明身体缺乏阳光的照射。一般来讲，我国北方人比南方人更容易出现维生素 D 缺乏的现象，因为南方光照充足，在冬天的时候也可以出门晒太阳。在阳光照射不充分的情况下易导致身体缺乏维生素 D。

2. 摄入维生素 D 的含量不足　如果在平常的生活中，家长没有及时地给孩子补充维生素 D，就很容易导致体内缺乏维生素 D。有些人喜欢吃一些加工性的食物，这些食物在经过加工后会破坏有效的维生素 D，长此以往会出现维生素 D 的缺乏。

3. 疾病的影响　在服用维生素 D 后其并不能马上在体内进行转换，需要通过肠道的吸收及经肝胆的合成，最后再通过肾脏代谢，才能帮助补充体内所需，如果这些组织器官出现了异常，就会影响对维生素 D 的吸收。

4. 食物中钙元素和磷元素含量不足 如果体内没有合适的钙元素和磷元素会影响对维生素 D 的吸收，或者使体内钙元素和磷元素的比例不协调，也很容易出现维生素 D 缺乏的现象。

（二）发病机制及病理

1. 正常骨的生长发育 骨的生长有两种方式，一种为软骨内成骨，主要在长骨骨骺端的软骨内进行，使骨变长；另一种为膜下成骨，主要在骨干皮质和扁平骨骨膜内进行，使骨变粗或变厚。长骨骨骺端的软骨组织从骨骺向骨干可分为以下五层：①软骨细胞静止层或称生发细胞层。②软骨细胞增殖层。③成熟肥大软骨细胞层。④软骨细胞退化层。⑤成骨层。

正常情况下，软骨细胞不断分裂、增殖、肥大成熟、排列成行，充以骨基质。在软骨细胞退化层，骨基质进行钙化，即 X 线片上所见的临时钙化线（钙化预备带）。在成骨层，新的毛细血管从骨干长入，带着破骨细胞和成骨细胞侵入软骨细胞溶解后的空隙，成骨细胞及其分泌的骨基质构成骨样组织，继而钙盐沉积，形成骨小梁，并分泌碱性磷酸酶，使周围有机磷分解释出无机磷。当钙磷乘积达到一定水平时即形成骨骺盐结晶，沉着到骨样组织上形成新骨。这样，成骨过程从干骺端向骨骺端不断推进，骨骼的长度也随之增加。当骨骺软骨完全骨化时，骨骺和骨干连在一起，长骨生长也就停止。扁平骨和长骨骨干皮质的成骨过程与上述相仿，由骨膜内层形成成骨细胞，分泌骨基质，钙化后构成新骨。

2. 佝偻病的发病机制 维生素 D 缺乏时，肠道钙、磷吸收减少，血中钙、磷浓度降低，低血钙刺激甲状旁腺激素分泌增多，从而动员骨钙释出，使血清钙浓度维持在正常或接近正常的水平；但同时也抑制肾小管重吸收磷，使尿磷排出增加，血磷降低，血液中钙磷乘积（指每百毫升血液中所含钙、磷的毫克数相乘，正常值大于 40）降低，当钙磷乘积<40 时，骨样组织因钙化过程发生障碍而堆积在骨骺端及骨膜下，成骨细胞代偿增加、碱性磷酸酶分泌增加，临床即出现一系列佝偻病症状、体征和血生化的改变。

3. 佝偻病骨骼病理改变 佝偻病患者由于血钙磷乘积下降，使骨骺端排列整齐的成熟软骨细胞及成骨细胞因不能钙化而继续增殖，形成骨样组织堆积于骨骺端，导致临时钙化带增宽且不规则，骨骺膨大，临床上表现为肋骨串珠、手镯征或脚镯征，骨生长停滞。

扁骨和长骨皮质骨化障碍，使颅骨软化（"乒乓头"），骨样组织堆积则形成方颅。骨干骨化障碍造成骨质疏松、骨质变软，当受肌肉韧带牵拉和重力压迫时易发生弯曲畸形（如鸡胸、肋外翻、"O"形或"X"形腿等），甚至出现病理性骨折。

4. 维生素 D 缺乏性手足搐搦症　如果甲状旁腺反应迟钝，骨钙不能很快游离到血中，则血钙下降。如血总钙下降到 1.75～1.87mmol/L（7～7.5mg/dl），血游离钙低于 0.88～1.0mmol/L（3.5～4.0mg/dl），则出现手足搐搦、低钙惊厥。

（三）临床表现

1. 儿童　儿童维生素 D 缺乏性佝偻病，常见表现如下。

（1）神经兴奋性增强：6 月龄以内，特别是 3 月龄以内的婴儿常出现神经兴奋性增强的表现，如夜间惊醒、烦躁不安、多汗等，也可能出现枕秃，即头和枕头接触部位的头发稀少或没有头发。

（2）佝偻病典型的骨骼改变：婴儿维生素 D 缺乏如果没在早期及时治疗，病情继续发展，会出现佝偻病典型的骨骼改变。

1）6 月龄以内的婴儿出现颅骨软化，指尖稍微用力压迫后脑和头顶后部位置，会有类似压乒乓球的感觉。

2）7～8 月龄时，从头顶向下看婴儿的头会呈方形，称为"方颅"，肋骨和肋软骨交界的部位会有串珠样隆起，称为"佝偻病串珠"，手腕和脚踝部位骨骼会有隆起，称为"手镯、脚镯"。

3）1 岁左右患儿出现"鸡胸样"畸形，也就是胸骨和邻近的肋软骨向前突出。

4）患儿开始站立和行走后，由于骨软化和关节肌肉无力，会出现"X"形腿、"O"形腿、"K"形腿或脊柱畸形等。

5）2 岁之后，婴儿期的维生素 D 缺乏性佝偻病如果没有得到良好的治疗，之前的各种骨骼畸形可能长期遗留。

（3）维生素 D 缺乏性手足搐搦症：婴幼儿维生素 D 缺乏症还可能导致维生素 D 缺乏性手足搐搦症，表现为面部肌肉抽动、手足抽搐、喉痉挛，有时伴有口吐白沫等，但是随着医疗条件的改善及预防婴幼儿维生素 D 缺乏症工作的开展，现在已经比较少见。

2. 成人　成人维生素 D 缺乏症表现为骨软化症，特别是妊娠期、哺乳期妇女及老年人容易发生。主要表现为肌肉乏力，脊柱、肋骨、臀部、腿部疼痛和骨骼触痛，骨软化和易断裂。

（四）治疗

1. 维生素 D 补充治疗　首选维生素 D 制剂治疗维生素 D 缺乏症。

一般不宜采用大剂量维生素 D 治疗，剂量过大可能导致维生素 D 中毒。

常选择口服用药，和食物一起服用可以帮助维生素 D 吸收；存在口服困难、腹泻等影响吸收的情况时，则采用肌内注射的疗法。

对于婴幼儿维生素 D 缺乏性佝偻病的治疗，第 1 个月剂量在 2000～4000IU/d（50～100μg/d），之后降低到 400～800IU/d（10～20μg/d）；不适合口服用药时，采用肌内注射进行给药。

对于成年人维生素 D 缺乏症的治疗，需要考虑患者年龄、合并疾病状态、维生素 D 缺乏程度、维生素 D 检测条件和季节因素等，依个体情况予以补充。

在矫正维生素 D 缺乏的同时，应避免发生维生素 D 中毒。

2. 钙剂和其他微量元素补充　在补充维生素 D 的同时适量补充钙剂，对改善症状、促进婴幼儿骨骼发育、提高老年人骨密度都有帮助。维生素 D 缺乏性佝偻病的患儿常常伴有铁、锌等降低，应适当补充这些微量元素。

3. 手术治疗　维生素 D 缺乏性佝偻病患儿出现严重的骨骼畸形时，可以通过外科手术矫正畸形。老年人由于跌倒等情况而发生骨折时，有时也需要外科手术治疗。

4. 维生素 D 缺乏性手足搐搦症的治疗　婴幼儿血清钙低于 1.75mmol/L 时，会出现维生素 D 缺乏性手足搐搦症的典型发作，此时需要医务人员进行急救处理。

（1）氧气吸入：发生抽搐时需要立即吸氧，出现喉痉挛时立即把舌头拉出口外，并进行人工呼吸或加压给氧，必要时需要进行气管插管。

（2）迅速控制抽搐和喉痉挛：用 10%水合氯醛灌肠，也可以用地西泮肌内注射或缓慢静脉注射。

（3）钙剂治疗：迅速补充钙质是紧急处理惊厥病例的一件紧要事情，千万不可因为等待血钙测定而延迟补充钙质导致危及生命。将葡萄糖酸钙（将 10%溶液稀释 1 倍）由静脉注入。若痉挛停止可改成口服钙剂。

静脉注射时，必须应用小针头，以等量的生理盐水或 10%～25%葡萄糖溶液葡萄糖酸钙液，然后徐徐注入（全剂需要 10 分钟或更久）。如静脉注射速度太快，大量钙质将由尿排出，从而降低其疗效，而且可因暂时性血钙太高而致心脏传导阻滞，甚至发生意外危险。

在注射葡萄糖酸钙的同时，须口服氯化钙，初次给较大量（如 1.5～2g），用 30ml 的糖水或果汁溶解后口服，否则会刺激胃黏膜。剂量可依症状、年龄而决定。氯化钙治疗须持续至少 1 周，必要时之后改服葡萄糖酸钙或乳酸钙，在新生儿时期亦须如此。如遇严重病症多次惊厥者，可给予静脉注射葡萄糖酸钙，惊厥停止后口服维生素 D。

氯化钙含钙 27%，乳酸钙含钙 13%，葡萄糖酸钙含钙 9%，磷酸氢钙含钙 23%，服钙剂时应计钙元素量。根据血钙水平可分别采用以下方法：血钙 2~1.75mmol/L（8.0~7.0mg/dl）时，葡萄糖酸钙或乳酸钙 1.0~1.5g/d，1 日 3 次，口服。血钙 1.75~1.5mmol/L（7.0~6.0mg/dl）时，静脉滴注 10% 葡萄糖酸钙，每次 1ml/kg，1 日 1 次。

5. 一般治疗措施 接受足够的光照是治疗维生素 D 缺乏症的重要方法，平时应适当进行户外活动。需要注意的是，6 月龄以内的婴儿应避免阳光直射，特别是眼部。

五、维生素 D 过量的危害

天然食物中维生素 D 含量通常较低，因此由天然食物引起的维生素 D 中毒的报道罕见。但是，由维生素 D 强化食物或补充剂导致的过量和中毒时有发生，长期摄入过量维生素 D 补充剂中毒风险明显增加。

维生素 D 中毒症状包括：钙吸收增加导致的高钙血症、高钙尿症，钙沉积在心脏、血管、肺和肾小管等软组织，出现肌肉乏力、关节疼痛、弥漫性骨质脱矿化及一般定向能力障碍等；还有可能导致心脏和肾脏软组织钙化，若不及时治疗，严重维生素 D 中毒可导致死亡。

第十三节 维生素 E

维生素 E 又称为生育酚。

《中华人民共和国药典临床用药须知（2015 年版）》规定，维生素 E 活性现以 mg（α-生育酚当量，α-TE）来替代以往用的维生素 E 单位（U），维生素 E 1U 相当于 1mg 合成 α-生育酚酰醋酸。两者之间的换算如下：1U 维生素 E=0.668mg 维生素 E；1mg 维生素 E=1.5U 维生素 E。

一、来源和摄入量

（一）来源

维生素 E 只在包括高等植物在内的光合作用生物中合成。植物种子的油，特别是小麦、黄豆、豌豆、棉籽和玉米胚芽油是含维生素 E 最丰富的来源（0.5～3mg/g），可以用来制取维生素 E 的浓缩制品。橄榄油和葵花籽油中所含的主要是 α-维生素 E，玉米胚芽中所含的主要是 γ-维生素 E，而大豆油中则含有相对较高的 δ-维生素 E。坚果也是维生素 E 的优质来源。

人造黄油含有丰富的维生素 E，而奶制品则含量甚少，人和牛的初乳所含维生素 E 约比成熟乳含量高 10 倍，这对初生儿特别重要，故初乳切不可弃去。

其他植物如生菜、芹菜与甜薯也含有维生素 E，但含量不高。蛋类、鸡（鸭）胗、绿叶蔬菜中也含有一定量维生素 E；肉、鱼类动物性食品，水果及其他蔬菜的维生素 E 含量很少。

（二）特殊需求人群

（1）饮用氯消毒自来水的人必须多摄取维生素 E。

（2）服用避孕药、阿司匹林、酒精、激素的人要补充维生素 E。

（3）心血管病患者、帕金森病患者、孕妇和中老年人要补充维生素 E。

（4）儿童的神经系统对维生素 E 缺乏很敏感，维生素 E 缺乏时如不及时使用维生素 E 补充治疗，可迅速出现神经方面的症状。

（三）摄入量

正常需要量：维生素 E 生理需要量儿童为 3～8mg/d，少年与成年人约为 10mg/d，孕妇、哺乳期妇女与老人约为 12mg/d。

中国营养学会在 2000 年制订了各年龄组维生素 E 的适宜摄入量（AI），成年男女 α-维生素 E 为 14mg/d、可耐受最高摄入量（UL）α-维生素 E 为 800mg/d。

妊娠期间维生素 E 需要量增加，以满足胎儿生长发育的需要。维生素 E 可通过乳汁分泌，成熟母乳中维生素 E 含量在 4mg/L 左右，因此哺乳期妇女应增加摄入量，以弥补泌乳的丢失。对婴儿来说，推荐的维生素 E 摄入量是以母乳的提供量为基础的（大约 2mg/d）。对于非母乳喂养儿，加服维生素 E 0.5～1.5mg/d，以预防缺乏。体重低于 1500g 的早产儿和对脂肪吸收不良的患儿，最好用水溶性维生素 E（5mg/d），以预防缺乏。对维生素 E 吸收和转运缺陷的患儿可给予更大的剂量，如每天 30mg/kg，口服。

二、作用与功能

维生素 E 是一种脂溶性的维生素，是人体内最主要的抗氧化剂之一。维生素

E 为抗氧化剂，是巯基氧化还原的电子搬运者，关系到乙酰辅酶 A 代谢过程中的媒介体；也影响内分泌酶系统，关系到细胞膜的通透性；更关系到核酸代谢。

1. 抗氧化作用　维生素 E 是非酶抗氧化系统中重要的抗氧化剂，能清除体内的自由基并阻断其引发的链反应，保护生物膜、脂蛋白中多不饱和脂肪酸、细胞骨架及其他蛋白质的巯基免受自由基和氧化剂的攻击。强化肝细胞膜；保护肺泡细胞，降低肺部及呼吸系统遭受感染的概率；抗动脉粥样硬化；保护维生素 A、硒（Se）、含硫氨基酸和维生素 C 的活性；延缓细胞因氧化而老化；保护神经系统、骨骼肌、视网膜免受氧化损伤；有助于防止多元不饱和脂肪酸及磷脂质被氧化。

抗氧化最有效的维生素 E 是 δ-维生素 E。

2. 维持生育功能　维生素 E 能促进性激素的分泌，使男性精子的活力增强、数量增加，能提高女性雌性激素浓度，从而提高生育能力。维生素 E 还能改善卵巢功能，促进卵泡的成熟，使黄体增大，并可抑制黄体酮在体内的氧化，从而增加黄体酮的作用，预防流产。

维生素 E 能治疗免疫性不孕症、无排卵性不孕，是辅助治疗女性不孕的经典药物。

科学家研究发现维生素 E 是维持正常妊娠过程所必需的物质。维生素 E 能够使妊娠期妇女体内黄体酮的含量增加，黄体酮能够帮助妊娠期妇女抑制子宫的兴奋性，让受精卵安全生长，并且能够使胎盘产生。

维生素 E 可促进性激素分泌，还具有防止皮肤干燥、抗癌的功效。维生素 E 还可调理内分泌失调，改善更年期综合征。

抗不孕最有效的维生素 E 是 α-维生素 E。

3. 维持免疫功能　维生素 E 对于维持正常免疫功能，特别是 T 淋巴细胞的功能很重要，该功能已在动物模型和美国老年人群临床研究中得到证实。维生素 E 对不同抗原介导的体液免疫有选择性影响，这种影响具有剂量依赖性。

4. 维生素 E 的抗氧化、抗自由基作用　维生素 E 可以淡化面部色斑。面部色斑常与脂褐素在皮肤的沉积有关，维生素 E 能够中和其自由基，从而有利于色素性斑点的去除。维生素 E 有促进女性雌激素水平升高的作用，可使皮肤更有弹性，延缓皮肤衰老，减少皮肤细纹。因此，长期外用维生素 E 作为护肤品，对滋润皮肤、淡化色斑、保护皮肤都有一定的临床效果。

人体衰老是因为新陈代谢过程中产生的自由基不断攻击细胞、伤害细胞，而维生素 E 能够与体内自由基结合，防止细胞被氧化，从而帮助抗衰老。

5. 减少细胞耗氧量　使人更有耐久力，有助于减轻腿痉挛和手足僵硬的状况。

6. 维生素 E 能改善脂质代谢　保护心血管，防止血管内的血液凝固，防止动脉粥样硬化，进而使血液循环良好，使血管保持年轻状态以预防多种疾病。缓解高血压，预防心脏病。

7. 抑制癌症　维生素 E 对于多种癌症的抑制作用都是明显的，特别是维生素 E 对肿瘤细胞分化作用的阻止是不可逆的，所以维生素 E 能够有效抑制肿瘤细胞的不断扩散，抑制癌症。

8. 促进红细胞膜稳定及红细胞的合成　维生素 E 能预防溶血性贫血、保护红细胞使之不容易破裂。

9. 维生素 E 是一种很重要的血管扩张剂和抗凝血剂　有防止血小板过度凝集的作用，可预防与治疗静脉曲张，防止血液的凝固，减少斑纹组织的产生。

10. 保护皮肤免受紫外线和污染的伤害　减少瘢痕与色素的沉积；加速伤口的愈合。

11. 维生素 E 还可抑制眼睛晶状体的过氧化反应　可使末梢血管扩张，改善血液循环，对改善视力也有很大的帮助。

12. 维生素 E 可促进蛋白质的更新合成　是局部性外伤的外用药（可透过皮肤被吸收）和内服药，可加速灼伤的康复，防止遗留瘢痕。在冬季嘴唇容易干裂时，可以把维生素 E 软胶囊弄破，涂抹嘴唇，有利于嘴唇干裂愈合。

13. 治疗口腔疾病　服用维生素 E 能够有效治疗口腔溃疡等口腔疾病，特别是经常出现口腔溃疡可能与缺乏维生素 E 有关。但是，口腔溃疡的发生原因众多，一定要对症下药，不可盲目服用维生素 E。

14. 防治痔疮　维生素 E 具有防治痔疮的作用。特别是在痔疮发生初期，口服维生素 E 能够起到很好的治疗作用。

注意：维生素 E 对于多年的顽固性痔疮效果并不明显，还需另寻方法治疗。

三、药代动力学

人体组织中维生素 E 的含量以脑、心、肝、肾上腺及脂肪中分布最多，其中又以肾上腺中的含量为最高。一般来说，维生素 E 在组织中的含量均略高于血浆中，如脂肪中的含量常为血浆含量的 4～8 倍。α-维生素 E 占体内维生素 E 的 90%，在体内肝脏、脂肪组织、心脏、肌肉、血液、肾脏、子宫等组织的细胞膜中储存。

维生素 E 不同形式的表观吸收率十分相似，无论是膳食中摄取的还是维生素 E 补充剂，吸收率在 40% 左右，维生素 E 补充剂在餐后服用有助于吸收。维生素 E 在胆酸、胰液和脂肪中存在时，在脂酶的作用下形成混合微粒，在小肠上部经非饱和的被动弥散方式被肠上皮细胞吸收。各种形式的维生素 E 被吸收后大多由乳糜微粒携带经淋巴系统到达肝脏。肝脏中的维生素 E 通过乳糜微粒和极低密度脂蛋白的载体作用进入血浆。乳糜微粒在血循环的分解过程中将吸收的维生素 E 转移进入脂蛋白循环，其他的作为乳糜微粒的残骸。α-维生素 E 的主要氧化产物是 α-生育醌，脱去含氢的醛基生成葡萄糖醛酸。葡萄糖醛酸可通过胆汁排泄，或进一步在肾脏中被降解为 α-生育酸从尿中排泄。

四、维生素 E 缺乏症

（一）发病机制

维生素 E 是多种脊椎动物必须从食物中摄取的维生素。它是肌肉进行正常代谢、维持中枢神经系统和血管系统完整，以及许多生理功能所必需。

维生素 E 主要存在于植物油、油性的种子和麦芽中，如果均衡饮食，很少会出现维生素 E 缺乏。但是，在 α-生育酚转运蛋白（a-TTP）或脂蛋白合成基因异常的人群中，明显的维生素 E 缺乏还时有发生。维生素 E 缺乏主要影响脊索的后柱、第Ⅲ和第Ⅳ脑神经核、周围神经的髓鞘轴突管、脑干的细长核，最后是肌肉和视网膜。

成人的神经系统对维生素 E 缺乏比较耐受，一般 5～10 年后才会出现神经方面的异常。但是儿童发育中的神经系统对维生素 E 缺乏很敏感，当维生素 E 缺乏时，如不及时使用维生素 E 补充治疗，可很快出现神经系统的异常症状，并影响认知能力和运动发育。早产儿消化器官不成熟，多有维生素 E 的吸收障碍，血液中维生素 E 的含量低，会影响人代谢过程中自由基的产生，生物膜会被氧化，其结构和功能也将会被破坏，使红细胞膜破坏表现为溶血性贫血。

（二）临床表现

大多数人缺乏维生素 E 时，可能会导致贫血、免疫力下降、人体代谢紊乱、早衰、肌肉无力等症状。

小儿缺乏维生素 E 时，可引发脊髓小脑病和轻度溶血性贫血。最为常见的是溶血性贫血，血胆红素增加；可发生黄疸；可发生全身水肿，患儿以会阴、阴囊水肿为主要表现；还可出现神经系统的症状，主要表现为小脑共济失调、色素性视网膜病、眼肌麻痹、眼球震颤和肌无力、反射减弱等。

男性严重缺乏维生素 E 会引起男性激素分泌不足、睾丸萎缩、精子生成障碍、精子减少或不成熟、精子活力不足等，甚至会导致不育。

女性缺乏维生素 E 容易导致黄体激素不足，易造成流产、不孕症、早产等，还容易造成皮肤干燥、易衰老等。中年女性缺乏维生素 E，很容易诱发更年期综合征、卵巢早衰。

孕妇若缺乏维生素 E，所生婴儿会比较瘦小，发育较慢；孕妇严重缺乏维生素 E 会造成胚胎与胎盘萎缩，从而引起流产。

（三）实验室检查和诊断

早产儿缺乏维生素 E 会出现肌肉衰弱、肌酸尿，以及肌肉活检中有坏死的蜡样质色素沉着；也可观察到过氧化物溶血增加。血浆维生素 E 水平<4μg/ml（<9.28μmol/L）。

成人血浆维生素 E 水平<5μg/ml（<11.6μmol/L）并有红细胞对过氧化氢敏感性增高时，可诊断为维生素 E 缺乏。

（四）治疗

1. 预防性治疗 早产儿应于出生后 10 天开始补给维生素 E（10mg/d），持续 3 个月，作为预防性治疗。

2. 口服维生素 E 有维生素 E 缺乏症状者，应给予口服维生素 E 10～30mg/d，或肌内注射，隔天 1 次，连续 2～3 次。有胰腺囊性纤维化和慢性脂肪吸收不良者，维生素 E 的剂量应增至 100mg/d。

3. 膳食 给予富含维生素 E 的膳食，同时应注意维生素 E 和多不饱和脂肪酸的比例。

五、过量的危害

大多数成人都可以耐受每日口服 100～800mg 维生素 E 而没有明显的中毒症状和生化指标的改变。使用抗凝药物或维生素 K 缺乏的人，在没有密切医疗监控的情况下不宜使用维生素 E 补充剂，因为有增加出血甚至致命的危险。早产儿对补充 α-维生素 E 的副作用敏感，因此必须在儿科医生的监控下使用。

一些报道显示维生素 E 的副作用不常见，但因其为脂溶性维生素，易造成蓄积。虽其副作用不多见，可依然存在，且过量摄食易造成体内大量的蓄积，故应尽量避免长期过量摄食。

美国国家癌症研究所资助的研究项目以常年每日服用 400mg 维生素 E 的男性为研究对象，证实常年服用的男性患前列腺癌的概率较服用安慰剂的对照组中的男性增加 17%。

滥用维生素 E 对身体不仅无益，而且可能有害，大剂量长期应用会有潜在的毒性，可能导致血小板大量聚集，会诱发出现血栓性静脉炎、肺栓塞、下肢水肿、高血压、免疫力下降等问题，所以一定要在医生指导下用药。

有证据表明人体长期摄入 1000mg/d 以上的维生素 E 有可能出现中毒症状，男女两性均可出现乳房肥大；头痛、眩晕、视物模糊、肌肉衰弱、呕吐、腹泻；皮肤皲裂、唇炎、口角炎、荨麻疹；糖尿病或心绞痛症状明显加重；激素代谢紊乱，凝血酶原活性降低，严重的还可能出现出血；血中胆固醇和甘油三酯水平升高；血小板数量增加与活力增加及免疫功能减退。

我国制定维生素 E 的可耐受最高数值为 800mg α-TE（1200IU）。

第十四节　维生素 K

维生素 K 又称凝血维生素，包括维生素 K_1（叶绿醌）、维生素 K_2（甲基萘醌）、维生素 K_3、维生素 K_4 等几种形式，其中维生素 K_1、维生素 K_2 是天然存在的，属于脂溶性维生素；而维生素 K_3、维生素 K_4 是人工合成的，是水溶性的维生素。

一、来源和摄入量

（一）来源

人类维生素 K 来源于两方面：一方面由肠道细菌合成，主要是维生素 K_2，占 50%～60%。维生素 K 在回肠内被吸收，细菌必须在回肠内合成维生素 K 才能为人体所利用，有些抗生素抑制上述消化道的细菌生长，从而影响维生素 K 的合成。另一方面从食物中来，主要是维生素 K_1，占 40%～50%，绿叶蔬菜含量高，其次是奶类及肉类，水果及谷类含量低。

富含维生素 K 的食物有酸奶酪、蛋黄、大豆油、鱼肝油、海藻类、绿叶蔬菜等。

（二）摄入量

人对维生素 K 的正常需要量一般约为 1μg/kg。由于维生素 K 是脂溶性的，可以在体内蓄积，过量摄入，特别是通过药物补充，有可能引起维生素 K 过剩，出现呼吸困难、胸闷、皮肤水疱，甚至出现溶血性贫血等不良反应。

二、作用与功能

1. 促进凝血 维生素 K 既是凝血因子 γ-羧化酶的辅酶，又是凝血因子 Ⅱ、Ⅶ、Ⅸ、Ⅹ 合成的必需物质。人体缺少维生素 K 时，凝血时间会延长，严重者会导致流血不止，甚至死亡。新生儿出血症主要是由体内缺乏维生素 K 所致。对女性来说，维生素 K 可减少生理期大量出血，还可防止内出血及痔疮。经常鼻出血的人也可以考虑多从食物中摄取维生素 K。

2. 参与骨骼代谢 维生素 K 参与合成骨钙素（BGP），能调节骨骼中磷酸钙的合成。特别是对于老年人，骨密度和维生素 K 呈正相关。维生素 K 属于骨形成的促进剂，临床和实验已经证明维生素 K 有明确的抗骨质疏松作用，但作用程度逊于雌激素，且有明显的药物剂量依赖性。目前，维生素 K 已用于改善中老年骨质疏松症患者的状态，从而达到抗骨质疏松的作用。

3. 缓解痛经 维生素 K 可以调节神经系统，减轻女性在月经期间的神经痛，可以起到镇静和镇痛的作用。

4. 缓解平滑肌痉挛 对于毛细支气管炎、支气管哮喘也有一定的疗效，可以起到解痉、平喘的作用。

5. 能够预防动脉硬化 维生素 K 能保护血管的柔韧性，减少一些心脏疾病。

三、维生素 K 防治骨质疏松

近年来医学研究得出一个结论，防治骨质疏松除了补充钙、维生素 D 之外，还需要补充维生素 K。从科学家的研究结果发现，维生素 K 的作用并不仅与凝血有关，它其实也是一种多功能维生素，尤其是对钙的代谢起着举足轻重的作用。

骨钙素是由成骨细胞产生和分泌的一种特殊蛋白质，又称钙结合蛋白。它在维生素 K_2 的作用下才会被活化，产生钙结合位点，与血液中的钙结合并沉积到骨骼中，形成具有活力的骨钙。缺乏维生素 K_2 时，经肠道消化进入血液的钙就无法变成骨钙，而是游离于骨骼之外。

一项关于维生素 K 对骨质疏松患者骨组织量改善的权威研究将研究对象分为两组，一组每日使用维生素 K 45mg，另一组用活性维生素 D_3 作为对照。12 周时，两组患者的骨组织量改善情况大体相同；但 12 周后，维生素 D_3 组几乎不再改善，而维生素 K 组在 24～48 周改善程度仍在上升，48 周时两组已有统计学上的显著差异。目前，一些国家已批准将维生素 K 作为治疗骨质疏松药物正式在临床使用。

四、药代动力学

维生素 K 可从食物中获取，也可依靠肠道细菌合成和人工合成。其中，维生素 K_1 和维生素 K_2 的吸收需要胆汁、胰液，并与乳糜微粒相结合，由小肠吸收入淋巴系统，经淋巴系统运输。其吸收取决于胰腺和胆囊的功能，在正常情况下摄入量的 40%～70% 可被吸收。维生素 K 在人体内的半衰期比较短，约为 17 小时。

人或动物口服生理或药理剂量的维生素 K_1，20 分钟后血浆中已出现维生素 K_1，2 小时达到高峰。在 48～72 小时内，血浆浓度按指数下降至 1～5ng/ml。在这段时间内，维生素 K_1 从乳糜微粒转移至 β 脂蛋白中，运输至肝内，与极低密度脂蛋白（VLDL）相结合，并通过低密度脂蛋白（LDL）分布至各组织。肝为维生素 K_1 的主要靶组织，注射维生素 K_1 1 小时后，50% 在肝内。

在人体内，维生素 K 的侧链可以进行 β 或 ω 氧化形成 6-羧基酸及其 γ-内酯或进一步分解为 4-羧基酸，还有少量的环氧代谢物，这些代谢物与葡糖苷酸相结合，存在于肠肝循环中，或从尿中排出。

人工合成的水溶性维生素 K 更易于被人体吸收，已广泛用于临床。例如，维生素 K_3 在动物肝微粒体内可转变为 MK_4（维生素 K_2 的一种形式），但仅为摄入量的 0.05%～1.0%，其主要代谢产物为双氢维生素 K_3 葡糖苷酸的硫酸酯。

五、维生素 K 缺乏症

维生素 K 缺乏症又称获得性凝血酶原减低症，是指由维生素 K 缺乏导致维生素 K 依赖凝血因子活性低下，并能被维生素 K 所纠正的出血。存在引起维生素 K 缺乏的基础疾病、出血倾向、维生素 K 依赖性凝血因子缺乏或减少为其易发因素。

（一）病因

1. 摄入不足　如长期进食过少或不能进食、长期低脂饮食、胆道疾病、肠瘘、广泛小肠切除、慢性腹泻等所致的吸收不良综合征、长期使用抗生素，导致肠道菌群失调，内源性合成减少。

2. 肝脏疾病 重症肝炎、失代偿性肝硬化及晚期肝癌等，由于肝脏功能受损引起维生素 K 摄取、吸收、代谢及利用障碍，肝脏不能合成正常量维生素 K 依赖性凝血因子。

3. 口服维生素 K 拮抗剂 如香豆素类等。

4. 新生儿出血症 出生 2～7 日的新生儿可因体内维生素 K 储存消耗、摄入不足及内生不能等，导致维生素 K 缺乏而引起出血。

（二）临床表现

除原发病的症状、体征外，维生素 K 缺乏症主要表现为出血。皮肤黏膜出血，如皮肤紫癜、瘀斑、鼻出血、牙龈出血等。内脏出血，如呕血、黑粪、血尿及月经过多等。外伤或手术后伤口出血。维生素 K 缺乏症的出血一般较轻，罕有发生肌肉、关节及其他深部组织出血。

根据发病日龄及并发症的不同，临床上把新生儿维生素 K 缺乏性出血症分为早发型、经典型和迟发型。

1. 早发型 指发生于出生 24 小时内（包括分娩时）的新生儿维生素 K 缺乏引起的出血。出血程度轻重不一，从轻微的皮肤出血、脐残端渗血、头颅血肿至大量胃肠道出血、致命性颅内出血、胸腔或腹腔内出血。早发型罕见，多与母亲产前应用某些影响维生素 K 代谢的药物有关。

2. 经典型 指发生在出生 1～7 天的新生儿维生素 K 缺乏引起的出血，较常见，病情轻者具有自限性，预后良好。多数新生儿于出生后第 2～3 天发病，最迟可于出生后 1 周发病（早产儿可延迟至 2 周）。出血部位以脐残端、胃肠道（呕血或便血）、皮肤受压处（足跟、枕、骶、骨部等）及穿刺处最常见。此外，还可见到鼻出血、肺出血、尿血和阴道出血等。一般为少量或中量出血，可自行停止，严重者可有皮肤大片瘀斑或血肿，个别发生胃肠道或脐残端大量出血、肾上腺皮质出血而致休克。颅内出血多见于早产儿，可致死亡，成活者可有脑积水后遗症。

3. 迟发型 指发生在出生 8 天后的维生素 K 缺乏引起的出血，较为常见，多发生在生后 2 周至 2 个月，死亡率和致残率高，应高度关注。此型发病隐蔽，出血之前常无任何先兆，多以突发性颅内出血为首发临床表现。颅内出血（硬膜下出血、蛛网膜下腔出血、硬膜外出血）发生率高达 65% 以上（甚至 100%），临床上出现惊厥和急性颅内压增高表现。颅内出血可单独出现，也可与广泛皮肤、注射部位、胃肠和黏膜下出血等同时存在。治疗后部分患儿可成活，但大多留有神经系统后遗症（如发育迟缓、运动功能障碍、脑瘫或癫痫等）。此型主要发生在母乳喂养儿，也可继发于肝胆疾病、慢性腹泻和长期应用抗生素。此外，长时间饥饿或长期接受胃肠外高营养的婴儿亦可发生。

（三）实验室检查

凝血酶原时间延长为临床首要诊断依据，部分凝血活酶时间延长，凝血时间正常或轻度延长，血小板正常。有条件者可测定凝血因子，凝血因子Ⅱ、Ⅶ、Ⅸ、Ⅹ的水平下降，前体蛋白 PIVKA-Ⅱ水平升高，后者在维生素 K 缺乏时不能被羧化产生上述有活性的凝血因子，故 PIVKA-Ⅱ堆积导致其水平升高。测定血中维生素 K 水平的意义不大，因其与近期饮食的摄入量相关，不能反映机体的贮存水平。

（四）诊断

新生儿出生 2～5 天后发生自然出血现象，血小板和出血时间正常，可考虑本病。若凝血酶原时间延长则可确诊本病，PIVKA-Ⅱ水平升高是诊断本病的金标准。临床经维生素 K 或新鲜血浆等治疗有效，可为辅助诊断。

（五）治疗

1. 治疗相关基础疾病

2. 补充维生素 K　新生儿宜采用维生素 K_1 治疗。治疗量为每次 1～5mg 缓慢静脉注射（1mg/min），过快可引起面色潮红、支气管痉挛、心动过速及血压下降。静脉注射奏效最快，一般在注射后 4 小时内凝血酶原时间即可趋于正常。应避免采用肌内注射，因易引起注射部位大量出血。可采用皮下注射，因药物能被较快吸收，注射后可采用压迫止血。遇出血较多的患儿，应根据出血量，每次输新鲜血液 10～30ml/kg，轻者可输库存血浆以补充凝血因子；出现失血性休克者应立即输新鲜全血或血浆以提高凝血因子、纠正休克及贫血，同时用凝血酶原复合物（PCC）；有消化道出血者应暂时禁食，并予胃肠道外静脉营养；颅内压增高时酌情使用脱水剂；早产儿肝功能不成熟，不能合成凝血因子，虽用维生素 K_1 治疗，常不能迅速奏效，最好同时输新鲜血浆或全血。

成人治疗量为维生素 $K_1$10～20mg，每天肌内注射或者溶于 5% 葡萄糖或

0.9%氯化钠溶液中静脉滴注，注射速度不超过 1mg/min。适时应用新鲜血浆或凝血酶原复合物以加速止血和纠正贫血。可静脉滴注补充凝血因子。如果出现更多出血，应根据出血量输注 10～30ml/kg 新鲜血液。

严重的出血并发症，如颅内出血须迅速纠正，尽管维生素 K 起效快，但在用药前应给予新鲜血浆输注，因其含有所有维生素 K 依赖性凝血因子，足量的新鲜血浆既能纠正凝血酶原时间，又能治疗出血倾向。

在术前、肝功能严重受损，或者使用香豆素类抗凝药时，可以增加维生素 K_1 治疗量，同时静脉输注新鲜血或血浆和凝血酶原复合物，迅速补给凝血因子，并纠正贫血。

注意：及时复查凝血酶原时间，必要的时候可重复给药。

（六）预后

该病预后与出血部位、出血量多少及治疗是否及时有关。一般预后良好。若出血过多，治疗延误可致命，颅内出血预后差，重者死亡，幸存者常留有后遗症。

（七）预防

新生儿出生后常规 1 次肌内注射维生素 K_1 1mg，可有效防止本病的发生。20 世纪 90 年代曾认为肌内注射维生素 K_1 可能增加白血病和癌症的发病率，继而主张改为出生后口服维生素 K_1 1～2mg。后经多年对照观察证实，维生素 K_1 无论肌内注射或口服，均未增加癌症的发病率，而口服维生素 K_1 却不能有效预防晚发维生素 K 缺乏引起的出血，因此，目前仍主张肌内注射。哺乳期妇女应多进食含维生素 K 丰富的食物或每日口服维生素 K_1 5mg，妊娠期妇女接受抗惊厥药物治疗者应在妊娠末期 3 个月每日口服维生素 K_1 5mg，均有利于防止本病发生。

第四章
水与常量元素

第一节 概　述

人体内共含有 60 多种元素，各种元素在人体内的含量各不相同。标准健康成年人体内的主要元素占体重的比例大致如下：氧 65%、碳 18%、氢 10%、氮 3%、钙 1.5%、磷 1%、钾 0.35%、硫 0.25%、钠 0.15%、氯 0.15%、镁 0.05%，这些元素共约占体重的 99.45%。其中碳、氢、氧、氮是组成人体有机质的主要元素，占体重的 96%以上；钙、磷、钾、硫、钠、氯、镁约占 3.45%，而这 7 种元素约占矿物质量的 86%，其他元素的含量很少。

人体内的各种元素以水、糖类、脂肪、蛋白质、维生素、矿物质的形式存在。一般情况下，根据人体中元素含量及每天需要量的不同，将矿物质分为常量元素和微量元素。

常量元素又称宏量元素，是指在人体当中含量超过体重的 0.01%，或者每日需要量大于 100mg 的元素，包括钙、磷、钾、硫、钠、氯、镁 7 种。这类元素在体内所占比例较大，机体需要量较多，是构成有机体的必备元素。

常量元素在体内的生理功能如下。

（1）构成人体组织的重要成分，如钙、磷、镁是人体硬组织骨骼和牙齿的主要成分，钾则是软组织细胞内的主要成分。

（2）在体液中与蛋白质等胶体共同调节体液的渗透压、调节细胞膜的通透性，维护体液电解质和酸碱平衡，维持神经肌肉的兴奋性。

（3）参与酶的组成或作为激活酶及维生素的活性因子，借以参与人体代谢活动。

（4）参与血凝过程，如钙离子。

由于各种常量元素在人体新陈代谢过程中每日都有一定量随各种途径（如粪、尿、头发、指甲、皮肤及黏膜的脱落等）排出体外，因此必须通过膳食补充。对常量元素，许多国家都制定了每日膳食中营养素供给量（RDA）或适宜摄入量（AI）。某些元素在体内的生理作用剂量与毒害剂量相差较小，过量摄入不仅无益而且有害，因此要特别注意用量不宜过大。

微量元素是含量在 0.01% 以下，或成人每日需要小于 100mg 的元素，包括铁、碘、氟、铜、锰、锌、硒、镍、钒、钴、钼、锡、硅等。这些元素在人体内的含量不高，但是对人体的健康却发挥着非常重要的作用，一旦缺乏就会引起各种疾病。

本章主要介绍水及钠、钾、钙、镁、磷、硫、氯 7 种常量元素。

第二节　水

一、来源和摄入量

正常情况下，健康成年人每天约需要 2500ml 水。每天由食物可以获得 700～1000ml 水，机体代谢也会产生约 300ml 水，所以每天大约需要饮水 1500ml。

二、作用与功能

水是人体中含量最多的组成成分，是维持人体正常生理活动的重要物质。一旦机体丧失 20% 水分，就无法维持生命。

水在人体内具有以下功能。

（1）运输工具：人体消化道吸收的营养成分需要水（血液、淋巴液）运输到身体的各组织器官；身体各组织器官产生的代谢产物也需要通过水排泄出去（粪、尿、汗液等）。

（2）溶剂：水是极性非常大的分子，氨基酸、葡萄糖、矿物质、维生素等均可溶解在水里；脂肪虽然不能溶于水，但与载体蛋白结合后可溶于水。

（3）消除剂：食物的各种代谢产物溶于水，通过肾脏过滤后排出体外（尿液）。若肾脏因各种原因导致过滤功能下降或不能过滤，各种代谢废弃物在体内累积到一定水平后会危及生命，透析就是为肾衰竭的患者过滤血液中的代谢废弃物。

（4）润滑剂：关节液、泪液、胎儿在母体内赖以生存的羊水，可提供润滑、缓冲的作用；消化道、呼吸道黏液起润滑作用以避免摩擦损伤。

（5）散热剂：能量代谢过程产生大量的热量，人体利用皮下毛细血管网，通过出汗的方式带走热量使体温下降。机体还会通过呼吸和排便丢失一部分水分。

（6）水是机体内各种生物化学反应的场所：最典型的如糖类、脂肪和蛋白质三大营养物质在体内彻底氧化的三羧酸循环过程。

三、分布

水在体内作为液体并非以纯水的形式存在，而是一种溶解多种无机盐（如氯化钠、碳酸氢钠等）和有机物（如糖类、蛋白质等）的水溶液，称为体液（图4-1）。体液包括细胞内液（ICF）和细胞外液（ECF）。用重量法测定结果显示，正常男性成年人的体液量约占体重的60%，女性成年人的体液量约占体重的50%，这是由于女性的脂肪较多而肌肉较少。体液的2/3分布于细胞内液中，约占体重的40%；1/3分布于细胞外液中，约占体重的20%。细胞外液中，约3/4（占体重的15%）分布于细胞间隙，称为组织间液或组织液；其余约1/4（占体重的5%）则在血管中不断循环流动，即为血浆。组织液是存在于组织细胞间隙的液体，又称细胞间隙液。此外，还有少量的淋巴液和脑脊液。细胞外液本质上是一种盐溶液。体内有些液体，如胃内、肠道内、汗腺管内、尿道内、膀胱内的液体，都是与外环境连通的，所以不属于内环境的范畴。

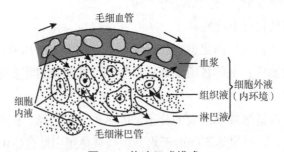

图4-1　体液组成模式

四、水的平衡

体内缺水时，细胞外液渗透压升高，刺激下丘脑渗透压感受器，感受器向垂体发出信号，垂体释放抗利尿激素，抗利尿激素作用于肾脏中的肾小管和集合管，使它们重吸收水，减少尿量。同时，体内缺水时，血液浓缩，血容量减少，血压下降，给大脑皮质发送信号，产生渴感，主动补充水分。

五、内环境的稳态

细胞是生物体形态结构和生命活动的基本单位。细胞主要由细胞核与细胞质构成，表面有细胞膜。

因为体内细胞直接接触的环境是细胞外液，所以通常把细胞外液称为人体内环境。相对于内环境来说，生理学将机体生存的外界环境称为外环境，包括自然环境和社会环境。

人体的绝大部分细胞是不与血浆直接接触的，因此，这些细胞与毛细血管中的血浆不直接进行物质交换。但是，人体的绝大部分细胞浸浴在组织液中，细胞内液与组织液之间只隔着一层细胞膜，于是水分和一切可以通过细胞膜的物质就在这两部分体液之间进行交换；细胞所需要的氧气等营养物质进入细胞；细胞产生的二氧化碳等废物进入组织液。组织液不断地形成，且组织液不断地回流入血液，因此可为细胞不断地提供所需要的营养物质并运走代谢废物。然后通过血液循环运输，由呼吸和排泄器官排出体外。血液在血管里不停地循环流动，一方面与人体各个部分的组织液交换；另一方面与肺、肾脏、胃、肠等器官有着密切的联系。这样才能使人体细胞通过内环境不断地与外界进行物质交换。

细胞的代谢活动和外界环境的不断变化必然会影响内环境的理化性质，如温度、pH、渗透压、各种化学物质的含量等，但内环境通过机体的调节活动能够维持相对的稳定。

为便于理解，现以 pH 为例进行说明：人体在新陈代谢过程中会产生许多酸性物质，如乳酸、碳酸；人的食物（如蔬菜、水果）中往往含有一些碱性物质（如碳酸钠）。这些酸性和碱性物质进入血液就会使血液的 pH 发生变化，但血液中含有许多对酸碱度起缓冲作用的物质——缓冲物质，每一对缓冲物质都是由共轭酸碱对组成，如 H_2CO_3 与 $NaHCO_3$、NaH_2PO_4 与 Na_2HPO_4 等。当机体剧烈运动时，肌肉中产生大量的乳酸、碳酸等物质，并且进入血液。乳酸进入血液后，与血液中的 $NaHCO_3$ 发生作用，生成乳酸钠和 H_2CO_3，H_2CO_3 是一种弱酸，而且不稳定，易分解成 CO_2 和 H_2O，所以对血液的 pH 影响不大。血液中增加的 CO_2 会刺激呼吸活动的神经中枢，增强呼吸运动，增加通气量，从而

将 CO_2 排出体外。当 Na_2CO_3 进入血液后，就与血液中的 H_2CO_3 发生作用，生成碳酸氢盐，而过多的碳酸氢盐可以由肾脏排出。由于血液中缓冲物质的这种调节作用，可以使血液的 pH 不会发生大的变化，通常稳定在 7.35～7.45。内环境的其他理化性质，如温度、渗透压、各种化学物质的含量等，在神经系统和体液的调节下，通过各个器官、系统的协调活动，也都能维持在一个相对稳定的状态。

内环境的相对稳定是机体自由和独立生存的首要条件。因为细胞的各种代谢活动都是酶促生化反应，所以细胞外液中需要有足够的营养物质、氧气、水分、适宜的温度、离子浓度、酸碱度和渗透压等，细胞膜两侧不同的离子浓度分布也是可兴奋细胞保持其正常兴奋性和产生生物电的基本保证。如果内环境的理化条件发生重大变化或急骤变化，超过机体本身调节与维持稳态的能力，那么机体的正常功能会受到严重影响。例如，高热、低氧、水和电解质及酸碱平衡紊乱等都将损害细胞功能，引起疾病，甚至危及生命。因此，维持稳态是保证机体正常生命活动的必要条件。

六、渗透与渗透压

为了更好地理解接下来要讲述的液体疗法，有必要先介绍渗透压的知识。

（一）扩散

向清水中滴入几滴红墨水，过一段时间，水就会都被染成红色，这就是扩散现象。扩散是物质分子从高浓度区域向低浓度区域转移直到均匀分布的现象。

（二）渗透与渗透压

1. 渗透　当不同浓度的溶液被半透膜分隔时，低浓度侧溶液中的水分子将通过半透膜进入高浓度侧的溶液中，这一现象称为渗透（图 4-2）。渗透现象的发生必须具备两个条件：一个是半透膜的存在，一个是膜两侧物质的浓度差。半透膜是一种只让某些分子和离子进出的薄膜，一般来说，半透膜只允许离子和小分子物质通过，而生物大分子物质不能自由通过半透膜，原因是半透膜的孔隙大小比离子和小分子大，但比生物大分子如蛋白质、淀粉等小，如羊皮纸、玻璃纸等都属于半透膜。

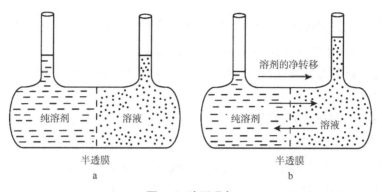

图 4-2 渗透现象

a. 发生渗透前；b. 发生渗透后

2. 渗透压 恰好能阻止渗透发生的施加于溶液液面上方的额外压强称为渗透压力（简称渗透压）。

3. 溶液渗透压 溶液渗透压的大小取决于单位体积溶液中溶质微粒的数目，而与溶质的种类和颗粒的大小无关。溶质微粒越多，溶液浓度就越高，溶液渗透压越高；反过来，溶质微粒越少，溶液浓度就越低，溶液渗透压越低。

4. 血浆渗透压 包括晶体溶质颗粒（无机盐和小分子有机物）形成的晶体渗透压和胶体溶质颗粒（血浆蛋白质）形成的胶体渗透压。血浆渗透压为 280～320mOsm/L，与细胞内液的渗透压相当。因为血浆和组织液的晶体物质中绝大部分不易透过细胞膜，所以细胞外液的晶体渗透压的相对稳定对于保持细胞内外的水平衡极为重要。

5. 胶体渗透压 血浆中虽含有多量蛋白质，但蛋白质分子量大，所产生的渗透压甚小，不超过 1.5mOsm/L，称为血浆胶体渗透压。在血浆蛋白质中，白蛋白的分子量远小于球蛋白，其分子数量远多于球蛋白。因为白蛋白分子量小，数量多，在血浆胶体渗透压中发挥主导作用，故血浆胶体渗透压主要来自白蛋白。血浆蛋白一般不能透过毛细血管壁。血浆胶体渗透压保持水分在血管内而不渗出血管外，所以说，血浆胶体渗透压对维持血管内外水分的平衡起着重要的作用。白蛋白浓度下降，血浆胶体渗透压就会减少，水分就会从血管内渗出血管外，患者就会出现水肿的情况，最常见的是双下肢水肿。

6. 晶体渗透压 由血浆中的电解质、葡萄糖、尿素等小分子晶体物质所形成的渗透压称为血浆晶体渗透压，而 80% 的小分子晶体物质来自钠离子和氯离子。由于晶体物质分子量小，溶质颗粒数较多，血浆晶体渗透压约占血浆总渗透压的 99.6%。晶体物质不能自由通过细胞膜，而可以自由通过有孔的毛细血管，因此，血浆晶体渗透压仅决定细胞膜两侧水分的转移。当血浆晶体渗透压下降时，水分流向细胞内，可以导致细胞肿胀。

注意：血浆晶体渗透压可维持细胞内外水平衡。血浆胶体渗透压可维持血管内外水平衡。

7. 等渗、低渗、高渗溶液　在临床上和生理实验中所使用的各种溶液，若其渗透压与血浆渗透压相等，则称为等渗溶液，渗透压高于或低于血浆渗透压的溶液称为高渗或低渗溶液。浓度为 0.85% 的 NaCl 溶液为等渗溶液，红细胞悬浮于其中可保持正常形态和大小不变（等张溶液），由于此特性，我们称其为生理盐水，临床上提供的制剂多为 0.9% 的氯化钠溶液。

（三）等张溶液

能使悬浮于其中的红细胞保持正常体积和形状的盐溶液称为等张溶液。所谓"张力"实际是指溶液中不能透过细胞膜的颗粒所造成的渗透压。例如，NaCl 不能自由透过细胞膜，所以 0.85% 的 NaCl 溶液既是等渗溶液，也是等张溶液。但也有例外，如尿素，因为它能自由通过细胞膜，1.9% 的尿素溶液虽然是等渗溶液，但红细胞置入其中后立即溶血，所以不是等张溶液。

七、脱水的液体疗法

脱水是指由各种因素导致的人体补充水不足或消耗、丢失大量水分而无法及时补充，使体内水分减少而引起新陈代谢障碍的一组临床综合征。脱水常伴有血钠和渗透压变化，根据这种变化，将脱水分为低渗性脱水、高渗性脱水和等渗性脱水。

（一）低渗性脱水

低渗性脱水即细胞外液减少合并低血钠，特点是 Na^+ 丢失多于失水，血清 Na^+ 浓度 <135mmol/L，血浆渗透压 <280mOsm/L，伴有细胞外液量减少。血钠浓度 <135mmol/L 者，为轻度；血钠浓度 <130mmol/L 者，为中度；血钠浓度 <120mmol/L 者，为重度。

1. 病理生理及临床表现　细胞外液的渗透压比细胞内液低，使细胞外液水渗入细胞内，引起细胞外液进一步减少，并发生细胞内水肿，以脑细胞水肿最突出，表现为精神萎靡、嗜睡、面色苍白、体温低于正常，严重时可昏迷、惊厥，甚至发生脑疝，表现为呼吸节律不整、瞳孔不等大。患者脱水虽重，口腔黏膜却湿润，常无口渴。早期多尿，严重时变为无尿。因部分外液渗入细胞内，故同样程度的脱水，低渗透性脱水时循环不良及组织间液脱水的体征更加突出。钠离子有保持神经、肌肉应激性的生理功能。血钠明显降低时，患儿可表现为肌张力低下、腱反射消失、心音低钝及腹胀。

低渗性脱水多发生在所失液体含电解质较高（如霍乱、痢疾及烧伤）、病程迁延（如腹泻日久）、能饮水而又不呕吐的患儿，尤其是营养不良或 3 个月以下的患儿。重症病例常与输非电解质液过多有关。

2. 治疗　脱水常以补液治疗为主，对于低渗性脱水的患者，常使用等渗性 NaCl 溶液或高渗性 NaCl 溶液。

除积极治疗病因外，首先要补充血容量，针对缺钠多于缺水的特点，采用含盐溶液或高渗盐水静脉滴注，以纠正体液的低渗状态和补充血容量。轻度和中度缺钠时可根据临床缺钠程度估计需要补给的液体量。对于重度缺钠且出现休克者，应先补足血容量，以改善微循环和组织器官的灌流。晶体溶液补充用量也要多，可先给 3%氯化钠溶液 200～300ml，尽快纠正血钠过低，恢复细胞外液量和渗透压，使水从水肿的细胞内外移。以后再根据病情继续给高渗盐水或等渗盐水。

（二）等渗性脱水

等渗性脱水即细胞外液减少而血钠正常，其特点是水钠成比例丢失，血容量减少但血清 Na^+ 浓度正常。

1. 病理生理及临床表现　因为机体能通过肾、渴感及抗利尿激素等的调节尽量使体液仍保持在等渗状态，所以临床上 80%以上的脱水都属于等渗性脱水。等渗性脱水主要是丢失细胞外液，由于细胞外液仍保持等渗，细胞内液的容量基本无改变，临床主要表现为细胞外液减少的体征。

2. 治疗　脱水常以补液治疗为主，对于等渗性脱水的患者，应在补充生理盐水的同时补充 5%或 10%的葡萄糖溶液。

（三）高渗性脱水

高渗性脱水又称原发性缺水，即细胞外液减少合并高血钠，特点是失水多于失钠，血清 Na^+ 浓度>150mmol/L，血浆渗透压>310mOsm/L，细胞外液量和细胞内液量都减少。

1. 病理生理及临床表现　细胞外液渗透压高于细胞内液，细胞内液水外渗至细胞外液，引起细胞内脱水。细胞内脱水表现为高热、烦躁、烦渴、口腔黏膜明显干燥、无泪、尿少、肌张力增高、腱反射亢进，严重时表现为意识障碍、惊厥及角弓反张。脑组织中毛细血管内皮细胞与脑细胞紧密相连，无间质，脑细胞脱水时水直接进入血循环，可引起颅内压降低，脑血管扩张，严重时发生脑出血或脑血栓，可危及生命。高渗脱水尚可引起脑脱髓鞘病。虽然血钠高，但患儿体内仍存在钠的缺失，只是失水相对多于失钠。

下列情况易于引起高渗性脱水：①急性失水所致的较重脱水，尤其是伴呕吐不能进水者。②丢失较多含电解质较少的液体。③发热、环境温度较高或肺通气过度等不显性丢失增多，又不能及时补充水分者。④患儿因病不能饮水，不能表达渴感（如婴儿、智力障碍儿）及无淡水饮用时，如沙漠、航海环境中。⑤治疗时给予含钠液过多。

2. 治疗 去除病因，使患者不再失液。补充已丧失的液体，可静脉滴注 5% 葡萄糖溶液或 0.45% 氯化钠溶液。

补液的原则应该是先快后慢，4～8 小时可以补充失水总量的 1/3～1/2，而且也要补充正常身体需要量和继续丢失的体液量。补液途径尽量采用口服，口服不足的部分要通过静脉补充。

注意：补液时虽血钠升高，但因缺水使血液浓缩，实际上，体内总钠量还是减少的，在补水同时应适当补钠，以纠正缺钠。如同时有缺钾需纠正时，应在尿量超过 40ml/h 后补钾，以免引起血钾过高。经过补液治疗后，酸中毒仍未得到纠正时可补给碳酸氢钠溶液。

临床上以 5% 葡萄糖溶液治疗为主，若患者出现缺钠的现象，需要通过补充含盐溶液来治疗。高渗性脱水患者还需要增加饮水量，每天的饮水量应在 1500～2000ml，部分患者会出现血压过低的现象，站立或坐起时需要缓慢进行，以免出现眩晕或摔倒等现象。

（四）脱水时补液的方法

1. 脱水程度的判断

（1）轻度脱水：失水量占体重 5% 以下。患儿精神正常或稍差；皮肤稍干燥，弹性尚可；眼窝、前囟轻度凹陷；哭时有泪；口唇黏膜稍干；尿量稍减少。

（2）中度脱水：失水量占体重的 5%～10%。患儿精神萎靡或烦躁不安，皮肤干燥、弹性差（捏起皮肤再松开，皮肤展平时间延长）；眼窝、前囟明显凹陷；哭时泪少；口唇黏膜干燥；四肢稍凉，尿量明显减少，脉搏增快，血压稍降或正常。

（3）重度脱水：失水量占体重的 10% 以上。患儿呈重病容，精神极度萎靡，表情淡漠，昏睡甚至昏迷；皮肤灰白或有花纹，干燥，失去弹性；眼窝、前囟深度凹陷，闭目露睛；哭时无泪；舌无津，口唇黏膜极干燥；因血容量明显减少可出现休克症状，如心音低钝、脉细而快、血压下降、四肢厥冷、尿极少或无尿等。

2. 补充累积损失量

（1）定输液总量（定量）：补液量主要根据患儿脱水程度及年龄而定。补充累积损失量：婴幼儿轻度脱水时为 30～50ml/kg；中度脱水时为 50～100ml/kg；重度脱水时为 100～120ml/kg；2 岁以上儿童分别为＜30ml/kg、30～60ml/kg、60～90ml/kg。

有明显血容量及组织灌注不足的患儿，如面色苍白、四肢凉、脉细弱、尿量显著减少等，应立即静脉输入等渗含钠液如 2：1 溶液、乳酸钠林格液或生理盐水（呕吐所致脱水）20ml/kg，在 0.5～1 小时内快速输入，必要时可重复一次。在补液过程中，恢复肾循环及尿量具有十分重要的意义，因为只有肾功能恢复后，才能对体液平衡进行调节。这些输液量均包括在补充累及损失量内计算。

（2）定输液种类（定性）：通常低渗脱水应补给 2/3 张含钠液；等渗脱水补给 1/2 张含钠液；高渗脱水补给 1/5～1/3 张含钠液。

（3）定输液速度（定速）：补液速度取决于脱水程度，原则上应先快后慢。一般前 8 小时速度为 8～10ml/kg，后 16 小时速度减半，即 4～5ml/kg。

3. 补充生理需要量　正常人体不断通过皮肤蒸发出汗、呼吸、排便丢失一定量水及电解质。这些丢失需及时补充，以维持体液的生理需要。机体的生理需要与其代谢热量相关，每代谢 100kcal 热量约需水 150ml。由于食物代谢或组织消耗尚可内生水（约为 20ml/100kcal），故实际需外源补充水可按 120～150ml/100kcal 估计，最低不能低于 100～120ml/100kcal。环境温度、湿度、治疗条件改变（如新生儿照射蓝光），或机体情况变化（如体温升高、呼吸增快等）均可影响上述生理需要量。

每日电解质的生理需要：Na^+ 为 3mmol/100kcal，K^+ 为 2mmol/100kcal，以氯化钠、氯化钾供给即可满足 Cl^- 的生理需要。输入生理维持液，即可满足电解质的生理需要。其配方如下：5%～10% 葡萄糖溶液 800ml，生理盐水 200ml，氯化钾 1.5g。此液即按 Na^+ 为 3mmol/100ml，K^+ 为 2mmol/100ml，Cl^- 为 5mmol/100ml 设计。

生理需要量可按婴儿每日 70～90ml/kg，幼儿 60～70ml/kg，儿童 50～60ml/kg 计算。尽量口服补充，对不能口服或口服量不足者可静脉滴注 1/5～1/4 张含钠液，同时给予生理需要量的钾。

4. 补充继续损失量　患儿开始补液后，大多数仍有不同程度的体液异常丢失，如腹泻、呕吐、皮肤出汗或渗出等。这部分液体如不给予及时补充，又会发生新的脱水、电解质紊乱。补充继续丢失的原则是异常丢失多少及时补充多少。这就需要根据具体患儿的每日不同情况，做出具体的判断。腹泻丢失量在实际临床上不易收集测量，一般可按每天 10～40ml/kg，用 1/3～1/2 张电解质液补充，呕吐液（包括胃引流液）一般用 3 份生理盐水，1 份 0.15%氯化钾溶液补充。继续丢失液可每 4～6 小时估计一次，加入补充累积损失的液体或生理维持液中补给，也可经口补充。一般不宜晚于丢失后 6 小时再补充。

5. 脱水治疗的要点　①及早恢复血容量及组织灌注，尤其是肾循环；②补充累积损失，即补充体液所失液量及电解质，纠正酸碱失衡；③防止新的脱水及电解质紊乱发生，包括补充生理需要及继续丢失；④密切观察、记录患儿恢复情况，及时分析病情，随时调整补液方案。

6. 静脉点滴补液法　对于较严重的脱水及大便次数较多、需要禁食的患儿，最好采用静脉点滴补液法。

为了满足腹泻患儿三方面（累积损失、生理需要及继续损失）的液体需要，第一个 24 小时内补充的液体总量（包括口服水分）按每千克体重计算，轻度脱水 120～150ml，中度脱水 150～180ml，重度脱水 180～210ml。

注意：这里讲的第一个 24 小时内补充的液体总量包括口服在内，并且包括累积损失量、生理需要及继续损失的总液量，这是北京协和医院儿科主任周华康教授长期经验的总结。实际静脉补液的量按照前面讲的原则执行即可。

对重度脱水、循环不良的患儿，开始可用 2∶1 等张含钠液（2 份生理盐水，1 份 1/6 摩尔乳酸钠）或生理盐水 20～30ml/kg，在半小时左右静脉推入，以补充血容量（扩容），迅速纠正休克，恢复肾功能。

第一个 24 小时输液大致可分为两个主要阶段：①第一阶段以补充累积损失量为主，液体可以含电解质多一些，输入速度应快一些；②第二阶段以补充继续损失量和生理需要量为主，液体可以含电解质少一些，输入速度要慢一些。如脱水不严重，两个阶段用同一种液体也可以。一般可将 24 小时总液体量的一半在前 8 小时输入，每小时 10～12ml/kg，对于高渗性脱水患儿，输入速度应慢一些。输液时掌握速度很重要，太慢不能及时纠正体液紊乱，太快则增加循环量，可能引起心力衰竭。后一阶段可根据前一阶段输液后的病情变化做适当的调整。

纠正脱水后，酸中毒也随之消失。酸中毒严重时，最好多给一些碱性液体，用 1.4%碳酸氢钠或 1/6 摩尔乳酸钠与其他液体混合后静脉滴注。生理盐水用量可相应减少。

静脉滴注几小时，患儿开始排尿或肯定膀胱有尿后，可以给予钾盐，一般用氯化钾每日 150～300mg/kg，必要时可稍多些。将每日剂量分 4～6 次口服比较安全，但腹泻可能影响一部分吸收。必要时也可以将静脉注射用的氯化钾溶液按上述剂量加入静脉滴注液中，氯化钾浓度不宜超过 0.3%，由静脉缓慢滴入。吐泻好转后再改为口服。

补液 24 小时后，如脱水已基本纠正，可根据继续损失和生理需要供给液体。总液体量每日 120～150ml/kg（包括饮食中的液体），其中等渗钠溶液占 1/4～1/3，一般可口服，必要时可静脉滴注。钾盐需要补充几天。钾是细胞内电解质，补钾后，严重缺钾症状应在一天内消失，一般缺钾症状可能需要 2～3 天消失。待患儿进食热量达基础热量时，即可停止补充钾盐。

在执行输液计划时，应详细记录出入量，密切观察病情，随时调整液体组成及点滴速度。

静脉滴注后 4 小时左右即应排尿，8～12 小时脱水酸中毒明显减轻。如尿量多而脱水纠正慢，应增加含钠液；如脱水纠正快而尿量少，应增加葡萄糖液；如脱水酸中毒纠正较预期快，应减少原定总量。

静脉补液法有下列优点：①保证液体进入量；②脱水纠正较迅速，对重度脱水患儿疗效显著；③可以完全禁食，呕吐、腹泻较易控制。

7. 口服补液法　病情较轻或医疗条件较差时可以采用。液体总量与静脉滴注法相同。目前 WHO 推荐的口服补液盐Ⅲ（ORS）值得推广应用。其理论基础是小肠微绒毛上皮细胞上存在 Na^+-葡萄糖的共同载体。此载体上有 Na^+ 和葡萄糖两个结合位点：只有 Na^+ 和葡萄糖同时与载体结合时才能转运，并显著增加钠和水的吸收。实验证明浓度为 2%左右的葡萄糖溶液是促进水及钠盐自肠道吸收的最佳浓度。口服法的优点是经济简便；缺点是呕吐影响液体入量，可能加重腹泻影响吸收。胃管法可以帮助补液，但患儿可能不愿用胃管，并且也存在呕吐、腹泻的影响。

其他电解质的补充：对于有佝偻病的患儿，可给予浓缩维生素 D，并口服乳酸钙，每日约 2g。有低血钙痉挛时，可按手足搐搦症处理。补钙后症状不见好转者应考虑低镁血症，可给予 25%硫酸镁深部肌内注射，每次 0.2～0.4ml/kg，每日 2～3 次，症状消失后停用。

综上所述，脱水补液的五大原则如下：①根据脱水程度轻重，确定补液总量；②根据脱水性质，有无酸中毒及低血钾等，确定补液种类；③遵循"先快后慢，先浓后淡，先盐后糖，见尿补钾"的原则，补液总量应按规定速度补完；④补液包括三个组成部分：累积损失、继续损失和生理需要量；⑤补液的关键在于前 24 小时，重度脱水、低血容量性休克和严重酸中毒首先要扩容纠酸，待血循环和肾功能恢复后，机体自身就能调节。继而补充累积损失量、继续损失量和生理需要量。⑥如临床判断脱水性质有困难，可先按等渗脱水处理，予 3∶2∶1 液。然后根据血钠测定值来调整。在明显的低渗性或高渗性脱水时，可按 20ml/kg 的量增加或减少等渗钠溶液，并相应减少或增加非电解质液。

为便于记忆和迅速开出医嘱，请记住：10% 葡萄糖注射液 110ml+0.9% 生理盐水 60ml+5% 碳酸氢钠 10ml 为一份 3∶2∶1 液（总量 180ml）。根据体重计算所需总液量后，将上述一份 3∶2∶1 液中相应成分的量成倍增加或减少即可。

（五）口服补液盐（ORS）的发展历程

1971 年：1817～1970 年，全世界暴发了 7 次霍乱大流行，死亡上亿人。ORS 首次大范围临床使用，致死率由预计的 50% 降至 5%。

1975 年：WHO 和联合国儿童基金会（UNICEF）推出 ORS（ORS I），建议作为腹泻病首选药。

1985 年：WHO 和 UNICEF 推出 ORS II，枸橼酸钠取代碳酸氢钠。

1989 年：WHO 推出了适用于全球的《腹泻治疗指南》，并指出：①急性腹泻脱水患儿 90% 可用口服补液，纠正脱水成功率达 95%；②世界范围内应用 ORS 防治腹泻脱水，不论病因、年龄，均有效且安全。

ORS（I、II）被称为标准补液盐，也称为传统补液盐。ORS 是基于霍乱患者肠道丢失电解质较多的特点配制的。霍乱腹泻患者大便中钠的浓度偏高（90mmol/L）；而非霍乱腹泻病（如病毒性肠炎）患儿大便中的钠丢失通常为 56mmol/L 左右。若不适当地过量服用，则有可能出现眼睑及全身水肿等不良反应，临床上常因症状不明显而不易察觉。血钠浓度增高可引起口渴，从而摄入更多 ORS，使大便量增多，病程延长。其中，高渗物质有可能损伤肠黏膜，使屏障功能受损，相当量具有抗原性的完整蛋白质被吸收，从而触发免疫反应，导致肠黏膜的进一步损伤。

从以上标准补液盐的特点中可以看出，标准 ORS 虽然能够纠正轻度脱水，但对腹泻症状基本无改善。标准的 ORS 不能减少腹泻的粪便排出量，不能减少腹泻次数，也不能缩短腹泻持续时间，另外，由于钠离子浓度较高，有引起高钠血症的潜在风险。

传统 ORS 越来越不适用于治疗急性腹泻，因为疾病谱随着时间也在发生着变化，传统 ORS 是在霍乱大流行的背景下研发出来的治疗手段，而现今通常是非霍乱性腹泻，大便中钠的丢失量比较少，如果再用以前治疗霍乱腹泻的 ORS 治疗现今的腹泻，会发生高钠血症及渗透性腹泻。

只有在降低不良反应的同时增加补液效果，才能止泻，真正治疗腹泻。因此，2002 年，WHO 开始在全球范围内推广渗透压为 245mOsm/L 的口服补液盐Ⅲ。临床研究显示，低渗 ORS 可明显减少儿童呕吐次数、粪便量、缩短病程、减少静脉补液的需要；低钠血症发生率的研究结果显示，在 50 000 名成人和儿童腹泻患者中使用低渗 ORS 治疗，无低钠血症的发生，说明低渗 ORS 是安全的。

综上，低渗 ORS 的优势有以下几点。

（1）减少了钠离子含量：更适于非霍乱性腹泻患者使用，降低了高钠血症的发生率。

（2）减少了葡萄糖含量：更利于钠和水的双重吸收。

（3）用枸橼酸钠代替了碳酸氢钠：改善口感，更适合小儿服用。

（4）降低了渗透压（从 311mOsm/L 降至 245mOsm/L）：避免了渗透性腹泻；更有效地预防和治疗脱水；提高补液效果。

（5）低渗口服补液盐不仅适用于成人，也适合儿童服用。

2006 年 3 月，WHO 及 UNCHI 在《腹泻治疗指南》（第 2 版）中推荐全面改用低渗 ORS Ⅲ作为腹泻病治疗的首选药，替代传统的 ORS。这一新配方将更好地抵御急性腹泻病。

第三节 钠

一、来源和摄入量

（一）来源

人体内的钠主要来自食盐，以及加工、制备食物过程中加入的钠或钠的复合物。因此稍咸的食物，如酱油、咸菜、腌制肉或烟熏食品、罐头、咸味休闲小吃都含有丰富的钠盐。此外，味精、鸡精、糖和用来发酵的小苏打中也都含有丰富的钠。

（二）摄入量

中国营养学会建议成年人每日食盐摄入量应低于 6g/d，WHO 建议降至 3～5g/d。

二、作用与功能

钠是人体中一种重要无机元素，生理作用可大致归结如下。

1. 体内水量的恒定主要靠钠的调节 钠是细胞外液中带正电的主要离子，参与水的代谢，保证体内水的平衡，调节体内水分与渗透压。钠多则水量增加，钠少则水量减少，所以摄入过多的食盐易发生水肿，摄入过少则易引起脱水。

2. 维持体内酸和碱的平衡 正常人的血液有一个比较恒定的酸碱度，适合于细胞的新陈代谢，这种恒定的酸碱度主要靠血液的缓冲系统、呼吸调节和肾脏调节三个方面来维持。血液中主要的缓冲剂是碳酸氢钠和碳酸这对缓冲剂。钠泵活动形成的膜内外钠浓度差是维持 Na^+-H^+ 交换和 Na^+-Ca^{2+} 交换的动力，对细胞内 pH 和钙离子浓度的稳定有重要意义。

3. 是胰液、胆汁、汗液和泪液的组成成分 汗和眼泪是咸的，这是因为汗液和泪液的组成成分中都有钠。钠也是胰液、胆汁的组成成分。

4. 钠与 ATP 的生产和利用、肌肉运动、心血管功能、能量代谢都有关系 ATP 酶又称为三磷酸腺苷酶，能将三磷酸腺苷（ATP）催化水解为二磷酸腺苷（ADP）和磷酸根离子的酶，并释放出能量。ATP 是细胞可以直接利用的能量，ATP 水解可释放能量 30.54kJ，是能量的"通货"。所谓"通货"即可以直接使用，而脂肪、糖类、蛋白质如同"存折"，其中的能量不能被细胞直接利用。如果钠不足，ATP 的生成和利用就会减少，能量的生成和利用也会减少，膜极化就会出现延迟或紊乱，以至于神经、肌肉传导迟钝，临床表现为肌无力、神志模糊甚至昏迷，还会出现营养吸收受限、心血管功能受抑制的症状。

5. 维持血压正常 钠是细胞外液中主要的阳离子，是维持细胞外液晶体渗透压和容量的重要因素。当 Na^+ 增多时，血容量可以增加，反之则减少，对维持血压稳定有重要意义。心功能不全患者心脏的泵功能衰弱，因此必须减少钠盐的摄入，才能避免由钠盐摄入导致血容量的额外增加，从而减轻心脏负担，利于康复。

6. 维持心脏肌肉和神经肌肉的兴奋性 钠可经由细胞膜的钠离子通道进出细胞。在神经系统、骨骼肌和心肌内，钠及其他离子可造成动作电位，传导电冲动、引起骨骼肌及心肌的收缩。

三、分布、吸收与排泄

钠是人体必需的矿物质营养素。一般情况下,成人体内钠含量为 3200(女)～

4170(男)mmol, 约占体重的0.15%，体内钠主要在细胞外液，占总体钠的44%～50%，骨骼中含量占40%～47%，细胞内液含量较低，仅占9%～10%。体内可交换钠总量为37～41mmol/kg，其中大部分在细胞外液和骨骼中，约占75%。

人体中钠的主要来源为食物，每日摄入的钠几乎全部由胃肠道吸收，人体中钠的吸收率为95%～100%。

钠排出的主要途径是肾脏、皮肤及消化道。皮肤对钠的排泄主要是通过汗液排出，特殊情况下，如大量出汗等，通过皮肤排出的钠则大大增加。少量的钠随粪便排出。一般情况下肾脏是钠的主要排泄器官。肾脏根据身体钠含量的情况调节尿中排钠量。我们都有这样的体验，当吃咸了(也就是钠的摄入多了)，人体就会很快做出反应，出现口渴症状，并通过大量饮水，将体内多余的钠通过尿排出体外，以达到水和电解质的平衡，维持细胞外液的渗透压平衡。肾小球过滤的钠有95%经肾小管再吸收：近端肾小管吸收约65%，髓袢吸收25%，其余10%在远端肾小管与钾、氢交换。钠排出的量与机体摄入的量相关，摄入少则排出少；但在无钠摄入时，机体仍可有少量的钠排出，因而长期的无盐饮食将导致体内钠的缺失，出现钠代谢的异常。婴儿的肾脏处于发育的初始阶段，过量摄入钠会导致婴儿肾衰竭。

钠与钙在肾小管内的重吸收过程发生竞争，故钠摄入量高时，会相应减少钙的重吸收，从而增加尿钙排泄。

细胞外液钠浓度的调节受到神经和激素的控制。当细胞外液钠浓度低、钾浓度增加时，会刺激肾上腺皮质分泌醛固酮，该激素可以增加远曲小管和集合管的通透性，使得更多的钠得以再吸收回小管周边微血管中，并排出较多 K^+；随着钠离子的增加，细胞外液体积增加而升高血压。当细胞外钠浓度很高时，肾上腺皮质停止分泌醛固酮，因此有较多的钠得以排出。

四、低钠血症

血液中钠的浓度太低即为低钠血症。发生的原因可能如下：摄取过多水分、肾功能损坏、肝硬化、心脏病、长期腹泻、抗利尿激素(ADH)分泌不正常等。当血液中的钠浓度突然下降时，严重的症状很快就出现。脑对钠浓度很敏感，所以首先会表现为无精打采及迟钝。若情况更严重，接下来会出现肌肉抽搐、神志不清、昏迷甚至死亡。

关于低血钠的治疗，已在低渗性脱水中介绍，不再赘述。

五、高钠血症

血液中钠的浓度太高即为高血钠症，主要由脱水引起。发生的原因可能如下：摄取过少水分、腹泻、呕吐、发热、过度出汗、尿崩症、脑下垂体受损、其他电解质失调、使用药物等。高钠血症在老年人中最普遍。高钠血症最重要的症状为脑部功能障碍，严重高钠血症会导致意识混乱、肌肉痉挛、昏迷，甚至死亡。

关于高血钠的治疗，已在高渗性脱水中介绍，不再赘述。

六、钠泵

钠是细胞的动力源，这种动力称为"钠泵"。即细胞所需的营养物质及细胞的代谢物都要通过"钠泵"作用才能进出细胞，故此，钠与钾共同作用，参与细胞的生理过程，是营养物质进出细胞的动力源。不仅如此，人体肠道对营养素的吸收也有钠的作用。钠的动力作用还不止这些，还参与神经系统传递信息；人体器官的活动，如心脏收缩、肠道蠕动、呼吸、四肢运动、肾小管重吸收、糖类代谢、氧的利用等，都必须有钠的参加才可进行。几乎所有的营养物质都要靠 Na^+、K^+ 进入细胞时带入，细胞代谢后的废物也要靠 Na^+、K^+ 带出细胞，即细胞所需的营养物质及细胞的代谢物都要通过"钠泵"作用才能进出细胞。

Na^+-K^+ 依赖式 ATP 酶简称钠泵（图 4-3）。为什么叫钠泵而不叫钾泵，是因为在缺少 K^+ 的情况下其可照常工作。一个活的细胞，其细胞内外各种离子的浓度有很大差别。以神经和肌细胞为例，正常时 Na^+ 在细胞外的浓度约为细胞内浓度的 12 倍，而 K^+ 在细胞内的浓度约为细胞外浓度的 30 倍。当细胞内的 Na^+ 增加和（或）细胞外 K^+ 增加时，钠泵被激活，分解 ATP，释放能量，逆浓度差转运 Na^+、K^+，两过程耦联在一起，每分解一个 ATP 分子，可移出 3 个 Na^+，同时移入 2 个 K^+。钠泵的直接效应是维持细胞膜两侧 Na^+ 和 K^+ 的浓度差，使细胞外液中的 Na^+ 浓度达到胞质内的 10 倍左右，细胞内的 K^+ 浓度达到细胞外液的 30 倍左右。同时，钠泵每次活动都会使 3 个 Na^+ 移出胞外、2 个 K^+ 移入胞内，产生一个正电荷的净外移，故钠泵具有生电效应。钠泵活动造成的膜内外 Na^+ 和 K^+ 的浓度差，是细胞生物电活动产生的前提条件。钠泵活动造成的细胞内高 K^+ 为胞质内许多代谢反应所必需，如核糖体生成蛋白质需要高 K^+ 环境。所建立的胞内高 K^+、低 Na^+ 能阻止细胞外水分大量进入细胞，防止细胞水肿，维持细胞内渗透压和细胞容积。

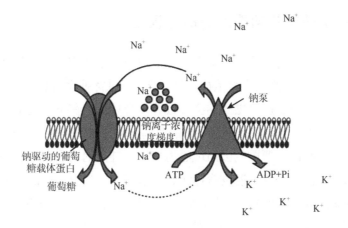

图 4-3　钠泵的工作示意图

最为重要的是，钠泵活动建立的 Na^+ 跨膜浓度梯度可为继发性主动转运提供势能储备。例如，糖类在小肠的吸收要依赖于特定的载体，这一转运过程同时伴有钠的吸收，也就是说糖类的吸收必须有钠的吸收才能实现。葡萄糖与 Na^+ 分别结合在载体蛋白的不同部位，形成葡萄糖-Na^+-载体蛋白复合物。由于肠腔内 Na^+ 的浓度高于细胞内浓度，形成了 Na^+ 浓度梯度，使葡萄糖-Na^+-载体蛋白复合物顺着 Na^+ 浓度梯度差转运入细胞内，葡萄糖随之由细胞扩散入血液。即钠对于营养物质的吸收，特别是糖、脂肪、蛋白质的吸收和代谢都非常重要，甚至可以说，没有钠，各种营养物质就不能被吸收；缺少钠，营养物质吸收就会减少，产生的能量就少，这也正是缺少食盐摄入人体乏力的原因。不仅如此，钠泵还对 ATP 的生成和利用、肌肉运动、肠道蠕动、心血管功能、能量代谢、氧的利用及神经系统信息传递等发挥重要的作用，钠不足时以上功能均会受到影响。

因此，一味强调低钠饮食不一定对健康有利。特别是夏季，钠容易随汗液丢失，需要及时补充淡盐水。夏季随汗液主要丢失的是钠，补充钾会加剧细胞内外液的不平衡，血钠过低会导致渗透压下降，细胞肿胀。轻者可出现恶心、呕吐、血压下降、肌肉痉挛、心率加快、脉搏细弱；严重者可导致昏迷、外周循环衰竭、急性肾衰竭而死亡。爬山、大量出汗后喝纯净水，会使身体内电解质含量急速下降，甚至有点无力走路；神经传输需要电信号，电解质下降，电信号变得不流畅。降低体内的钠含量并不利于身体健康，最好是保持钠含量在一定的范围。如果在晨起后喝一杯淡盐水，可起到润肠通便的作用。

七、关于婴幼儿钠摄入的指导意见

婴儿期是指小儿出生后到 1 岁的阶段。3 岁以下小儿均可以称为婴幼儿；3～7 岁为学龄前期儿童。必须高度重视的是，钠是通过肾脏代谢的，而婴儿的肾脏处于发育的初始阶段，过量摄入钠会导致婴儿肾衰竭。在摄入过量钠之后，钾元素也会随之流失，钾元素控制着人体的肌肉活动，在失去钾元素的支撑之后，会出现心肌活动减慢，严重的会出现心力衰竭。过多的钠还会加速钙离子的排泄，这种情况下也会诱发骨骼发育迟缓、骨质疏松、骨折等情况。另外，婴幼儿对食盐的敏感度要高于成人。人对食盐的敏感度会随着年龄的增长逐渐降低。因此，父母感觉咸淡可以的时候，对婴幼儿来说可能已经比较咸了，所以婴幼儿一定要严格限制钠的摄入量。

依据《中国居民膳食指南（2022）》数据：0～0.5 岁 170mg/d，0.5～1 岁 350mg/d，1～4 岁 700mg/d，4～7 岁 900mg/d，7～11 岁 1200mg/d，11～14 岁 1400mg/d，14～18 岁 1600mg/d，18～50 岁 1500mg/d，50～65 岁 1400mg/d，65～80 岁 1400mg/d，80 岁以上 1300mg/d，孕妇 1500mg/d，哺乳期妇女 1500mg/d。

（1）1 岁以内：0～6 月龄小儿每天需要 170mg；7～12 月龄小儿每天需要 350mg，不到 400mg（相当于 1g 食盐）。0～6 月龄母乳和配方奶中的钠已经足够满足小儿身体需要，不需要额外补充。7～12 月龄小儿母乳、配方奶、天然食品中存在的盐已能满足小儿需要，再额外加盐则会增加小儿肾脏负担，对小儿健康不利。

（2）1～4 岁：每天需要 700mg 钠（相当于 1.8g 食盐）。小儿在 1 岁后开始逐渐融入家庭饮食，在做菜放盐之前家长可以单独盛出孩子的那一小份；当然家长也要尊重孩子对更好口味的追求，当他表现出对清淡饮食没那么有兴趣的时候，可以稍加一点盐。若小儿跟大人一起吃饭，那么全家人的饭菜都应做得清淡一些。

（3）4～7 岁：每天大约需要 900mg 钠（相当于 2.3g 食盐），除了食物本身提供的钠，小儿一天摄取的食盐总体不应超过 2g。

提示：1g 食盐约提供 400mg 钠，1g 钠约需要 2.5g 食盐来提供。

各年龄段的小儿都需要钠元素，但是补充钠可不等于一定要吃盐。所以我们上面提到的小儿各个月龄需要的钠元素量并不是单纯指小儿摄入的食盐，而是包括小儿摄入食物中所有的钠。

第四节　钾

一、生物电与兴奋性

人体任何一个细微的活动都与生物电有关。外界的刺激、心脏跳动、肌肉收缩、眼睛开闭、大脑思维等，都伴随着生物电的产生和变化。例如，说话的过程中，嘴在动是因为嘴里面的肌肉在活动，肌肉活动本身就有许多离子的运动，离子的运动就产生电位的变化，即生物电。又如，针扎到手指会感觉到疼痛，这是生物电信号将这种感觉传输到大脑，于是我们就感到了疼痛。

细胞未受刺激时所具有的电势称为"静息电位（RP）"。实验测得活细胞的细胞膜外带正电，内部带负电，即膜内侧电位为$-90\sim-70$mV。在静息状态下，细胞内钾浓度高于细胞外，安静时膜对钾的通透性较大，故钾外流聚于膜外，带负电的蛋白不能外流而滞于膜内，使膜外带正电，膜内带负电。细胞受到刺激时所产生的电势称为"动作电位（AP）"（图4-4）。细胞内的电位可从负电位突然变为正电位（$20\sim30$mV），大约在不到1毫秒的时间内，很快又恢复到原来的静息电位。此时，膜上的钠通道开放，因膜外钠浓度高于膜内且受膜内负电的吸引，故钠内流引起上升支直至内移的钠在膜内形成的正电位足以阻止钠的净移入为止。动作电位的下降支，钠通道关闭，钾通道开放，钾外流。随后钠泵工作，泵出钠，泵入钾，恢复膜两侧原浓度差。可兴奋细胞每发生一次动作电位，膜内外的 Na^+、K^+比例都会发生变化，于是钠泵加速转运，将进入膜内的 Na^+泵出，同时将逸出膜外的 K^+泵入，从而恢复静息时膜内外的离子分布，维持细胞的兴奋性。兴奋性是指可兴奋组织或细胞受到刺激时发生兴奋反应（动作电位）的能力或特性。生物体与环境的关系不仅表现在物质和能量代谢方面，还表现在当环境条件发生变化时能引起机体活动的改变，由此生物体不断主动地适应环境得以生存。

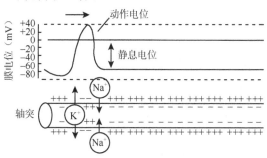

图 4-4　神经动作电位示意图

二、来源和摄入量

（一）来源

含钾较高的食物：玉米、韭菜、黄豆芽、莴苣、鲤鱼、鲢鱼、黄鳝、瘦猪肉、羊肉、牛肉、红枣、香蕉、山芋、马铃薯、笋、菠菜、黑枣、木耳、火腿、猪肉松、鳗鱼、豆腐皮、莲子、花生、蘑菇、紫菜、海带、榨菜等。

（二）摄入量

钾元素每日需要量儿童为 1600mg/d，成人为 2000mg/d。

人体所需的钾全靠外界摄入，饮食中含钾在 50～100mmol/d（2～4g/d），足以维持人体生理上的需要。

三、作用与功能

1. 参与各种细胞代谢过程　糖原合成过程中需要 K^+，每合成 1g 糖原约需要 0.15mmol 的 K^+。葡萄糖在细胞内氧化也要有 K^+ 的参与，K^+ 是维持糖原合成和糖氧化过程中一些酶活性的激动剂。细胞内合成蛋白质时，必须有适当浓度的钾才能维持氨基酸向细胞内转运。每合成 1g 蛋白质约需 0.45mmol 的 K^+。细胞内一些与糖类代谢有关酶类，如磷酸化酶和含巯基的酶等必须有适宜浓度的 K^+ 存在才能具有正常的活性。K^+ 又是维持细胞 Na^+-K^+-ATP 酶的主要成分之一，以维持细胞膜的正常功能。K^+ 能激活缩合酶和 ATP 酶的活性，推动细胞氧化过程中三羧酸循环的进行而产生 ATP，并经 ATP 酶的催化而释放能量，供应膜的钠泵功能正常进行。

2. 保持神经肌肉的应激性　细胞内 K^+ 和细胞外 Na^+ 联合作用，可激活 Na^+-K^+-ATP 酶产生能量，维持细胞内外 K^+-Na^+ 浓度梯度，产生膜电位，使膜有电信号能力。神经系统负责传递大脑和身体之间的信息，这些信息是以"神经冲动"的形式传递的，并帮助调节肌肉收缩、心搏等。而有趣的是，"神经冲动"是由 Na^+ 进入细胞而 K^+ 移出细胞而产生的，换句话说，离子的运动会改变细胞的电压，从而引发"神经冲动"。

3. 维持细胞内正常渗透压　钾主要存在于细胞内，因此钾在细胞内渗透压的维持中起着主要作用。

4. 参与酸碱平衡的调节　当细胞外液的 H^+ 浓度增加时，H^+ 和 Na^+ 进入细胞内，而 K^+ 从细胞内移出；反之，当细胞外液 H^+ 浓度过低时，H^+ 和 Na^+ 从细胞内移出，而 K^+ 从细胞外移入。K^+ 还可以与肾的 H^+ 竞争性地参与与 Na^+ 的互换，即当细胞外液 pH 增高而致碱中毒时，肾小管排泌 H^+ 减少而排泌 K^+ 增加，因而可引起低钾血症；反之，当细胞外液 pH 降低而致酸中毒时，肾小管排泌 H^+ 增加而排泌 K^+ 减少，从而引起高钾血症。

5. 维持心肌细胞的正常静息膜电位和复极过程　K^+ 不仅影响心肌细胞的静息膜电位，而且也影响心肌细胞的复极过程。如果血钾浓度过高，心肌自律性、传导性和兴奋性受抑制；血钾浓度降低时，心肌兴奋性增高。因此，无论血钾过高或过低均可引起心律失常。钾代谢失常对心肌舒缩功能亦有一定的影响。

四、药代动力学

钾是人体最重要的阳离子之一。正常成年人体内含钾量为 $31\sim57mmol/kg$，总钾量为 $140\sim150g$。人体内钾的 70% 在肌肉，10% 在皮肤，其余在红细胞、脑和内脏中。细胞外液钾占人体内钾的 2%，血清 K^+ 浓度为 $3.5\sim5.5mmol/L$；细胞内液钾占 98%，浓度约为 $150mmol/L$，细胞内、外液钾浓度相差达 30 倍。细胞内的钾部分与大分子有机物如糖原和蛋白质结合，部分游离。

进食后，90% 以上的钾可短时间内在肠道内被吸收。钾主要经肾脏排泄，肾脏排钾量占人体总排钾量的 $80\%\sim90\%$。肾脏的排钾受醛固酮和细胞外液酸碱度等的影响。当血 K^+ 浓度增高时，醛固酮分泌增加，远曲小管和集合管重吸收钠和排钾增多；相反，血 K^+ 浓度降低则排钾减少。远曲小管和集合管上皮细胞对 Na^+-H^+ 和 Na^+-K^+ 交换有竞争作用，因此，一般地说，酸中毒时肾小管上皮细胞代偿性产生 H^+、重吸收 $NaHCO_3$ 增多，易引起血钾增高；相反，碱中毒时则产生 H^+ 减少，易引起血钾降低。肾脏对钾的排泄原则为"多吃多排，少吃少排，不吃也排"。肠道和汗液也会排出一定的钾。

五、低钾血症

正常人血钾浓度为 $3.5\sim5.5mmol/L$。血钾浓度低于 $3.5mmol/L$ 时称为低钾血症。

（一）临床表现

低钾血症可抑制神经肌肉的兴奋性而导致肌无力、活动困难、肌痛甚至麻痪。当血钾浓度低于 3mmol/L 时，可出现肌肉软弱无力，而低于 2.5mmol/L 时可出现软瘫，以四肢肌肉最为突出，腱反射迟钝或消失。当呼吸肌受累时则引起呼吸困难。中枢神经系统症状：轻者精神抑郁、淡漠、萎靡不振，重者嗜睡甚至昏迷。对于心脏的威胁最严重，可引起各种心律失常，包括房性和室性期前收缩、心动过速，甚至心室颤动等。特别是在短期内发生严重低钾血症时，其发生迅速而严重，甚至引起猝死。此外，还可有血压下降，重者呈低钾性心肌病。在消化系统，可引起肠蠕动减弱，轻者有食欲缺乏、恶心、便秘，严重者可以发生腹胀、麻痹性肠梗阻等。长期缺钾可引起失钾性肾病、膀胱平滑肌张力减弱、尿潴留。低钾血症可引起代谢性碱中毒。

（二）治疗

轻症者血钾浓度为 3.0～3.5mmol/L 时，口服钾盐即可。首选氯化钾，一般每日给予 10%氯化钾溶液 30ml，分次服。

重症或不能经口补钾者静脉滴注补钾：在补钾前一定要考虑肾脏情况，如果无尿或少尿时，最好先适当输入生理盐水，待尿量增多（＞700ml/d）后，再静脉滴注钾盐较安全。一般以 10%氯化钾溶液 15～30ml 加入生理盐水 1000ml，即稀释成 0.15%～0.3%氯化钾溶液，缓慢静脉滴注（速度不超过每分钟 60 滴）。小儿输入 0.3%氯化钾溶液不宜超过每分钟 0.7ml(每分钟 10～12 滴）。对慢性缺钾，有时需要数天才能纠正。如果低钾血症是由碱中毒引发的，在治疗时须纠正碱中毒同时补充 K^+。威胁生命的严重低钾血症建议使用中心静脉补钾法。经中心静脉通路补充 K^+ 可避免静脉炎等合并症，通过中心静脉输注时其安全补钾速率为 20mmol/h，在危及生命的情况下，其补钾速率可为 40mmol/h。

注意：滴注氯化钾可能会有疼痛感，由钾刺激血管壁的神经所致。经验表明，输液的速度过快或浓度过高会刺激血管引起疼痛，一般输钾的浓度不超过 0.3%。采用生理盐水或糖盐水作为溶剂补钾可减少疼痛的发生，因为 K^+ 是致痛因子，进入组织后作用于神经末梢感受器，使其去极化，产生疼痛，而 Na^+ 进入组织后使神经细胞超极化，其兴奋性降低，使疼痛阈值增高，从而缓解疼痛，也可能是 Na^+ 与 K^+ 竞争感受器上的膜受体，从而减轻 K^+ 的致痛作用。必要时可以热敷或用硫酸镁外敷，能够缓解疼痛。另外，建议每次输注更换输注部位。如果需要长期输注含 K^+ 的溶液，为了避免疼痛，可以考虑留置深静脉或中心静脉置管。

六、高钾血症

如果血钾浓度＞5.5mmol/L，称为高钾血症。高钾血症根据血钾浓度可分为四种。轻度高钾血症：血钾浓度为 5.5～6.0mmol/L。中度高钾血症：血钾浓度为 6.1～7.0mmol/L。重度高钾血症：血钾浓度＞7.0mmol/L。当血钾浓度＞8.5mmol/L 时，可引起呼吸麻痹或心脏停搏，甚至很快导致死亡。

（一）临床表现

高钾血症最严重的表现是对心脏的威胁，主要表现为对心肌的抑制作用，心肌收缩功能降低；心律失常，如各种心脏传导阻滞和心动过缓，甚至心室颤动或心脏停搏于舒张状态等。骨骼肌无力和麻痹，早期常有手足麻木等感觉异常和肌肉软弱无力、腱反射消失、四肢松弛瘫痪，最后影响呼吸肌等。但是，常无严重的中枢神经系统功能紊乱。高钾血症时，容易发生代谢性酸中毒。

（二）治疗

1. 强有力的治疗措施　血钾浓度＞6.0mmol/L 时，需要强有力的治疗。因为高钾血症对机体的主要威胁是心脏抑制。其重要的治疗原则是保护心脏和降低血钾。除了低钾饮食和停止使用可导致血钾升高的药物外，其治疗措施有以下几种。

（1）钙剂：这是首选的治疗。10%葡萄糖酸钙 20ml+10%葡萄糖注射液 20～40ml 缓慢静脉推注。10 分钟见效果，作用可持续 1 小时。

（2）胰岛素+葡萄糖液：50%葡萄糖液 50ml+10%葡萄糖液 100ml+胰岛素 8～10U（按每 4g 葡萄糖给予 1U 胰岛素）静脉滴注。半小时见效，作用可持续 4 小时。

（3）碳酸氢钠（特别是伴代谢性酸中毒患者）：5%碳酸氢钠 100～200ml 快速静脉滴注。5 分钟见效，作用可持续 2 小时。

（4）β_2 受体激动剂：如沙丁胺醇喷雾剂 10～20mg 吸入 10 分钟，在 15～30 分钟内起效，作用可持续 2～3 小时。

（5）其他：必要时采用血液透析等治疗。

2. 高钾血症的非急症处理原则　若高钾血症患者的肾功能正常，可使用高效利尿剂：呋塞米 60mg，静脉推注。若肾功能不全，也可经胃肠道给予 K^+ 结合树脂，如聚磺苯乙烯等：聚磺苯乙烯 30g，冲服；或 20%甘露醇 100ml，口服；

或大黄粉 3.0g，冲服；或聚磺苯乙烯 30g+20%甘露醇 150ml，保留灌肠。必要时可用血液透析等治疗。也可吸入 β₂ 受体激动剂，如沙丁胺醇等。

第五节 氯

一、来源和摄入量

（一）来源

膳食中的氯几乎完全来源于氯化钠，仅少量来自氯化钾，因此食盐及其加工食品酱油、腌制肉或烟熏食品、酱菜类及咸味食品等都富含氯化物。一般天然食品中氯的含量差异较大；天然水中也几乎都含有氯，估计日常从饮水中可摄取氯 40mg/d 左右，与从食盐来源摄取氯的量（约 6g）相比并不重要。

（二）摄入量

中国营养学会提出的成年人每日氯适宜摄入量（AI）为 2300mg/d。

特殊需求人群：大量出汗、腹泻呕吐、肾功能异常、肺心病及使用利尿剂时会导致氯丢失、引起氯缺乏和血浆钠氯比例改变。

二、作用与功能

1. 维持体液酸碱平衡 氯是细胞外液中的主要阴离子。当 Cl^- 浓度发生变化时，细胞外液中的 HCO_3^- 浓度也随之变化，以维持阴阳离子的平衡；反之，当 HCO_3^- 浓度改变时，Cl^- 随之变化，以维持细胞外液的平衡。供应适量 Cl^- 可以校正由疾病或利尿剂引起的代谢性碱中毒。

2. 维持细胞外液的容量与渗透压 Cl^- 与 Na^+ 是细胞外液中维持渗透压的主要离子，二者约占总离子数的 80%，调节与控制着细胞外液的容量和渗透压。

3. 参与血液 CO_2 运输 当 CO_2 进入红细胞后，在红细胞内碳酸酐酶参与下，与水结合成碳酸，再离解为 H^+ 与 HCO_3^-，被移出红细胞进入血浆，但正离子不能同样扩散出红细胞，血浆中的 Cl^- 即等当量进入红细胞内，以保持正负离子平衡；反之，红细胞内的 HCO_3^- 浓度低于血浆时，Cl^- 由红细胞移入血浆，HCO_3^- 转入红细胞，而使血液中大量的 CO_2 得以输送至肺部排出体外。

4. 其他 Cl⁻还参与胃液中胃酸的形成，胃酸促进维生素 B_{12} 和铁的吸收；激活唾液淀粉酶分解淀粉，促进食物消化；刺激肝脏功能，促使肝中代谢废物的排出；氯还有稳定神经细胞膜电位的作用等。

三、药代动力学

（一）分布

氯在人体含量平均为 1.17g/kg，总量为 82～100g，占体重的 0.15%，广泛分布于全身，主要以 Cl⁻形式与 Na^+、K^+结合为氯化钠和氯化钾存在。其中，氯化钾主要存在于细胞内液，而氯化钠主要存在于细胞外液中。脑脊液与胃肠分泌液中的氯含量较高，肌肉、神经组织和骨中的氯含量很低。除红细胞、胃黏膜细胞有较高的氯含量外，在大多数细胞内氯的含量都很低。

在诸多阴离子中，Cl⁻是生物化学性质最稳定的离子，它能与阳离子保持电荷平衡，维持细胞内的渗透压。

（二）吸收

饮食中的氯多以氯化钠形式被摄入，并在胃肠道被吸收。在胃黏膜中，氯依赖钠主动运输，受 HCO_3^- 浓度和 pH 的影响，如果缺乏 HCO_3^-，净氯运输降低50%以上。空肠中 Cl⁻是被动运输，色氨酸刺激 Cl⁻的分泌，增加单向 Cl⁻的流量。回肠中有"氯泵"参与正常膳食中氯的吸收及胃液中氯的重吸收。肠腔中 HCO_3^- 浓度升高时，Cl⁻的分泌增加。吸收的 Cl⁻经血液和淋巴液运输至各组织。

（三）排泄

氯主要由肾排泄，经肾小球滤过的氯约有 80%被肾近曲小管重吸收。髓袢升支粗段可能有"氯泵"存在，能主动运转氯。氯的主动吸收引起钠的被动吸收，而远曲小管和收集管的"钠泵"可促进钠的主动吸收而引起氯的被动重吸收。进入远曲小管的氯约占滤过氯的 10%，其中部分被重吸收，小部分经尿排出。呋塞米、依他尼酸、汞利尿剂等主要作用于髓袢升支，抑制氯的主动运转，钠的重吸收随之减少，使钠和氯的排泄增加而利尿。腹泻时，肠的"氯泵"功能有缺陷，食物及消化液中的氯可随粪便大量排出。少量氯可在汗中排出。在热环境中劳动大量出汗，可使氯化钠排泄增加。

四、低氯血症

正常血液中氯的浓度维持在 98～106mmol/L。低氯血症是指血清中的 Cl^- 浓度<98mmol/L 且出现相应临床症状。血清中的 Cl^- 浓度<70mmol/L 为危急值。

（一）病因

1. 原发性低氯血症 ①包括 Cl^- 排泄过多，如剧烈呕吐、反复洗胃或胃液引流、大量出汗、应用排钾利尿剂等。②原发性醛固酮增多症、库欣综合征、巴特综合征（Bartter syndrome）、卟啉病、急性肾功能不全等患者也常伴有低氯血症。

2. 代偿性低氯血症 指由于血液中的二氧化碳潴留，机体内 HCO_3^- 代偿性升高，从而使得 Cl^- 降低的疾病，如伴有高碳酸血症的呼吸衰竭患者所继发的低氯血症。

（二）病理生理

低氯血症是指血清 Cl^- 浓度<98mmol/L。Cl^- 紊乱常常是其他离子和酸碱紊乱的伴随因素，特别是与 K^+ 和 HCO_3^- 的关系最密切。Cl^- 对细胞外液和细胞内液所产生的影响与丧失 K^+ 时所产生的影响基本相同。Cl^- 与 K^+ 两者中任何一种缺乏将引起另一种离子的缺乏，即 Cl^- 缺乏时，势必引起 K^+ 的缺乏，反之亦然。例如，Cl^- 缺乏时，HCO_3^- 即见增加，以补充 Cl^- 的缺乏，结果产生代谢性碱中毒，然后 K^+ 从细胞中释放出来，由尿中排出增加，而 Na^+ 和 H^+ 则进入细胞内，造成细胞内酸中毒和细胞外碱中毒；同理，当 K^+ 缺乏时，由于 HCO_3^- 的增加而引起代谢性碱中毒，Cl^- 则由尿中排出增加。

Cl^- 是肾小管中唯一的容易与 Na^+ 相继重吸收的阴离子。低氯血症时，肾小球滤液中 Cl^- 不足，则缺乏足够的 Cl^-，与 Na^+ 一起主动重吸收，因而 H^+ 增加，H^+-Na^+ 交换增强，$NaHCO_3$ 重吸收增多，结果导致 HCO_3^- 浓度升高，可引起低氯性碱中毒。

（三）临床表现

本病常与低钠血症、低钾血症等同时存在，轻度低氯血症症状不明显，或被低钠血症和低钾血症的症状所掩盖。临床常表现为头晕、头痛、腹胀、恶心、呕吐、疲倦、表情淡漠、双眼无神、呼吸表浅、兴奋、躁动不安、神志恍惚等。

（四）治疗

1. 治疗要点

（1）首先应纠正其发生原因。

（2）对缺氯性低氯血症，应给予补氯治疗，这些患者多合并低钠血症，或伴低钾血症，故常需要同时纠正低钠血症、低钾血症，即可使低氯血症自然纠正。临床上可酌情使用氯化钠、氯化钾、盐酸（当动脉血 pH＞7.55 时）或氯化铵，必要时通过血液透析或腹膜透析等使 Cl^- 和 HCO_3^- 进行交换，从而纠正严重低氯性碱中毒。

（3）代谢性碱中毒时，HCO_3^- 原发性增高引起的继发性低氯血症的治疗一般应以补充氯为原则。

（4）慢性呼吸性酸中毒：血 CO_2 潴留引起的继发性低氯血症的治疗一般不必补氯。

2. 补充氯的方法 可以用一些氯化物的制剂，但低氯性碱中毒时可用盐酸精氨酸进行治疗，既能补充 Cl^-，又能补充 H^+，缓解碱中毒。通常将血清 Cl^- 补充到 98mmol/L 即可。

五、高氯血症

血清氯浓度＞106mmol/L，称为高氯血症。血清氯浓度＞120mmol/L 为危急值。

（一）病因

1. 人体摄入氯过多 长期使用氯化钾、稀盐酸、盐酸精氨酸、盐酸赖氨酸等药物，持续摄入高氯化钠或过多氯化铵。低张性脱水时输入大量等渗或高渗氯化钠溶液。

2. 排出减少 如急性或慢性肾衰竭的少尿期、尿道或输尿管梗阻等。

3. 血液浓缩 如频繁呕吐、反复腹泻、大量出汗等。

4. 吸收增加 如肾上腺皮质功能亢进、长期应用糖皮质激素等。

5. 代偿性增高 如呼吸性碱中毒患者,过度呼吸时 CO_2 排出增多,HCO_3^- 排出减少，血氯会代偿性增高。

6. 低蛋白血症　患有肾脏疾病时尿蛋白排出增加，血浆蛋白质减少，使血氯增加以补充血浆阴离子；摄入氯过多；摄入或静脉补充大量氯化钠、氯化钙。

（二）病理生理

Cl^-是细胞外液中含量最丰富的离子，同时在机体的诸多功能中发挥重要作用，包括酸碱平衡、肌肉活动、渗透压及免疫调节。

高氯血症对机体的影响：包括代谢性酸中毒引起的抑制心肌收缩、降低组织灌注、增加术后恶心、呕吐发生率等，同时可减慢肾脏血流并降低肾小球滤过率，致尿液形成减少。高氯血症的纠正方法，主要是输入含钠不含氯（或少含氯）的液体，提高强离子差（SID），如输入等渗的碳酸氢钠或乳酸钠林格液。

（三）临床表现

高氯血症时常合并代谢性酸中毒。

1. 代谢性酸中毒　面色潮红、呼吸深而快、通气量增加，二氧化碳分压降低，有时呼气中带有酮味。恶心、呕吐、口干、四肢无力、烦躁易怒、肌肉震颤等。

2. 脑细胞失水　如烦躁、嗜睡、抽搐、神志不清、晕厥、癫痫，甚至昏迷，患者常伴有严重缺水的现象。肌张力降低，腱反射减退和消失。

3. 其他　往往伴随高血钠，水钠潴留、血压升高，引起头晕、头痛，甚至引起心慌、心悸、胸闷等症状，靶器官损伤者出现心绞痛、胸闷、胸痛症状，甚至出现脑出血或脑缺血。部分患者心率加快、心律失常、头晕、血压常偏低，心肌收缩力和周围血管对儿茶酚胺的敏感性降低。

（四）治疗

1. 补充 HCO_3^- 以纠正酸中毒　轻度或中度高氯性代谢性酸中毒患者，口服碳酸氢钠，每次 1～2g，每日 3 次。严重者静脉注射碳酸氢钠溶液，能快速缓解症状，在 2～3 天可恢复正常。

2. 纠正病因　针对病因及时治疗。

3. 对伴有高钠血症的高氯血症的治疗　治疗高钠血症实际就是治疗高氯血症。

4. 对手足搐搦者的治疗　可静脉注射氯化钙或镇静剂等。

5. 对慢性呼吸性碱中毒引起的继发性高氯血症的治疗　针对引起通气过度的病因进行治疗；对于使用呼吸机的患者，应适当控制呼吸频率与潮气量。

第六节　钙

一、来源和摄入量

（一）来源

人体内的钙来自食物。在人的日常饮食中，牛乳、豆类和虾皮等食物含钙质丰富，是补充钙质的理想食物。肉类与禽蛋、蔬菜、水果与干果都是富含钙的食物。

（二）摄入量

我国营养学家建议：成人钙的供应量应不低于 700mg/d。其中约有 300mg 的钙被吸收后可以进入人体的体液和软组织，而体液和软组织中又有约 50mg 的钙质将与骨骼中的钙质进行交换，最后通过汗液、尿液排泄的钙质超过 300mg，由此进入人体的钙质与排出的钙质基本达到平衡。儿童骨骼、牙齿等处于生长发育阶段，所以要适当增加钙质的供应量；老年人对钙质的吸收能力较低，所以也应适当增加钙质的供应量。

《中国居民膳食指南（2022）》推荐摄入量：0～0.5 岁 200mg/d，0.5～1 岁 250mg/d，1～4 岁 600mg/d，4～7 岁 800mg/d，7～11 岁 1000mg/d，11～14 岁 1200mg/d，14～18 岁 1000mg/d，18～50 岁 800mg/d，50～65 岁 1000mg/d，65～80 岁 1000mg/d，80 岁以上 1000mg/d，孕妇（早）800mg/d，孕妇（中、晚）1000mg/d，哺乳期妇女 1000mg/d。

钙的正常吸收利用需要维生素 D 及维生素 K 的参与，需同时补充。

维生素 D：用于骨质疏松症防治时，成年人每天摄入 800～1200IU/d。主要靠晒太阳产生（隔着玻璃无效果），也存在于海鱼、虾、蘑菇、乳类等食物中；65 岁及以上老年人常有维生素 D 缺乏，推荐使用补充剂。

维生素 K：成年人需要摄入维生素 K 80μg/d，绿叶蔬菜、发酵食物（纳豆）及牛奶鸡蛋中的维生素 K 含量较多。

二、作用与功能

1. 骨骼建构 钙离子最主要的作用是促进骨质的融合和发育，在幼儿期、青春期都有助于促进人体的骨骼生长发育。儿童在生长发育过程中若缺乏钙质，轻者会引起骨骼发育得纤细、脆弱或柔软，严重者会导致生长发育缓慢、身材矮小，甚至佝偻病等骨骼畸形；而牙齿的形成主要是在妊娠的后期和婴幼儿时期，这一时期如果不注意钙质的补充，就有可能会导致：①牙齿发育畸形；②牙颌骨发育狭小而导致牙列不齐；③牙质差而使龋齿发病率增高。分析骨骼的组成，大约有30%的骨骼由有机或活性材料，即由胶原蛋白和蛋白质构成的，其余70%是由钙和磷酸盐组成的，此外还包含一些钾、钠和镁。骨骼在持续不断改变，这一过程涉及两种细胞——成骨细胞和破骨细胞。成骨细胞在接到信号后会构成骨骼的有机材料。几天后，钙和磷酸盐开始使新建部分变得坚硬。同时还有一些被破骨细胞分解的骨骼。这些细胞分解一小部分，然后成骨细胞到达并填充新骨骼生长的部位。骨骼的持续改变主要由钙组成的新强壮骨骼不断替代老的脆弱骨骼。

有99%的钙质都存在于骨骼及牙齿的硬组织当中（钙离子和羟磷灰石结晶沉着于胶原组成的基质上，维持着骨的坚固性）。30岁以前是人体骨骼的成长期，在成长期补充足够的钙质等营养素可以建构出较紧密的骨骼。可以将骨骼想象成一个巨大的钙储存库，当血液中的钙质减少时，为了血钙恒定，骨骼会将钙质抽离出来放置于血液里，而若一直缺钙，大量少钙质的骨骼就会变细、密度变低而更疏松，久之造成骨质疏松。

2. 维持神经兴奋性 在细胞水平上，钙作为神经和肌肉兴奋-收缩之间的耦联因子，促进神经介质释放和内外分泌腺分泌激素的调节剂，可传导神经冲动，维持心跳节律。钙有镇静作用，当体液中钙浓度降低时，神经和肌肉的兴奋性增高，肌肉出现自发性收缩，严重时出现抽搐，当体液中钙浓度增加时，则抑制神经和肌肉的兴奋性。当人体缺钙时神经递质的释放会受阻，人体的兴奋机制和抑制机制遭到破坏。

3. 参与肌肉的收缩过程 钙离子在骨骼肌收缩的过程中起着触发和调控的作用。肌肉中也含有关键的钙质，这些钙质会影响肌肉的收缩及舒张。肌肉接受运动神经的信号后，会刺激钙离子的释出。当细胞质的钙离子浓度上升时，就会启动肌动蛋白（actin）与肌球蛋白（myosin）的收缩功能。钙离子在细胞间快速移动，进入细胞后钙离子会使肌蛋白产生动作电位、收缩变形，从而使肌肉细胞收缩；钙离子离开之后，肌蛋白便会舒缓，使肌肉恢复舒张状态。

4. 维持平台期的运转、运作　钙离子对心脏主要有两方面作用：第一，影响心脏的传导；第二，影响心脏的收缩。心脏正常的电活动需要一定的钙离子参加，如果钙离子浓度过低，容易出现心脏传导延缓。钙离子对心脏收缩的作用主要表现为促进心脏收缩，心肌细胞的每一次收缩都需要钙离子的参加，只有钙离子通过细胞外进入到细胞内，心脏才能正常地收缩。

5. 参与凝血过程　钙为一种凝血因子，在凝血酶原转变为凝血酶时起催化作用，然后凝血酶使纤维蛋白原聚合为纤维蛋白，从而使血液凝固。

6. 维持体内酸碱平衡　钙是维持和调节体内许多生化过程所必需的，它能促进体内多种酶的活动，是多种酶的激活剂，如脂肪酶、淀粉酶等均受钙离子调节。当体内钙缺乏时，蛋白质、脂肪、糖类不能被充分吸收利用，导致营养不良、厌食、便秘、发育迟缓、免疫功能下降。

7. 其他　钙对细胞的黏着、细胞膜功能的维持、纤毛运动等有重要作用。

（1）细胞的黏着，人体中数亿兆个细胞之所以能够一个挨一个紧密地结合在一起，形成心、肝、脾、肺、肾等独立的器官，是因为钙离子协助细胞完成连接黏着的过程，如果体液中缺乏钙离子，这种细胞间的黏着能力就会下降，使得由细胞构成的组织器官的完整性受影响，从而导致器官的功能减退，这也是人类过早衰老的一个重要原因之一。

（2）细胞膜既是细胞内容物的屏障，也是各种必需营养物质和氧气进入细胞的载体。正常含量的钙离子能保证细胞膜顺利地把营养物质"泵"到细胞内。钙与磷脂结合，维持细胞膜的完整性和通透性，防止向外渗出，抑制炎症和水肿。钙能激活淋巴结液中的免疫细胞，改善其吞噬能力，同时促进血液中的免疫球蛋白合成，增强人体免疫力。

（3）纤毛运动：人类呼吸道表面有一层纤毛柱状上皮细胞，这层纤毛会单向不停地向上摆动，从而帮助清除呼吸道内的分泌物和异物，钙离子能加强控制纤毛运动的肌肉的活力，所以钙离子可对呼吸道功能起保护作用。慢性支气管疾病或肺部疾病的患者经常服用钙剂会有助于疾病的恢复。

8. 信息传递　作为第二信使，钙可维持细胞的生存和功能。细胞分裂、繁殖，数目渐增及单细胞渐渐发挥功能，都需要钙的参加。钙自细胞外进入，唤醒细胞开始工作，否则细胞一直保持睡眠状态。钙进入细胞后引起电活动，与布满全身的神经纤维形成人体"情报网络"，信息的输入经过钙的活动才能传到身体各部位。内分泌腺细胞分泌激素时也必须有钙的参与在器官中传递信息。细胞生长、基因转录、细胞代谢、细胞的单个功能和互相联络的网络都不能缺少钙，甚至老化、疾病、死亡都可以用钙的平衡解释说明。美国耶鲁大学医学院霍华德·赖斯穆森教授曾说，钙能够把得之于细胞表面的信号传递给细胞内各过程，从而在动物的细胞里起着一种几乎是全能的离子信使的作用。钙离子作为细胞内的调节剂而充当第二信使。

钙在生命活动中肩负第二信使的重任，几乎参与一切生命现象和细胞功能，人体中存在两个钙浓度梯度，即骨-血浆钙浓度梯度和细胞内、外钙浓度梯度。如果体内钙含量不足，钙平衡与浓度梯度就会发生变化，从而使机体产生诸多不适与疾病。

三、药代动力学

钙离子是人体内含量最多的阳离子。人体内含钙 700～1500g，占体重的 1.5%～2.0%。人体内约 99%的钙元素都是以结合的形式沉积于骨骼和牙齿等坚硬的组织上，组成人体支架，这些坚硬的组织是机体内钙的储存库；剩下 1%的钙元素以溶解状态存在于软组织、细胞间隙和血液中，统称为混溶钙池，与骨钙保持着动态平衡；这部分钙虽然总量只有 12g 左右，但却具有非常重要的生理功能。血清钙是由离子钙、蛋白结合钙和复合钙三部分组成的。临床上血清钙异常多数是由离子钙变化导致的。骨钙主要以非晶体的磷酸氢钙（$CaHPO_4$）和晶体的羟磷灰石[$3Ca_3PO_4 \times Ca(OH)_2$]形式存在。有趣的是，人体骨骼中的钙质和体液、软组织中的钙离子之间是"互通"的，而且处于一种动态平衡状态，即骨骼中的钙质可以溶入体液中，而体液中的钙质也可以沉积到骨骼上。

人们常常会问，有人已经在医院里诊断为严重的骨质疏松症了，可抽血检查时血钙仍然维持在正常范围。究竟是什么原因使血钙水平"以不变应万变"，始终保持稳定而不出现大起大落的现象呢？这是由于人体内有一套高度精确、灵敏的钙平衡自我稳定系统。

膳食中的乳糖、维生素 D 及某些氨基酸能明显增加钙的吸收。钙主要在十二指肠被吸收，成人每日可吸收 0.1～0.4g，钙吸收主要是在活性维生素 D_3 调节下的主动吸收。肠道 pH 可明显地影响钙的吸收，偏碱性时可以促进 $Ca_3(PO_4)_2$ 的生成，因而能减少钙的吸收。乳酸、氨基酸及胃酸等酸性物质有利于 Ca（H$_2$PO$_4$）$_2$ 的形成，因此能促进钙的吸收。食物中的草酸和植酸可与钙形成不溶性盐，影响钙的吸收。食物中钙磷比例对吸收也有一定影响，Ca：P = 2：1 时吸收最佳。

骨钙素（BGP）是由成骨细胞产生和分泌的一种特殊蛋白质，又称钙结合蛋白。它在维生素 K$_2$ 的作用下才会被活化，产生钙结合位点，将血液中的钙结合过来并沉积到骨骼中，形成具有生命活力的骨钙。缺乏维生素 K$_2$ 时，经肠道消化进入血液的钙就无法变成骨钙，而是游离于骨骼之外。钙如果没有沉积到骨骼里，反而成为健康的危害，沉积到了关节软骨、心脑动脉血管、胆囊和肾脏等组织和器官里，导致关节软骨钙化、骨质增生、骨性关节炎、血管硬化、角膜混浊、胆结石、肾结石等疾病。可以说，吃进去的钙若成不了骨，即使补了再多的钙，也于事无补，甚至适得其反。

钙通过肠道及肾排泄。由消化道排出的钙一部分是未吸收的食物中的钙，另一部分是肠道分泌的钙（每日可达 600mg），分泌的钙量可因摄入高钙膳食而增加，严重腹泻排钙过多可导致缺钙。经肾排泄的钙占体内总排钙量的 20%。每日由肾小球滤出约 10g 钙，其中约 50% 在近曲小管被重吸收，1/5 在髓袢升段被吸收，其余在远曲小管和集合管被吸收，尿中排钙量只占滤过量的 1.5%（约 150mg）。尿钙的排出量受血钙浓度的直接影响，血钙低于 2.4mmol/L（7.5mg/dl）时尿中无钙排出。

四、缺钙的临床表现

在人体生长过程中，不同阶段的缺钙表现不同。

1. 婴幼儿、儿童阶段缺钙　主要表现为多汗、不易入睡、夜啼、鸡胸、"X"形腿、"O"形腿，指甲灰白或有白痕，厌食，偏食；白天烦躁，坐立不安；智力发育迟缓，说话晚，学步晚（13 个月后才开始）；出牙晚（10 个月后才开始），牙齿排列稀疏，不整齐，不紧密，牙齿呈黑尖形或锯齿形；头发稀疏；健康状况不佳，容易感冒。

医学界把婴幼儿期称为"补钙临界期"，过了临界期，即使补充再多的钙，也不能使婴幼儿已经落后的机体组织重新发育至正常水平。

2. 青少年阶段缺钙　主要表现为腿软、肌肉痉挛，运动能力不佳；乏力，烦躁，精力不集中，容易疲倦；厌食，蛀牙，牙齿发育不良；易过敏，易感冒。

3. 孕妇及哺乳期妇女阶段缺钙　主要表现为牙齿松动、四肢无力、经常肌肉痉挛、肢体麻木、腰酸背痛、关节痛、风湿痛、头晕，并易患贫血、妊娠高血压综合征，易出现水肿及乳汁分泌不足。

4. 中老年人阶段缺钙 钙流失首先会出现腰酸腿痛的症状，这是由于骨骼中的钙不断流失到血液中，维持血清钙的正常水平，缺钙会导致钙代谢失衡，导致腰酸腿痛的症状出现；此外，随着年龄的增加，骨骼中的钙慢慢流失，导致骨质疏松，还会出现肌肉痉挛、骨折、驼背等多种症状。

缺钙会降低软组织的弹性和韧性。皮肤缺乏弹性显得衰老；眼睛晶状体缺乏弹性，易近视、老视；血管缺乏弹性易硬化。缺钙会导致神经性偏头痛（缺钙女性 10%～20% 有此症状）、烦躁不安、失眠。

值得重视的是钙缺乏会破坏人体的免疫系统。当细菌和异物侵入人体时，巨噬细胞会捕捉它们，并用淋巴细胞中浆细胞制造的抗体来杀死细菌。而负责传递信息和指挥这种对抗细菌和病毒的防御措施系统发挥作用的是钙。若在此时钙摄入不足，免疫系统功能将大大降低。

人体内 99% 的钙存在于骨骼和牙齿，骨骼和牙齿是人体钙的"大仓库"，当血液中的钙浓度不足时，身体会自动从"大仓库"中"提货"，以保持血液中钙浓度的正常，所以缺钙时骨骼和牙齿中的钙含量将下降，出现骨质疏松、佝偻病、牙齿松动。骨质疏松后补钙，只能保证情况不再发展、恶化，不能治愈骨质疏松，所以补充钙质必须从年轻时开始关注。

五、低钙血症

（一）定义

血钙正常值为 2.25～2.58mmol/L。当血清白蛋白浓度在正常范围时，血钙低于 2.2mmol/L 为低钙血症。血清白蛋白水平低或高的患者的血钙水平不能反映具有生理活性的离子钙的含量，需要计算校正的血钙水平或测定离子钙水平。

（二）临床表现

低钙血症经常没有明显的临床症状。临床症状与血钙降低程度不完全一致，而与血钙降低的速度、持续时间有关。若血钙快速下降，即使血钙水平并未降至 2.2mmol/L，也会引起临床症状。低血钙的临床表现主要和神经肌肉的兴奋性增高有关。

1. 神经肌肉系统　由于钙离子可降低神经肌肉的兴奋性，低钙血症时神经肌肉的兴奋性升高。可出现肌肉痉挛，周围神经系统早期为指（趾）麻木。轻症患者可用面神经叩击试验（Chvostek 征）或束臂加压试验（Trousseau 征）诱发典型抽搐。严重的低钙血症能导致喉、手足、支气管等痉挛，癫痫发作，甚至呼吸暂停。

2. 心血管系统　主要表现为传导阻滞等心律失常，严重时可出现心室颤动等，心力衰竭时对洋地黄反应不佳。心电图典型表现为 QT 间期和 ST 段明显延长。

3. 骨骼与皮肤、软组织　慢性低钙血症可表现为骨痛、病理性骨折、骨骼畸形等。骨骼病变根据基本病因可表现为骨软化、骨质疏松、佝偻病、纤维囊性骨炎等。慢性低钙血症患者常有皮肤干燥、无弹性、色泽灰暗和瘙痒，还易出现毛发稀疏、指甲易脆、牙齿松脆等现象。低钙血症引起白内障较为常见。

4. 短时间内血钙迅速下降　这时有可能会出现威胁生命的严重后果，临床表现为口唇发麻，鼻子发麻，继而会出现四肢末端麻木刺痛的感觉，如果血钙得不到控制继续快速下降，还会诱发手足抽搐、肚子剧烈疼痛，然后可能会出现支气管哮喘、喉痉挛等，甚至导致呼吸衰竭。

5. 一些慢性低钙血症患者血钙表现为下降的时间比较长且比较缓慢　患者也会出现一些相关的症状，包括记忆力减退、头晕目眩、性格突然改变、抑郁、焦虑、骨密度下降及骨质疏松。儿童患者还会出现智力发育障碍、牙齿发育不健全，可能会出现龋齿、皮肤干燥、没有光泽和弹性等。

（三）治疗

若总钙浓度小于 1.875mmol/L，无论有无症状，均应进行治疗。

1. 重症低钙血症的治疗　需静脉补充钙剂以控制抽搐，常用 10%葡萄糖酸钙 10～20ml（10ml 葡萄糖酸钙含 90mg 元素钙）或 10%氯化钙 5～10ml 缓慢静脉注射（大于 10 分钟），必要时可重复。

若抽搐不止，可将 10%氯化钙或 10%葡萄糖酸钙 20～30ml 加入到 5%～10%的葡萄糖溶液（1000ml）中，持续静脉滴注。速度小于 4mg（Ca）/（h·kg），2～3 小时后查血钙，应控制在 2.2mmol/L（9mg/dl）左右，不宜过高。

注意：钙的浓度不宜超过 20%葡萄糖酸钙，否则可刺激血管。3 周内使用过洋地黄制剂的患者静脉补充钙剂时应小剂量慢速进行，必要时心电监护，将血钙维持在正常低限水平，防止发生心律失常甚至猝死。

若补钙效果不佳，应注意有无低血镁，必要时可补充镁。25%硫酸镁 10ml 深部肌内注射或 10%硫酸镁溶液静脉滴注。

可同时口服补充 1000～2000mg 元素钙，并服用迅速起效的 $1,25(OH)_2 D_3$ 或 $1\alpha(OH)D_3$ 以促进钙的吸收。

2. 慢性低钙血症的治疗 应长期服用钙剂和维生素 D 制剂，因为维生素 D 可以促进钙的吸收，所以对于补钙至关重要。口服钙剂每日补充元素钙 1～1.5g。葡萄糖酸钙、乳酸钙、氯化钙和碳酸钙中分别含元素钙 9.3%、13%、27% 和 40%。钙剂在小剂量和酸性环境中吸收较好，宜少量多次使用。对于胃酸缺乏者，建议在进食后立即服用。轻度单纯无症状的慢性低钙血症患者，单纯口服钙剂就可以恢复正常，调整药量，不要使 24 小时尿钙超过 350mg，以免发生尿路结石。

维生素 D_2 或维生素 D_3 起效较慢，但作用时间长，$1,25(OH)_2 D_3$ 或 $1\alpha(OH) D_3$ 起效较快，作用维持时间短，停药后作用迅速减弱，无长期蓄积作用。肾功能不全者最好选用 $1,25(OH)_2 D_3$ 或 $1\alpha(OH) D_3$，而肝功能不全者使用 $1,25(OH)_2 D_3$ 较为合适。$1,25(OH)_2 D_3$ 在用后 1～3 天开始生效，每天可使用 0.25～1μg。

3. 甲状旁腺功能减退症患者的治疗 在补充钙剂的同时须同时服用高于生理需求剂量的维生素 D。严重甲状旁腺功能减退症患者可给予维生素 D 50 000～100 000U/d。因为甲状旁腺功能减退而甲状旁腺素缺陷导致 25（OH）D_3 转变为 $1,25(OH)_2 D_3$ 的过程受损，从而使小肠吸收钙的功能减退，为了克服这种缺陷，给予大剂量的维生素 D 是治疗甲状旁腺功能减退所致低钙血症必需的。可选用 $1,25(OH)_2 D_3$ 0.5～2μg/d 或 25（OH）D_3 50～200μg/d，钙剂与维生素 D 合用时，要注意避免发生高钙血症。大多数甲状旁腺功能减退症患者需要终身补充钙剂与维生素 D。治疗目标是缓解症状，提高并维持血钙浓度在正常值下限即可。

4. 其他 噻嗪类利尿剂和限制钠盐均可增加肾小管对钙的重吸收，减少尿钙，升高血钙水平，可用于肾功能不全时低血钙的辅助治疗。

补钙治疗的同时还要治疗低钙血症病因，如低镁血症、维生素 D 缺乏、营养不良等。

血钙一般纠正到正常低值即可，纠正到正常偏高值可导致高钙尿症，易发生尿路结石。

六、高钙血症

（一）定义

通常将血钙浓度高于 2.60mmol/L 定义为高钙血症。临床上检测的是血液中的总钙，血液中的总钙受血中白蛋白的影响，当血白蛋白水平升高或降低时，会掩盖高钙血症，因此需要用血白蛋白水平校正血钙的测定值。

高钙血症的评估：高钙血症的评估始于确证血钙水平升高。血清白蛋白水平低或高的患者的血清总钙水平不能反映其体内具有生理活性的离子钙的总量。因此，用白蛋白水平校正血清钙或测定离子钙水平很重要。

按血钙升高水平可将高钙血症分为轻度、中度和重度。轻度为血总钙值较正常范围高但低于 3mmol/L；中度为 3～3.5mmol/L；重度为大于 3.5mmol/L，同时可伴随一系列严重的临床征象。

（二）病因

高钙血症的常见病因主要有以下几大类。

1. 原发性甲状旁腺功能亢进　其中又包括家族性甲状旁腺功能亢进和散发性甲状旁腺功能亢进。

2. 恶性肿瘤　包括局部溶骨性高钙血症、恶性肿瘤体液性高钙血症，以及异位甲状旁腺激素分泌的肿瘤。

3. 其他内分泌疾病　如甲状腺功能亢进、嗜铬细胞瘤、肾上腺皮质功能减退、肢端肥大症，都可以出现高钙血症。

4. 肉芽肿类疾病　如结节病、结核、韦格纳肉芽肿等疾病也可以导致高钙血症。

5. 药物　一些药物也可引起高钙血症，如维生素 D 中毒、碳酸锂、噻嗪类利尿剂等可以导致高钙血症。

血清总钙偶尔可能表现为钙结合蛋白的升高（如多发性骨髓瘤中钙结合蛋白升高），而游离钙比例仍然正常，这被称为假性高钙血症。原发性甲状旁腺功能亢进症和恶性肿瘤是高钙血症最常见的原因（占90%）。

（三）临床表现

1. 对神经肌肉的影响　高钙血症可使神经、肌肉兴奋性降低，表现为乏力、表情淡漠、腱反射减弱，严重患者可出现精神障碍、木僵和昏迷。

2. 对心肌的影响　Ca^{2+}对心肌细胞 Na^+内流具有竞争抑制作用，称为膜屏障作用。高血钙时膜屏障作用增强，心肌兴奋性和传导性降低。Ca^{2+}内流加速，致动作电位平台期缩短，复极加速。心电图表现为 QT 间期缩短，房室传导阻滞。

3. 肾损害　肾对高钙血症敏感，主要损伤肾小管，表现为肾小管水肿、坏死、基底膜钙化，晚期可见肾小管纤维化、肾钙化、肾结石。早期表现为浓缩功能障碍，晚期发展为肾衰竭。

4. 对消化系统的影响　造成消化系统肌肉张力降低、胃肠道蠕动变慢、食欲减退，恶心呕吐、腹痛、便秘，甚至是麻痹性肠梗阻。

5. 其他　多处异位钙化灶的形成，如血管壁、关节、肾、软骨、胰腺、鼓膜等处的钙化灶，引起相应组织器官功能损害。

（四）治疗

高钙血症的最根本治疗办法是去除病因，根据病因可以采取手术、化疗、放疗。此外，还应控制原发病，立即停止使用可导致高血钙的药物。对于制动的患者，应尽可能地增加负重的锻炼等，如当血清钙大于 3.5mmol/L 时，不管有没有临床症状，均需积极治疗，采取有效措施降低血钙。

1. 重度高钙血症的治疗　当血钙水平≥3.75mmol/L（13.5mg/dl）时，称为高钙危象，需要紧急抢救。首先需要静脉补充液体，可以使用降钙素及肾上腺皮质激素，主要目的就是抑制骨吸收，促进钙质从尿液排出体外；降钙素可以抑制骨吸收，增加尿钙排出，高钙水平降低后，再针对病因治疗。静脉磷酸盐治疗可使钙同磷酸盐结合，形成磷酸钙，并沉积在软组织中，这样可以快速使血浆钙下降；但可能引起肾衰竭，因此甚少应用。

（1）补液：一般采用 0.9%的生理盐水静脉滴注 3000～5000ml/d，但需根据心功能和尿量调整。

（2）利尿剂：容量补足后，静脉注射呋塞米 40～80mg，必要时 2～6 小时后重复。

（3）肾上腺皮质激素：可静脉使用甲泼尼龙 40～80mg。

（4）降钙素：5～10U/kg，缓慢静脉滴注 6 小时以上。

（5）严重高钙血症可应用低钙透析。

2. 中度高钙血症的治疗　应积极进行原发性疾病的治疗，静脉补充液体，预防水、电解质失衡出现，还可以口服药物进行治疗。

（1）静脉滴注生理盐水扩容，使患者轻度"水化"。

（2）如果欲使血钙下降快些，可用袢利尿药（但禁用噻嗪类利尿药）。如有肾功能不全，袢利尿药剂量要大些。静脉滴注生理盐水加用袢利尿药可使血钙在1～2天内下降0.25～0.75mmol/L，如果血钙下降不理想，可再加用双膦酸盐口服。

3. 轻度高钙血症的治疗

（1）一般治疗：患者需要多喝水，也可以适量饮用淡盐水，避免剧烈运动，同时采取低钙饮食，避免食用鸡蛋、黑芝麻、猪肝、黄豆、海带、牛奶等高钙食物。

（2）药物治疗：如果病症较轻，可以应用阿仑膦酸钠等药物治疗，如果病症较为严重，可以在医生指导下应用唑来膦酸、降钙素等药物治疗。

（3）其他治疗方法：如果是恶性肿瘤引起的高钙血症，可以通过放化疗方法治疗，如果是甲状旁腺功能亢进引起的高钙血症，也可以考虑进行手术治疗。

七、钙平衡

正常情况下，机体内细胞外液钙浓度极为稳定。细胞外液钙离子浓度受到精确的调节。这个调节系统主要包括甲状旁腺素（PTH）和降钙素（CT）。PTH能促使骨骼溶解吸收，并能提高肾脏排钙阈值，刺激 $1,25(OH)_2D_3$ 的合成，后者具有增加肠道钙吸收的作用。降钙素主要作用于骨骼，能降低甚至停止破骨细胞的溶骨反应。正常人体内细胞外液钙离子的轻微升高或降低都能迅速唤起PTH分泌的显著改变。例如，钙增高1%～2%，能立即引起血清PTH降低40%～50%。骨骼是机体内骨盐的储存器官。当机体缺钙时，骨骼必须释放一些钙；而在体内钙过多时，骨骼又能以骨盐形式恢复储存钙。活性维生素D对于骨钙具有双重影响，一方面促使旧骨中贮存的钙溶解并释放入血，另一方面促进新骨钙化。因此，当机体因钙摄入不足或消耗过多而出现短暂血钙水平降低时，甲状旁腺受到低血钙的刺激而立即分泌甲状旁腺激素，促进骨钙释放入血以升高血钙。反之，血钙稍高时，甲状腺C细胞（滤泡旁细胞）就会分泌降钙素以促进成骨过程减少破骨过程。在肝和肾（1α羟化酶）的作用下，维生素D_3转变成有活性的 $1,25(OH)_2D_3$。活性维生素D在其中始终起协调作用，它们相互调节、密切配合，始终保持动态的平衡，维持血钙的昼夜变化不超过3%的水平。因此人类不需要担心补充一些钙剂后可能会出现高血钙，或者暂时钙摄入不足而出现低血钙状况。因为在"骨钙库"和激素的调节下，血钙能够始终保持稳定。这就可以解释有些老年人骨质疏松程度很重，骨钙丢失达到 20%～30%，但血钙水平仅是偏低或仍处于正常水平，只在天冷时或激烈运动时才会出现小腿肌肉痉挛或手足麻木的现象。

八、人体不同成长时期对钙的需要

1. 胎儿期　人的一生都需要补钙。从妊娠第 3 个月开始，胎儿对钙的需要量骤然增加，母体低钙将直接影响胎儿的身高、体重、头颅、脊椎及四肢的发育。若母体继续缺钙，孕期会造成腿部肌肉痉挛、流产、难产、骨盆畸形，甚至出现严重的产科并发症，如妊娠高血压、癫痫、蛋白尿、水肿等，严重者可危及胎儿和母亲的生命。为避免以上问题，孕期的钙摄入量为每日 800～1200mg。

2. 新生儿期（出生后 28 天内）　此阶段出现胎儿自生的低钙期，以激发钙的自稳系统的启动，此阶段需要从母乳中摄取大量的钙，由于母乳中缺少维生素 D，如在出生 2 周后未及时补充，可能会出现低钙、惊厥、哮喘等危险症状。

一般情况下，母乳喂养的 6 个月以内的婴儿，母乳中钙的含量比较多，可以满足小儿生长发育的需要，没有必要再单独服用钙剂，主要是婴儿的肾脏功能还没有发育成熟，服用过多钙容易损害婴儿的肾脏，同时也容易导致骨骼过早钙化，反而影响小儿的生长发育。一般早期症状不明显，后期可能会导致小儿生长发育缓慢、少尿无尿、水肿等肾衰竭的表现。所以补钙一定要慎重。

3. 婴幼儿期（出生～3 岁）　此阶段为人一生中代谢最旺盛的时期，大脑和身体迅速发育，乳牙萌出，此时体内的钙量将直接影响前期的生长发育。如果缺钙可能出现萌牙迟、厌食、多汗、枕秃、鸡胸、O 形腿、X 形腿，并会发生上呼吸道感染、消化不良、肠炎等，影响生活并给成长带来不便。

4. 学龄前期至青少年期（3～18 岁）　此阶段成长速度较快，脑的重量增加，脑的内部结构发育完全，恒牙长出，神经系统发育成熟。到青春期后骨骺逐渐愈合，身高的增长开始变慢并逐渐停止，错过这个补钙阶段将直接影响成年后的健康状态。

5. 成人期（18～45 岁）　此阶段体内骨钙储存达到最高峰，但这一时期工作、学习、生活的压力加大，会消耗掉体内大量的钙，这一时期如果缺钙，将在以后会引发各种老年性疾病。

6. 中老年期（45 岁以后）　随着年龄的增长，体内大量的钙被消耗，需从骨骼中将钙调入血液，故骨密度下降，导致骨质疏松症。老年人骨钙丢失可达

30%～50%。长期将骨钙调入血液可能导致血管、组织、细胞内的钙量增加，随之血管壁、心肌、肾脏中的钙淤积，造成周身麻木、神经衰弱、情感淡漠、便秘、嗜睡、性功能减退、动脉硬化、冠心病、糖尿病、结石症、肿瘤等多种老年性疾病。在此时，甲状腺的 C 细胞会分泌降钙素促进骨钙还原，在还原过程中又形成了游离钙在大骨节边缘的异位沉积，形成骨质增生，也就是说，骨质增生是由缺钙引起的。这些病理和生理变化致使很多中老年人的生活受到困扰。

九、如何补钙

1. 饮食补钙　牛奶、豆制品、鸡蛋、花生、虾皮等都含丰富的钙。此外，改善烹调方法也可提高钙的利用。例如，做菜加点醋，有助于溶解食物的钙质，有利于人体吸收；油炸食品制作时，外加用一些淀粉挂糊，可以防止钙质丢失。

常见的含钙食物有牛奶、酸奶、奶酪、泥鳅、河蚌、螺、虾米、海带、鱼肉、牡蛎、花生、芝麻酱、豆腐、松子、甘蓝、花椰菜、白菜、油菜、芹菜、雪里蕻，羊肉、鸡肉和大部分干果等。

2. 药物补钙　钙制剂分无机钙、有机酸钙、有机钙和天然生物钙四大类。钙剂和维生素D制剂属于促进骨矿化药物，是防治骨质疏松症的基本药物。钙制剂即人们常说的补钙剂，它常和维生素D联合应用。若单独补钙，效果不好。具体介绍如下。

（1）无机钙类：包括氧化钙、碳酸钙、磷酸氢钙、氯化钙、氢氧化钙等。无机钙含钙量高，溶解度低，对胃肠道刺激大，主要用于急性钙缺乏症（手足搐搦）的治疗。一般不用于骨质疏松症的防治。在各种钙盐中，碳酸钙含钙成分高达 40%，且价格相对低，因此许多学者推荐使用碳酸钙作为补钙剂。碳酸钙必须经胃酸作用分解为钙离子后才能被吸收。如果胃酸分泌不足，碳酸钙可影响胃对食物的消化和吸收，有时可出现便秘、恶心等胃肠道副作用。

（2）有机酸钙类：包括葡萄糖酸钙、乳酸钙、柠檬酸钙、枸橼酸钙等。有机酸钙钙含量低，溶解度高。葡萄糖酸钙、乳酸钙使用范围比较广泛，但其中含有的钙成分较低（乳酸钙为 13%，葡萄糖酸钙为 9%），因而每次用量较大，口服不方便，多用于静脉滴注，常用于调节患者体内电解质平衡。

（3）有机钙类：包括 L-苏糖酸钙、氨基酸螯合钙（乐力）、醋酸钙（金钙）等。有机钙具有生物利用度高、吸收好、无明显毒副作用等特点，越来越多地被用于骨质疏松症的治疗和预防。

（4）天然生物钙：这类钙是将海洋生物（如贝壳、牡蛎等）或动物骨骼进行加工处理而生产出来的钙产品。

使用钙剂治疗骨质疏松症要注意以下几点。

（1）必须明确骨质疏松症的原因，以便对症治疗，对症补钙。

（2）对于原发性骨质疏松症的治疗，补钙不能替代正常的、必要的饮食补钙。

（3）补钙要打"持久战"，要长期、均衡地补钙，既不可突击吃药、突击补钙，也不可"三天打鱼，两天晒网"。

（4）要选择对胃肠道刺激小的钙制剂。

（5）服用钙剂时要增加饮水量，以增加尿量，减少泌尿系结石形成的机会。

（6）对于使用雌激素副作用较明显，有可能诱发子宫内膜癌的老年女性，应适当加大服用钙剂的剂量，同时减少激素的用量，同样可以达到治疗和预防骨质疏松症的目的。

3. 其他

（1）改变不良的饮食习惯也可以适当减缓缺钙情况，吃好早餐，人体早上对钙的吸收能力最强。

（2）多做体育运动，运动可使肌肉互相牵拉，强烈地刺激骨骼，加强血液循环和新陈代谢，减少钙质丢失，推迟骨骼老化，同时有利于人体对饮食中钙的吸收。

（3）多晒太阳，紫外线能够促进体内维生素 D 的合成，利于钙的吸收，但紫外线不能穿透玻璃，所以不能隔着玻璃晒太阳。户外活动可以接触阳光，每天照射阳光 10 分钟便可获得机体所需的维生素 D，有利于钙的吸收。

（4）吸烟、喝酒、常喝碳酸饮料等对人体有危害，其中碳酸饮料中还含有磷酸，能造成体内钙磷比例失调，直接阻止钙的吸收。茶水中的茶碱、咖啡中的咖啡因，以及含草酸、植酸的食物与含钙食物同食会阻止人体对钙的吸收。

（5）英国科学家研究发现：饮食中盐的摄入量是钙排出量的主要决定因素，即盐的摄入量越多，尿中排出钙的量越多，钙的吸收也就越差。

第七节　磷

一、来源和摄入量

（一）来源

磷广泛分布于各种食物中，瘦肉、禽肉、蛋类、鱼类、坚果、海带、紫菜、豆类等食物均为磷的良好膳食来源。谷类食物中的磷元素主要以植酸磷的形式存在，因此与钙结合不易被吸收。

（二）摄入量

中国营养学会推荐的成人每日膳食磷摄入量为 720mg/d，可耐受最高摄入量为 3500mg/d。

理论上，膳食中的钙磷比例应当维持在 2：1 左右比较好。牛奶的钙磷比例为 1：1，成熟母乳的钙磷比例为 1.5：1。因妊娠期和哺乳期机体对磷的吸收会增加，故没有必要特别增加磷的摄入量，也就是说，孕妇、哺乳期妇女磷的适宜摄入量可以与其他成年人一致。

二、作用与功能

人体内，磷大约占体重的 1/100，其中 80% 是与钙结合、以磷酸盐形式存在。其余的磷与蛋白质、脂肪、糖类等结合形成有机物，在细胞膜发育、能量交换及很多关键的生理过程中发挥着重要作用。

1. 参与骨骼的形成 在骨骼的形成过程中，钙与磷两种元素以 2：1 的比例结合形成无机磷酸钙，主要成分是羟磷灰石，这些无机磷酸钙使骨与牙结构坚固。磷酸盐与胶原纤维共价联结，启动骨的成核过程，在骨的回吸和矿化中起决定作用。骨形成时，潴留 2g 钙需要 1g 磷，在形成有机磷时，每潴留 17g 氮需要 1g 磷。

2. 参与能量代谢 糖类如葡萄糖是以磷酰化化合物的形式被小肠黏膜吸收；葡萄糖-6-磷酸酯、丙糖磷酸酯是葡萄糖能量代谢的中间产物；磷酸化合物如三磷酸腺苷（即 ATP）等是代谢过程中储存、转移、释放能量的物质。

3. 构成细胞的成分 磷酸基团是 RNA 和 DNA 的组成成分。磷脂是所有细胞膜的必需构成成分，与膜的离子通道有关。磷脂存在于血小板膜上，可黏附凝血因子，促进凝血过程。磷脂参与脂蛋白的组成。磷在脑细胞里含量丰富，脑磷脂供给大脑活动所需的巨大能量。

4. 组成细胞内的第二信使 磷是环磷酸腺苷酸、环磷酸鸟苷酸、肌醇三磷酸等的组成成分。

5. 是组成酶的重要成分 磷是体内很多酶的辅酶或辅基的组成成分，如焦磷酸硫胺素、辅酶Ⅰ和辅酶Ⅱ、核苷酸辅酶类（如 NAD^+、$NADP^+$、FMN、FAD、CoA 等）、含磷酸根的辅酶（如 TPP、磷酸吡哆醛等）等。

6. 调节细胞因子活性 磷参与细胞的磷酸化和去磷酸化过程，具有激活蛋白激酶、调控细胞膜离子通道、调节基因表达等作用。

7. 调节酸碱平衡 磷参与组成人体磷酸盐缓冲体系，血中磷酸盐（HPO_4^{2-}/

$H_2PO_4^-$）是血液缓冲体系的重要组成成分。

8. 磷酸盐能调节维生素 D 的代谢 维持钙的内环境稳定。

三、药代动力学

磷是人体非常重要的一种宏量元素，正常成人体内含磷元素可达到 600～900g。磷是骨骼的必需构成物质，也是细胞膜和核酸的组成成分。人体的磷元素有 90% 存在于骨骼和牙齿中，剩下 10% 分布于细胞膜、骨骼肌、皮肤、体液等。骨骼中的磷主要为无机磷酸盐。血磷通常是指血浆中的无机磷，80%～85% 以 HPO_4^{2-} 的形式存在。

食物中的磷主要以无机磷酸盐和有机磷酸酯两种形式存在，肠道主要吸收无机磷，有机含磷物则在肠道内磷酸酶的作用下分解释放出无机磷而被吸收。磷的吸收部位在小肠，其中以十二指肠及空肠部位吸收最快，回肠较差。磷的吸收分为通过载体需能的主动吸收和扩散被动吸收两种机制。磷的吸收需要维生素 D。维生素 D 缺乏时，血清中无机磷酸盐含量下降。佝偻病患者血钙往往正常而血磷含量较低。钙、镁、铁、铝等金属离子常与磷酸形成难溶性盐而影响磷的吸收。高脂肪食物或脂肪消化与吸收不良时，肠中磷的吸收增加，但这种不正常情况会减少钙的吸收，扰乱钙磷平衡。

磷的代谢过程与钙相似，体内的磷平衡取决于体内和体外环境之间磷的交换。磷主要经肾排泄。其排出量约占总排出量的 70%，每天经肾小球滤过的磷约 5g，但 85%～95% 被肾小管重吸收。维生素 D 可增加肾小管的重吸收磷，减少尿磷的排泄。甲状旁腺激素可通过促进 $1, 25(OH)_2D_3$ 的合成而促进肠道钙的吸收，同时它可作用于肾小管减少磷的重吸收而促进磷的排泄。降钙素可抑制骨吸收、促进尿磷排泄而降低血磷；生长激素可增加肾小管对磷的重吸收；甲状腺素也可增加肾小管对磷的重吸收；大量、长期应用肾上腺糖皮质激素后可抑制肠道磷的吸收，促进尿磷的排泄。未经肠道吸收的磷从粪便排出，这部分磷平均约占机体每日摄磷量的 30%，其余约 70% 经由肾以可溶性磷酸盐形式排出，少量也可由汗液排出。

四、低磷血症

血清无机磷浓度 ≤0.8mmol/L（2.5mg/dl）即为低磷血症。低磷血症并不少见，可发生于各个年龄段和性别的人群。轻者无症状，重者可导致严重临床后果。

（一）病因

1. 磷摄入减少或吸收不良　见于禁食或饥饿（可导致体内磷的耗竭，再进食后特别是在静脉输注葡萄糖时会造成继发低磷血症）、呕吐腹泻、$1,25(OH)_2D_3$ 缺乏、吸收不良综合征、使用结合磷酸的制酸剂（氢氧化铝凝胶、碳酸铝、氢氧化镁）等。

2. 肾脏排磷过多　见于急性酒精中毒、原发性或继发性甲状旁腺功能亢进、肾小管性酸中毒、维生素 D 抵抗性佝偻病、代谢性酸中毒、糖尿病等，以及使用糖皮质激素和利尿药时。

3. 磷向细胞内转移　见于呼吸性或代谢性碱中毒，以及应用促进合成代谢的胰岛素、雄激素等患者。

（二）临床表现

低磷血症主要引起三磷酸腺苷合成不足和红细胞内 2,3-二磷酸甘油酸减少。

1. 轻度低磷血症　无明显症状。

2. 重度低磷血症　可导致严重临床后果，但症状通常无特异性。

（1）神经精神症状表现为烦躁不安、唇周感觉异常，严重者可发生精神错乱、木僵、抽搐、昏迷，甚至死亡。

（2）骨骼和肌肉症状表现为肌无力、肌麻痹，以及感觉异常、虚弱、步态蹒跚、骨痛、佝偻病和病理性骨折。严重低磷血症患者可出现心肌和膈肌收缩力减低所致的组织缺氧及急性呼吸衰竭。

（3）心血管系统症状：严重的低磷血症患者由于能量代谢障碍，可导致严重的心肌病变、心排血量降低、低血压，甚至充血性心力衰竭。

（4）消化系统症状：慢性低磷血症患者常有食欲缺乏、厌食、恶心、呕吐，严重者可有胃张力减低、肠麻痹和吞咽困难等症状。

（三）检查

1. 实验室检查　检查电解质、渗透压、血糖、血酮体、$1,25(OH)_2D_3$、甲状旁腺素、肾功能、肌酸激酶、血气分析、尿蛋白、尿酮体、24 小时尿磷/钙等。

2. 影像学检查　包括骨骼 X 线片、甲状旁腺 B 超等。

（四）诊断

正常血清磷浓度，成人为 0.87～1.45mmol/L（2.7～4.5mg/dl），小儿为 1.29～

1.78mmol/L（4.0～5.5mg/dl）。检查血清磷水平，当血清磷浓度≤0.8mmol/L 时为低磷血症，血清磷浓度<0.5mmol/L 为重度低磷血症。

（五）治疗

1. 去除诱因，治疗原发病　轻、中度的低磷血症往往无症状或症状轻微，可适当增加含磷丰富的食物，如牛奶、鱼类、肉类等，增加磷的摄入。此外，应着重寻找并治疗引起低磷血症的原发病。

2. 静脉途径补磷　当血磷水平降低至 0.32mmol/L（1mg/dl）时，应该补充磷。由于大量口服含磷化合物易引起腹泻，因此磷的补充多数采用静脉途径。

如低磷血症是新近发生，首次剂量可用 0.08mmol/kg；若低磷血症时间较久，且存在诱发低磷血症的原因，则首剂用 0.16mmol/kg；对于症状明显的患者，首剂应增加 25%～50%；对合并高血钙的患者，首剂应减少 25%～50%。间隔 6 小时后可重复给药，每次给药后应立即并反复多次测定血钙和血磷浓度，然后依照临床情况及新的血磷水平调整下一次的补充量。为减少危险性，每次剂量不要超过 0.24mmol/kg。伴有低血钙时还需同时补钙，钙剂不宜加入含有磷酸盐的溶液中或通过同一静脉输注。在多数情况下，可口服补磷，每日补给元素磷 1～2g（分次口服）。口服补磷常引起呕吐、腹泻而影响疗效。

可供临床选用的磷制剂很多，如 Na_2HPO_4 与 NaH_2PO_4 或 K_2HPO_4 与 KH_2PO_4 按不同比例配制而成，由于组分不同，各种溶液的 pH、毫渗量（mOsm/L），磷、钠、钾含量也不相同，选用时应根据缺磷程度及血钾、血钠与血 pH 情况加以考虑。另有几种口服的商品磷制剂为中性磷胶囊（每粒胶囊含磷 250mg）、高磷胶囊和碳酸磷钠水剂。

如患者合并肾衰竭、少尿、大量组织坏死及高钙血症，补磷应慎重。静脉补磷的副作用或危险性有低血钙、迁徙性软组织钙化、低血压、高血钾（由给磷酸钾盐所致）、失水与高钙血症（由高渗性利尿所致）等。

五、高磷血症

改善全球肾脏病预后组织（KDIGO）指南和《中国慢性肾脏病矿物质与骨异常诊治指南》（2019 版）建议成人正常血清磷范围：0.87～1.45mmol/L。

成人的血清磷水平超过 1.45mmol/L，儿童高于 1.90mmol/L 可以诊断为高磷血症。

（一）病因

1. 急、慢性肾功能不全　是高磷血症最常见的原因。肾小球滤过率在 0.3～0.5ml/s 及以下时，肾脏排出磷减少，血磷升高，继发性甲状旁腺素分泌增多，骨盐释放增加。

2. 骨中的磷释放增加　某些继发性甲状旁腺功能亢进患者，因甲状旁腺激素溶骨作用增强，骨中的磷释放增加，可导致血磷升高；也可见于甲状旁腺功能低下（原发性、继发性和假性）时，尿排磷减少导致血磷增高。

3. 磷进入细胞外液增多　应用含磷缓泻剂或灌肠剂、维生素 D 中毒等情况下，磷进入细胞外液增多；此外，磷从细胞内移到细胞外也可致细胞外液磷增多，见于急性酸中毒、骨骼破坏、高热、恶性肿瘤（化疗）等。

（二）临床表现

高磷血症没有特异的临床症状。如果高磷血症持续过久，会影响钙的内环境稳定；钙磷的结合可导致异位性钙化，并可抑制肠钙吸收，使血钙降低，从而继发低钙血症，出现一系列低钙症状，如手足搐搦、肾钙化造成的肾功能进行性损害等。

（三）检查

1. 血电解质检查　血清磷增高，可伴有血钙降低或血清 pH 降低。

2. 肾功能检查　若肾功能正常，则测定尿磷酸盐排出。尿磷酸盐排出增加，考虑磷酸盐摄入增加、肿瘤破坏或肿瘤治疗后的高磷血症；尿磷酸盐排出减少，应考虑甲状旁腺功能减退。若肾功能减退，则考虑为肾衰竭所致高磷血症。

3. 影像学检查　骨骼 X 线检查，可有骨质疏松表现。

（四）诊断

根据病史、临床表现和实验室检查即可诊断高磷血症。

1. 病史　有引起高磷血症的病史，如肾衰竭、化疗、静脉或口服补充磷制剂等。

2. 临床表现　有转移性钙化、低钙血症、继发性甲状旁腺功能亢进症等。

3. 实验室检查　血清磷浓度成人高于 1.45mmol/L，儿童高于 1.90mmol/L。

（五）治疗

无症状的急性高磷血症患者若肾功能正常，当过量的磷排泄后，高磷血症多可恢复。有症状的和伴肾功能不全的患者，应通过体外循环治疗以清除磷。由于磷从细胞内储存动员的速率较慢，连续性静脉血液滤过较间歇性血液透析更有效。

肾病预后质量倡议（KDOQI）、KDIGO 和中国中华医学会肾脏病学分会指南推荐血磷管理需遵循"3D"治疗原则：diet（严格控制饮食，摄入低磷饮食）、dialysis（充分透析）、drug（使用磷结合剂）。

目前美国 KDOQI 指南推荐维持血 PTH 的浓度范围在 150～300pg/ml，以降低继发性甲状旁腺功能亢进的发生率。近年来专家提出，适当 PTH 状态下的高磷血症治疗，除传统的"3D"原则以外，还需关注钙、磷的骨沉积。管理目标为维持血磷的浓度，维持 PTH 适当水平，维持骨骼的相对代谢平衡，使血管钙化与软组织钙化相对静止。

1. 一般治疗　若肾功能正常，可通过补给生理盐水，扩大细胞外容积，使磷酸盐经尿排出增加，以降低血磷酸盐水平。

2. 药物治疗

（1）碳酸钙：进餐时口服碳酸钙，该药在肠道内与磷结合，可减少肠道磷的吸收，又可补钙，同时有利于酸中毒的纠正，但剂量过大有可能加重血管钙化。长期使用钙盐的患者，尤其是血液透析患者，应监测血钙浓度。若血液透析液中游离钙浓度为 1.50～1.75mmol/L，高于血浆中钙的浓度，这提示对于口服补钙的患者会增加高钙血症的危险性。

（2）氢氧化铝凝胶：该药是强有力的肠道磷结合剂，但长期服用会导致铝中毒，引起痴呆及骨病等。治疗疗程 4 周，最多不超过 12 周。仅用于其他方法无法控制的高磷血症。

（3）新型降磷药物：目前已开发出一些新型降磷药物，如司维拉姆，该药是一种不会被人体吸收的聚合物，可通过结合胃肠道中的磷降低其吸收，达到降低血磷浓度的效果。降磷效果与乙酸钙、碳酸钙相似，但对血钙影响较小，使钙磷乘积降低。

注意：司维拉姆无论是胶囊还是片剂均应整片吞服，不可咀嚼。

（4）烟酸（烟酰胺）：烟酰胺是烟酸的代谢产物，是肾小管和肠上皮细胞内钠-磷协调转运的抑制剂，能减少肠道和肾脏对磷的吸收。最近一项 meta 分析显示，烟酰胺可明显降低患者血清磷水平和钙磷乘积，患者服药后会发生皮肤潮红、恶心、血小板减少等不良事件，停药后消失，无须特殊处理。

（5）含铁磷结合剂：柠檬酸铁口服后分解出的三价铁离子（Fe^{3+}）与磷酸盐

（PO_4^-）结合，从而促进磷从粪便中排出。最常见的不良反应是便秘。该药最近被美国 FDA 批准作为治疗慢性肾脏病患者高磷血症的药物，柠檬酸铁还可以改善贫血，在日本已被用于终末期肾病患者贫血的治疗。水合氧化蔗糖铁是一种铁基磷结合剂，降磷效果显著。

3. 透析治疗　严重高血磷者可以做血液透析治疗，尤其是对于肿瘤溶解、肾衰竭等造成者。还应增加血液透析时间及次数，慢性高磷血症通过延长血液透析时间（每周 6～7 次，夜间睡眠时血液透析 8～10 小时）也能有效控制血磷，传统的每周 3 次、每次 4 小时的血液透析不能有效清除血磷。

在急性高磷血症时，要寻找原因，还要限制食物里面磷的摄入。如果血磷超过 3.23mmol/L 以上，会威胁生命，需要积极地降磷，可静脉输葡萄糖加利尿剂、胰岛素。

慢性肾衰竭者还常表现出高硫酸盐血症。肾衰动物的钠/硫酸盐协同转运体和 sat-1 蛋白表达丰度下降，高硫酸盐血症常先于高磷血症发生。其治疗可能主要是针对原发病，利尿药是否有效仍未明确。

4. 手术治疗　药物治疗无效的持续性高钙和（或）高磷血症时，建议择期行甲状旁腺切除术。甲状旁腺切除术可纠正高磷血症，显著降低尿毒症血液透析患者甲状旁腺激素及人成纤维细胞生长因子 23 水平，改善骨代谢异常。

5. 限制含磷高的食物摄入　磷广泛存在于各种食物中，在肉类、蛋、奶、家禽和豆类中含量较高。磷主要与蛋白结合，饮食磷的含量与蛋白质摄入呈正相关，因此低蛋白饮食是减少磷摄入的主要方法。

第八节　镁

一、来源和摄入量

（一）来源

镁虽然普遍存在于食物，但食物中的镁含量差别甚大。因为叶绿素是镁卟啉的螯合物，所以绿叶蔬菜是富含镁的。食物中诸如粗粮、坚果也含有丰富的镁，而肉类、淀粉类食物及牛奶中的镁含量属中等。除了食物之外，从饮水中也可以获得少量镁。但是饮水中镁的含量差异很大，如硬水中镁含量较高，软水中镁含量相对较低。

常见食物：①谷物类，包括荞麦、小麦麸皮、藜麦；②坚果类、豆类，如杏仁、腰果、扁豆、黄豆、黑豆；③蔬菜类，每个叶绿素中都有一个镁原子，所以绿叶菜是镁的绝好来源之一。紫菜含镁量最高，被喻为"镁元素的宝库"。苋菜、辣椒、蘑菇等含镁量也不低。中药饮片中有许多是植物镁的浓缩物。中草药作为植物的干燥体，含镁量比平时吃的蔬菜高数倍甚至数十倍。

（二）摄入量

镁需要量的研究多采用平衡实验。我国对镁需要量的研究资料不多，中国营养学会制订的《中国居民膳食营养素参考摄入量（2013 版）》适宜摄入量（AI）和推荐摄入量（RNI）（注：除标注为 AI 外，其余均为 RNI）为：0～0.5 岁 20mg/d（AI），0.5～1 岁 65mg/d（AI），1～4 岁 140mg/d，4～7 岁 160mg/d，7～11 岁 220mg/d，11～14 岁 300mg/d，14～18 岁 320mg/d，18～50 岁 330mg/d，50～65 岁 330mg/d，65～80 岁 320mg/d，80 岁以上 310mg/d，孕妇 370mg/d，哺乳期妇女 330mg/d。

运动后和高温条件下，由于汗液中丢失镁，血清镁明显下降，镁的需要量较一般情况下多。当钙、磷、维生素 D 及蛋白质的摄入量增加时，镁的需要量也随之增加。

二、作用与功能

镁的生理功能很多，几乎与生命活动的各个环节都有关。

1. 镁是体内细胞代谢中许多酶系（主要是水解酶类和转移磷酸盐的酶类）**的激活剂**　特别是有关 ATP 代谢的酶，镁与 ATP 结合形成复合物，能激活焦磷酸酶、磷酸化酶、胆碱酯酶、胆碱乙酰化酶、乙酰辅酶 A 羧化酶、己糖激酶、碱性磷酸酶、烯醇化酶、氨基肽酶等，从而参与并调节机体的葡萄糖、脂肪和蛋白质的代谢。凡以焦磷酸硫胺素为辅助因子的酶和与 ATP 活动相关的酶都需要镁的存在。镁与线粒体膜结构和功能的完整性有关。通过激活膜上的 Na^+-K^+-ATP 酶，保持细胞内钾的稳定，维持心肌、神经、肌肉的正常功能。对于缺镁引起的缺钾，直接补钾无效。镁能使钾进入细胞内，使 Na^+-K^+-ATP 酶泵正常运转，以保证细胞的正常代谢功能，保证 ATP 与 ADP 的转换。

2. 促进骨的形成　镁在骨骼中的含量仅次于钙、磷，是骨细胞结构和功能所必需的元素，对促进骨形成和骨再生、维持骨骼与牙齿的强度和密度具有重要作用。镁在骨组织中处于羟基磷灰石结晶的表面，对维持骨细胞结构、功能完整和维护其他重要生理功能有重要作用。如镁缺失，则骨骼将失去羟基磷灰石结晶结构，从而导致骨质疏松。实验表明，处于生长发育期的动物如果缺镁，骨的生长显著受到抑制，骨和软骨细胞数减少，骨基质黏多糖丢失，骨基质矿化不良，外源性钙进入骨组织的量减少。

我们通常只知道补钙能强健骨骼，但少有人知道镁是仅次于钙的身体第二大矿物质，钙和镁协同作用才能避免关节炎和骨质疏松。如果没有镁的参与，过多的钙很容易在软组织聚集引起关节炎，而且很难被血液和骨骼吸收。只有镁刺激降钙素的分泌，才可以促进血液和组织中的钙进入骨骼，预防骨质疏松。

3. 维持可兴奋细胞的兴奋性 镁离子对中枢神经系统、神经肌肉和心肌等均起抑制作用。对于神经肌肉应激性，Mg^{2+}与Ca^{2+}是协同作用的，而对于心肌，却是拮抗作用的。

镁离子对中枢神经系统有抑制作用，镁离子浓度过高可引起呼吸中枢麻痹，可抑制神经系统肌肉接头处释放乙酰胆碱，阻止神经系统肌肉接头处的冲动传导，具有镇静、解痉作用。镁、钙、钾离子协同维持神经肌肉的兴奋性。血中镁过低或钙过低，兴奋性均增高；反之则有镇静作用。

镁与钙作用的异同：对于神经肌肉的兴奋和抑制，镁与钙作用相同，如血中镁或钙过低，神经肌肉兴奋性均增高；反之则有镇静作用。但镁和钙又有拮抗作用，在与某些酶的结合中有竞争作用，在神经肌肉功能方面表现出相反的作用。如由镁引起的中枢神经和肌肉接点处的传导阻滞可被钙拮抗。

镁可以让肌肉放松下来，从而解除平滑肌痉挛。临床上可用硫酸镁溶液肌内注射或静脉滴注治疗惊厥、抽搐和镇静子宫。镁对高血压脑病性惊厥，特别是妊娠高血压综合征性惊厥具有良好的抗惊解痉疗效，沿用至今。

4. 镁与心脏 镁对维持正常心肌细胞结构是必需的。动物实验表明，低镁膳食可引起鼠的心肌退行性变性、坏死及瘢痕形成。缺镁 5 天，电子显微镜下可见到心肌细胞线粒体肿胀、空泡形成、变形，肌原纤维紊乱、断裂，M 带含有许多扩张的肌质网、脂肪小滴、糖原颗粒，肌膜断裂，最后染色质集聚、核仁消失、空泡变性甚至细胞死亡。

心肌收缩需要线粒体内的氧化磷酸化供给能量，而镁是这一过程的重要辅酶。它存在于肌凝蛋白中，直接影响 ATP 酶的活性，参与 ATP 水解释放能量；同时，肌质网释放和回收钙的过程也需要镁参加，才能完成肌原纤维的收缩。

镁在维持心肌细胞膜对各种离子的选择性通过方面起着一定作用，对心肌细胞动作电位舒张期除极时的钙及 Na^+ 内流具有阻断作用，故可影响心肌动作电位。当灌注液缺镁时，可使犬的心房、心室肌动作电位延长、窦性心律增快；而用高镁溶液灌注则结果相反，可使窦性心律减慢。

镁对心肌应激性具有抑制作用，血镁过高可使心脏在舒张期停搏，此种作用可被 Ca^{2+} 拮抗。镁离子可作用于周围血管系统，使血管扩张，具有降低血压的作用。能抑制钾、钙通道，防止钙离子在血管壁沉积，防止产生肾结石、胆结石。在缺氧情况下，心肌中的镁很快减少，而摄入镁盐后可使之逆转。心肌梗死者心肌中的镁含量亦减少，故认为心肌含镁量降低是心肌梗死患者易发生猝死的因素之一。据报道，死于心脏病的人，心脏中镁的含量比死于其他病的人低得多。研究发现，心脏病越是严重，心脏中镁的含量也越低。有研究者指出，生活饮用硬水地区的居民患心脏病的人数，要比饮用软水地区的居民少得多，原因是硬水中镁和钙的含量要比软水高得多。南非的科研人员发现，每升水中含镁量增加 6mg，冠心病的发病率就下降 10%。

长期严重缺镁的患者可诱发心律失常。血清镁浓度与致命性心律失常的发生呈负相关，而且急性心肌梗死后的第 1 天血清镁下降最明显，恶性心律失常的发生率也最高。缺镁诱发心律失常可能与其引起细胞内缺钾，降低静息膜电位使之接近阈电位，从而影响心肌细胞的电稳定性并促进折返现象发生有关；缺镁还可使 QT 间期延长，这些均可诱发心律失常。两个随机、双盲、安慰剂对照的临床试验表明，充血性心力衰竭患者口服和静脉给予氯化镁均能显著减少频发和复杂的室性心律失常。

5. 维护胃肠道和激素的功能，改善消化不良　镁能舒张胆囊的括约肌，增加胆汁，使胆囊易于排空，并保证胆汁充分乳化膳食脂肪，使脂肪和脂溶性维生素易为人体吸收。镁在肠道吸收缓慢，使大量水分潴留在肠腔内，因此镁盐具有导泻、改善便秘的作用。低浓度镁可减轻肠壁张力和蠕动，有解痉作用。

血浆镁的变化直接影响 PTH 的分泌，但其作用仅为钙的 30%～40%。在正常情况下，当血浆镁增加时，可抑制 PTH 分泌；血浆镁水平下降时可兴奋甲状旁腺，促使镁自骨骼、肾脏、肠道转移至血中，但其量甚微。当镁水平极端低下时，反而使甲状旁腺功能降低，经补充镁后即可恢复。甲状腺素过多可引起血清镁降低，尿镁增加，镁呈负平衡。甲状腺素可提高镁的需要量，故可引起相对缺镁，因此对甲状腺功能亢进患者应补给镁盐。

6. 与钙一起补充，能促进钙的吸收　1996 年，德国专家惊喜地发现：镁与钙相互拮抗、相互促进。如果单纯补钙而不加镁，则钙离子代谢的 ATP 酶不能被激活，钙就难以真正进入骨骼，这也是许多骨质疏松患者大量补钙却得不到明显改善的主要原因。若在补钙的同时添加镁成分，就能促进钙的快速成倍吸收。镁是钙进入骨骼的"搬运工"和"门卫"，镁能瞬间激活钙离子吸收的 ATP 酶，快速打开血钙进入骨骼的通道，携带钙沉积在骨骼上，形成骨晶体，增强骨结构和柔韧度，更好地控制骨钙的流失。镁和钙共同作用于骨骼，能使骨骼更加坚硬而且有韧性。对于骨骼健康而言，镁和钙如同人的左右手，二者缺一不可。镁还能够把钙固定在牙釉质（牙齿外表白色的坚硬部分）中，从而起到防止龋齿的作用。

7. 构建免疫系统、抗癌　血清镁的含量是免疫系统抵御病原体和癌细胞能力的一个重要因素。最新研究发现，T 细胞只有在富含镁的环境中才能有效消除异常或受感染的细胞，使免疫系统有效运作，这一发现对癌症治疗具有重要意义。缺镁致癌已被科学家的实验研究证明。人体缺镁，体内淋巴细胞的活动能力明显下降，机体抵抗力降低，导致体内癌细胞"兴风作浪"。20 世纪 70 年代有人提出埃及人癌症发生率极低的报告，并引起法国医生的兴趣。巴黎的一名医生发现，尽管欧洲人的营养条件较优越，但埃及人癌症发生率仅为欧洲的 1/10；即使埃及人得了癌症，癌症的发展速度也较慢。经过进一步研究，该医生发现由于土质条件和其他因素，埃及人镁的人均摄入量是欧洲人的 5～6 倍。

8. 镁对糖类代谢的影响　①镁是人体细胞中重要的阳离子，作为胰岛素的第二信使，其对胰岛素的生物活性有重要影响，从而影响糖尿病患者血糖的稳定，对糖尿病的发生发展起重要作用。②在糖类代谢过程中，镁是多种酶在消耗能量时的重要辅助因子，因此镁的缺乏必然引起相应酶的功能受损而影响糖类代谢；此外，镁作为辅酶可加强细胞膜上糖的运转，促进葡萄糖的氧化磷酸化和糖酵解，使细胞对糖加以利用，故缺镁可导致糖类代谢紊乱。③镁是细胞激活剂，能够保护并修复胰岛 B 细胞，减少胰岛素抵抗；镁缺乏时会引起胰腺细胞结构的变化，使 B 细胞内颗粒减少，导致胰岛素的合成和分泌不足，还会损伤酪氨酸激酶的活性，影响胰岛素信号通路及胰岛素受体活性，导致胰岛素抵抗。

9. 维持细胞的遗传稳定性　镁是 DNA 相关酶系中的主要辅助因子，以及决定细胞周期和凋亡的细胞内调节者。在细胞质中，镁可维持膜完整性、增强对氧化应激的耐受力，调节细胞增殖、分化和凋亡；在细胞核中，镁可维持 DNA 结构、DNA 复制的保真度，启动 DNA 的修复过程，包括核苷切除修复、碱基切除修复和错配修复，并刺激微管装配。

10. 镁可提高精子的活力　增强男性生育能力。

三、药代动力学

（一）分布

成人体内镁含量 20～30g，50%～60%分布于骨骼和牙齿中，组成磷酸镁盐；20%分布于肌肉组织中，其余分布于细胞内液，细胞外液镁离子浓度很低，血清镁浓度为 0.75～1.25mmol/L。细胞内镁约 90%是结合型（主要与核酸、ATP、负电荷的磷脂和蛋白结合），游离部分仅为 10%。在细胞内，含核糖体的微粒体和内质网中的镁含量最高，其次是线粒体和细胞核。

研究发现，在不同细胞中镁总浓度变化范围为 5～30mmol/L，而游离的 Mg^{2+} 浓度大部分在 0.4～0.6mmol/L。镁可通过质膜转运，但多数情况是通过钠镁泵交换。已知镁的摄入和排出受胞液中环磷酸腺苷（cAMP）水平和蛋白激酶活性改变的调控。胞液中镁的主要分布区域为线粒体、胞核和网状内皮组织。机体需要镁时，可以动员这些区域的结合镁，使游离镁浓度升高。正因为镁在细胞中的分布受到严格的生理调控，所以胞液游离镁浓度的改变激活和抑制了不同生化途径的许多酶，其中一些酶参与维持基因组的稳定性。

镁离子是生物机体中含量较多的一种正离子，其整体量仅次于钙、钠、钾而居第四位。镁是人体细胞内的主要阳离子，在细胞内的含量仅次于钾离子而居第二位，浓集于线粒体中。在细胞外液仅次于钠和钙，居第三位，是体内多种细胞基本生化反应的必需物质。

（二）吸收与代谢

食物中的镁在整个肠道均可被吸收，但主要是在空肠末端与回肠部位吸收，吸收率一般约为30%，此外，大肠亦可吸收镁离子，主要由肠上皮细胞通过被动扩散、迟缓溶解和主动转运 3 种机制吸收。影响镁吸收的因素有很多，首先是受镁摄入量的影响，摄入少时吸收率增加，摄入多时吸收率减少。维生素 D 可促进吸收，但大量镁吸收不受维生素 D 支配。镁和钙与磷酸盐之间存在互相干扰的作用。膳食中促进镁吸收的成分主要有氨基酸、乳糖等，氨基酸可增加难溶性镁盐的溶解度，所以蛋白质可促进镁的吸收；抑制镁吸收的主要成分有过多的磷、草酸、植酸和膳食纤维等。饮酒会使食物中镁在肠道的吸收变困难，并使镁排泄量增多，造成缺镁。另外，镁的吸收还与饮水量有关，饮水多时对镁离子的吸收有明显的促进作用。喝大量浓咖啡和茶，长期用药（有些药物可影响镁的吸收），体内细菌、病毒的感染均可增加镁的消耗，从而引起缺镁。

成人从膳食中摄入的镁大量从胆汁、胰液和肠液分泌到肠道，其中 60%～70%随粪便排出，部分从汗和脱落的皮肤细胞丢失。镁主要通过肾脏排泄，肾小球滤过量约为 3.5g/d，99%以上被肾小管重吸收，排泄量仅 0.1～0.15g/d。肾脏对镁的保留或排泄具有强大的调节能力，当体内缺镁时，肾脏镁排泄量可减少到 0.01～0.012g/d，当体内镁增多时，高浓度的血清镁可抑制肾小管对镁离子的重吸收，肾排泄镁可增加到 0.5～0.6g/d。

一般来说，我们从日常的食物和饮水中就能获取足量的镁元素，但随着现代社会的发展，生活中有许多因素会导致镁流失。①精制食品：谷物被大幅精炼，导致几乎损失了所有的镁元素。②食品添加剂：食品添加剂中有超量的磷，尤其是过多的磷酸，会在肠道内与镁合成人体不能吸收的磷酸镁。③压力大导致镁流失：精神压力大、睡眠不足都会导致体内镁的不断减少。④空气污染：镁广泛参与体内的各种解毒工作，可减少有害物质对身体的伤害。生活在有各种空气污染、辐射的环境中，大量镁在帮助我们解毒的同时会不可避免地损失。

四、低镁血症

血清镁离子的正常浓度为 0.75～1.25mmol/L。血清镁离子浓度<0.75mmol/L时，称为低镁血症。

（一）病因

低镁血症常见的病因分为镁摄入不足和丢失过多两种。镁摄入不足通常见于禁食、厌食、营养不良，伴有不断的经尿排镁。镁丢失过多主要是经消化道、肾脏、透析和皮肤等丢失所致。

（二）临床表现

1. 神经系统 镁缺乏时神经、肌肉、心肌的应激性增强，早期表现为食欲降低、恶心、呕吐、全身乏力、衰弱及淡漠。缺镁加重可有记忆力减退、情绪不安、易激、手足抽搐、反射亢进、手足徐动症样运动。严重缺镁时可有癫痫样发作。

研究表明，低镁血症的神经系统症状与血清镁降低的幅度及速度有关。急性低镁血综合征以代谢性脑病和神经肌肉兴奋性改变为主要特点，患者主要表现为精神抑郁、焦虑、恐惧、情绪紧张，甚至眩晕、昏迷、抽搐或癫痫发作。慢性低镁血综合征以锥体外系疾病为主要表现，最典型的临床特征是奇异的不随意运动，如震颤，腕、趾痉挛等，舞蹈样运动，面肌抽搐与肌肉强直等，这些症状通常发生在脑镁含量降低时。

2. 心血管系统　可有房室性早搏、心房颤动、室性心动过速与心室颤动、血压升高。镁是激活 Na^+-K^+-ATP 酶必需的物质，缺镁可使心肌细胞失钾，在心电图上可显示 PR 及 QT 间期延长，QRS 波增宽，ST 段下降，T 波增宽、低平或倒置，偶尔出现 U 波。

3. 骨骼系统　骨质疏松或骨质软化。

（三）治疗

低镁血症治疗时要积极寻找病因，进行病因治疗。

严重低镁血症且有症状，特别是伴有各种类型的心律失常时必须及时补镁。

将 25% 的硫酸镁 10ml 加入 5% 的葡萄糖液或生理盐水 200～500ml 中缓慢静脉滴注，通常其输入速度不应超过 0.5mmol/h。由于缺镁量难以判断，故一般是根据经验来估计的。明显低镁血症时，缺镁量可能为每千克体重 0.5～1mmol。补镁量一般为估测量的 2 倍，因为即使严重缺镁者，输入镁的 50% 也通过肾脏丢失。一般在第一天给予一半量，其余部分在以后的 3～5 天内给予。肾功能正常者，开始 8～24 小时内静脉滴注 25mmol 镁。目前推荐 24 小时内静脉补充 Mg^{2+} 不应超过 50mmol，除非存在危及生命的低镁血症。补镁时应缓慢，使细胞内间隙达到平衡，治疗通常持续至少 5 天。治疗心律失常，特别是存在尖端扭转型室性心动过速时，建议静脉注射硫酸镁 8mmol，推注时间在 1 分钟以上；或者用量为 1.5mmol/kg，推注时间应超过 10 分钟。高浓度快速静脉注射有血压急剧下降、心搏骤停的危险，要避免这种操作。

注意：严重的低镁血症患者会出现很多症状，最常见的一个症状是心律失常，这时就必须及时进行镁元素的补充。如果是由缺乏镁元素造成的心律失常，除了补充镁元素以外，任何治疗方法都不会有疗效。补镁应使用静脉注射或静脉滴注的方式。静脉内补镁要谨慎，如果患者肾功能受损，则更要格外小心。在补镁过程中要监测血清镁浓度，必须防止因补镁过快而转变为高镁血症。

小儿静脉内补镁时还应特别注意防止低血压的发生，因为镁可使外周小动脉等血管扩张。静脉给镁时需注意急性镁中毒的发生，以免引起心搏骤停。应避免给镁过多、过快，如遇镁中毒，应给予注射葡萄糖酸钙或氯化钙以对抗。

因为低镁血症常伴有失水、低钾血症和低钙血症，应注意补水，特别是补钾和补钙，以纠正水、电解质代谢紊乱。

对于较轻的低镁血症，也可通过肌内注射的途径补镁。一般采用 25%硫酸镁 5～10ml，肌内注射。补镁的剂量应视缺镁的程度和症状的轻重而定。

也可由饮食补镁或口服镁制剂，常用如氧化镁、氢氧化镁和硫酸镁，为避免腹泻可与氢氧化铝胶联用。

五、高镁血症

血清镁离子浓度超过 1.25mmoL/L 称为高镁血症。多与服用过量的含镁药物或肾功能障碍有关。

（一）临床表现

如同低镁血症一样，血清镁浓度也并非是镁增多的可靠指标，因为血清中镁 25%与蛋白质结合，这部分镁并不发挥生理效应。镁离子主要在细胞内，因此当机体镁的含量增加时，血清镁可在正常范围内。但一般情况下，高镁血症和机体镁增多的程度一致。

高镁血症的临床表现与血清镁升高的幅度及速度有关，短时间内迅速升高者临床症状较重，一般早期表现为食欲缺乏、恶心、呕吐、皮肤潮红、头痛、头晕等，因缺乏特异性，容易忽视，当血清镁浓度达 2～4mmol/L，可出现神经-肌肉及循环系统的明显改变。

1. 对神经-肌肉的影响 血清镁离子升高可抑制神经-肌肉接头及中枢神经乙酰胆碱的释放，镁能使神经肌肉松弛，故表现为呼吸肌无力和中枢抑制状态。镁具有镇静作用，所以过量会引起嗜睡。一般情况下血清镁浓度与临床表现有一定关系，即血清镁浓度>3mmol/L 时，腱反射减弱或消失；>4.8mmol/L 时，发生肌无力、四肢肌肉软瘫，影响呼吸肌时可发生呼吸衰竭，呼吸停止；>6mmol/L 时，可发生严重的中枢抑制，如昏睡、木僵、昏迷等。

2. 对心血管系统的影响

（1）对心脏的影响：主要表现为自律性细胞的抑制作用，表现为窦性心动过缓，各种情况的传导阻滞，由于高位正常细胞的自律性降低，低位自律性细胞兴奋，可发生各种心律失常。

（2）对血管的影响：高血镁可抑制交感神经节前纤维乙酰胆碱的释放，相应地使去甲肾上腺素释放减少；当然也抑制副交感神经释放乙酰胆碱，但由于前者的作用更强，故表现为血管平滑肌舒张、皮肤潮红、血压下降。

3. 对消化系统的影响　高血镁抑制自主神经递质的释放，并直接抑制胃肠道平滑肌，患者可表现为腹胀、便秘、恶心、呕吐等。因镁具有导泻作用，服用过量会引起腹泻，严重的会引起脱水。

4. 对呼吸系统的影响　严重高血镁可使呼吸中枢兴奋性降低、呼吸肌麻痹，甚至呼吸停止。

（二）治疗

以促进镁离子排泄、控制镁中毒症状为主，及时就医者预后一般较好。

1. 停止摄入高镁药物或食物

2. 10%葡萄糖酸钙　用以拮抗镁，能够逆转患者的病情，改善昏迷及肌肉无力等表现。

3. 新斯的明　抑制胆碱酯酶的活性。镁过高可使神经末梢之间的胆碱酯酶释放增多。

4. 补充葡萄糖注射液或生理盐水　间断静脉注射呋塞米，用于肾功能正常患者，可增加肾小球滤过量，加速镁的排出。对于明显肾功能不全者，应用利尿药是无效的。

5. 血液透析　肾功能不全时发生高镁血症是应用透析疗法的指征，因为肾功能不全时，高镁血症高钙血症常合并存在，这时应用钙治疗是不合适的，但注意透析时要使用无镁液。

六、镁稳态的调控

胞液中镁离子的浓度受镁的摄入、排出及胞液中镁的存在状态的调控，也受外部刺激的影响。影响细胞游离镁变化的主要因素是核苷酸的浓度，以及浆膜和线粒体上的转运系统。其中，尤为重要的是 ATP，它可以稳定地结合大约 4 个镁，而 ADP 与镁的亲和力比 ATP 要低两个等级。在由缺氧引起的 ATP 缺乏的低能状态下，细胞液中游离镁浓度将增加。线粒体基质中游离镁浓度的变化与胞液中相似，但是红细胞例外，红细胞中的 2,3-二磷酸葡萄糖醛酸和血色素是镁浓度变化的重要缓冲剂。血色素氧化时，游离镁减少，而血色素还原时，游离镁浓度将升高。镁摄入量少、食物含钙少含蛋白质多、活性维生素 D 等，可使肠道吸收镁增加；反之，则吸收减少。肾小管镁重吸收的主要部位是髓质髓祥升支粗段，可达滤过量的 65%。顶膜的 Na^+-K^+-Cl^-联合转运体和钾通道开放产生的腔内跨上皮细胞正电位是镁吸收的主要驱动力。低镁血症时，刺激甲状旁腺激素，使肾小管对镁的重吸收增加；高镁血症时，肾小管对镁的重吸收明显减低。多肽激素，如 PTH、胰高血糖素、降钙素和血管升压素，可增强重吸收。维生素 D 可加强肽类激素的作用。

第九节　硫

一、来源和摄入量

（一）来源

含硫化物丰富的食物有干酪、蛋类、十字花科蔬菜（包括花椰菜、卷心菜、羽衣甘蓝、芝麻菜、水芹、白菜、萝卜、豆瓣菜、西蓝花、抱子甘蓝）和类似的绿叶蔬菜、大蒜、洋葱、鱼、谷类、谷物制品、豆类、肉类、坚果类等。

2015 年发表在《食品化学》（*Food Chemistry*）的一项题为"葱科和十字花科蔬菜对膳食硫摄入量的贡献"的研究从参与者的饮食记录中估计了硫摄入量，然后使用膳食分析验证了结果。研究人员发现，从葱科和十字花科蔬菜摄入的硫占人体全部摄入硫量的 42%，证实这些食物满足了很大一部分膳食硫需求。

（二）摄入量

当膳食摄入的含硫氨基酸达到推荐量时，即可满足机体对硫酸盐的需求，因此，目前许多国家包括中国都没有制定硫酸盐的平均需要量（EAR）、膳食营养素推荐摄入量（RNA）和适宜摄入量（AI）。

美国营养协会推荐各种含硫氨基酸的摄入量为每人不少于 13mg/（kg·d），相当于一个 70kg 的成年人约摄入 910mg/d。其他一些机构认为这一摄入量过低，推荐成年人摄入含硫氨基酸 25mg/（kg·d）。常规认为 1g 蛋白质应该含有不少于 17mg 的含硫氨基酸。

二、作用与功能

1. 参与构成各种蛋白质、酶类、肽（谷胱甘肽）和激素　硫是合成硫酸软骨素和透明质酸等的主要成分；硫是重要的还原剂谷胱甘肽的成分，以及维生素 B_1、生物素和辅酶 A 的成分。作为硫氰酸酶的成分参与解毒作用；构成含硫氨基酸（甲硫氨酸、胱氨酸、半胱氨酸），含硫氨基酸在体内合成体蛋白、被毛及多种激素，参与抗氧化作用；调节包括免疫反应在内的各种生理活动；促进甲硫氨酸的氧化还原循环。

2. 通过含硫化合物发挥生理功能　同型半胱氨酸、牛磺酸、*S*-腺苷甲硫氨酸、α-硫辛酸、辅酶、肝素、金属硫蛋白等都是重要含硫化合物，它们几乎参与体内所有类别的代谢活动，发挥各种生理功能。

3. 硫在人体内的主要功能如滋养线粒体　线粒体能产生让细胞正常运作和代谢的能量。

4. 硫是维持细胞氮平衡必不可少的物质　氮平衡是蛋白质合成的必要条件。

5. 含有硫氨基酸的作用　可促进毛发的生长，加强对指甲的保护，使指甲健康亮泽，还可减少灰指甲等疾病的发生。胶原蛋白是改善粗糙皮肤、保持肌肤水分和富有弹性的重要物质，而硫可促进胶原蛋白的合成，所以硫对皮肤的保养有着重要作用。

6. 硫最重要的功能之一是合成谷胱甘肽　谷胱甘肽是一种有效的抗氧化剂，可以中和自由基并帮助处理毒素，如药物、类固醇、重金属和异生物质等。

7. 其他　还可以保证血液在动脉中自由流动，避免血管因斑块积聚而变窄，从而进一步帮助清除人体内毒素，这是当前人们研究利用硫来预防动脉粥样硬化的原因。日常生活中，水银温度计破裂时，可将硫撒在散落的汞珠旁，生成稳定化合物（硫化汞），防止汞蒸发危害。

三、药代动力学

含硫化合物存在于所有体细胞中，主要以有机硫形式存在于甲硫氨酸、胱氨酸及半胱氨酸等含硫氨基酸中。此外，维生素中的维生素 B_1、生物素、黏多糖中的硫酸软骨素、硫酸黏液素，以及肝素、辅酶 A、纤维蛋白原和谷胱甘肽中也含有硫。机体大部分的硫酸盐是通过摄取蛋白来源的甲硫氨酸和半胱氨酸获得，并且大部分经尿排出体外。随尿排出的硫代谢产物主要为游离的或酯化硫酸盐、牛磺酸、硫代硫酸盐等。上消化道未吸收的硫酸盐将通过大肠和结肠，或经粪便排泄，或重吸收，或经厌氧菌作用产生代谢物如硫化氢。

四、缺硫的临床表现

当机体摄入充足的蛋白质时，含硫氨基酸将能提供给人体足量的硫。还未发现人类存在硫缺乏症。提供给成年男性低硫酸盐、缺乏含硫氨基酸的膳食，当在膳食中添加硫酸钠后，氮贮存量有所增加，提示硫缺乏与氮贮存有关。

毛发低硫营养不良是一种罕见的常染色体隐性遗传病，表现为特征性的头发短、脆，以及头发硫含量异常低下。该病患者存在高硫基质蛋白合成障碍，导致头发胱氨酸或蛋氨酸缺乏，以及出现多种皮肤、神经症状。

五、硫磺中毒

（一）病因及发病机制

1. 病因　①熏蒸：不法商家将硫以熏蒸方式运用于银耳、辣椒、红枣、桂圆、馒头、面包与蛋糕等食品中。②皮肤接触。③吸入：暴露于含硫浓度较高的空气中。④口服过量。

2. 发病机制　硫属低毒危险化学品，但其蒸气及硫燃烧后产生的二氧化硫对人体有剧毒。一般经吸入、食入或经皮肤吸收。过量硫进入肠内大部分迅速氧化成无毒的硫代物（硫酸盐或硫代硫酸盐），经肾和肠道排出体外，未被氧化的游离硫化氢则对机体产生毒害作用。

3. 硫对人体的危害

（1）几十克硫蓄积的慢性毒性足以损伤肝肾。研究证实，硫损害肾小管、肾小球，造成间质性肾病、肾坏死等，可导致肾衰竭，甚至造成死亡。

（2）硫可以和重金属结合，少量食用硫重金属化合物会对人体内脏造成一定伤害，长期食用则会造成间质性肾病、智力衰退、呆傻现象，尤其是硫氧化时产生的二氧化硫对人体有剧毒。

（3）长期过度暴露于硫尘可能会产生皮肤过敏和永久性眼损伤。

（二）临床表现

硫中毒的主要表现：①轻度中毒后可有畏光、流泪、眼刺痛及异物感、流涕、鼻及咽喉灼热感、角膜炎、结膜炎等。②中度中毒后可出现中枢神经症状,有头晕、头痛、心悸、气短、恶心、呕吐、腹胀、腹痛、便血、全身无力、体温升高、呼吸困难、发绀、肝大、黄疸、中毒性视功能障碍、共济失调、呼出气体有臭鸡蛋味。③重度中毒后可出现呼吸困难、神志模糊、瞳孔缩小、对光反应迟钝、发绀;继而出现惊厥、昏迷,可因中枢麻痹、呼吸抑制而死亡。

1. 口服过量 硫对人体是有一定危害的,如果患者过量服用硫会导致中毒,皮肤会出现红肿,有些患者用药后会出现腹部不适感,恶心、呕吐。口服后引起消化道烧伤以致溃疡形成;严重者可能有胃穿孔、腹膜炎、肾损害、休克等。

2. 皮肤灼伤 轻者出现红斑,重者形成溃疡,愈后瘢痕收缩影响功能。溅入眼内可造成灼伤,甚至角膜穿孔、全眼炎以致失明。虽然高浓度硫对人体有害,但是应用硫化物也可治病。例如,临床上常用 10%～20%硫磺软膏,用于治疗疥疮、螨虫、虱病。硫磺皂中硫磺浓度比医用的浓度要低,患者遵医嘱使用不会对身体造成影响,最好不要连续使用,避免长期使用,以免造成皮肤干燥;儿童最好不要使用,以免伤害皮肤。

3. 硫蒸气吸入 对皮肤、黏膜等组织有强烈的刺激和腐蚀作用。硫蒸气或雾可引起结膜炎、结膜水肿、角膜混浊,以致失明;引起呼吸道刺激,重者发生呼吸困难和肺水肿;高浓度可引起喉痉挛或声门水肿而窒息死亡。慢性影响:牙齿酸蚀症、慢性支气管炎、肺气肿和肺硬化。

（三）治疗

（1）皮肤接触:脱去被污染的衣着,用肥皂水和清水彻底冲洗皮肤。

（2）眼睛接触:用流动清水或生理盐水冲洗眼睛。眼部有刺激症状时,用2%～3%硼酸溶液洗眼,再用可的松眼液滴眼,并涂用金霉素眼膏。

（3）吸入中毒:让中毒者迅速脱离现场至空气新鲜处,保持呼吸道通畅。

（4）食入中毒:给予洗胃,催吐。

（5）昏迷者立即给予加压给氧,并予 10%葡萄糖液 500ml+细胞色素 C 15～30mg+三磷酸腺苷 40mg 静脉注射,以及辅酶 Q_{10} 治疗。

（6）视病情需要予以安钠咖（苯甲酸钠咖啡因）、尼可刹米、洛贝林等。呼吸衰竭者给予气管插管。

（7）视病情需要予 50%葡萄糖液 40ml+维生素 C 0.5～1g 静脉注射,或予10%硫代硫酸钠 40mg 静脉注射,或予亚甲蓝,按 10mg/kg 计算,加入 25%葡萄糖液 40ml 静脉注射。

（8）无休克者予亚硝酸异戊酯吸入，每次 15～30 秒，使之形成高铁血红蛋白，其中的三价铁夺取与细胞氧化酶结合的硫离子，使细胞色素氧化酶恢复活力。

（9）积极防治肺水肿和脑水肿。

（10）对症治疗。例如，有血压降低时，可用升压药，如去甲肾上腺素。

六、硫化氢中毒

（一）病因及发病机制

1. 病因　硫化氢中毒主要与长期或短时间内接触大量硫化氢气体有关，常发生在从事相关化工行业、煤炭、石油工业、金属冶炼业及污水处理的作业工人中。如果误服含硫盐类物质，进入体内可以与胃酸作用产生硫化氢，硫化氢经肠道吸收而导致中毒。硫化氢主要经由呼吸道进入人体，皮肤和眼黏膜接触亦可造成中毒。硫化氢对人体有剧毒，中毒表现与接触硫化氢气体浓度及接触时间有关。

2. 发病机制　低浓度硫化氢可对眼、呼吸道黏膜产生刺激，引起化学性炎症和肺水肿。

高浓度硫化氢主要表现为对中枢神经系统及全身的细胞毒性，硫化氢可与人体细胞内的钠离子形成硫化钠，抑制线粒体氧化磷酸化的过程，阻碍机体对氧的利用，引起细胞氧化代谢障碍，造成中枢神经系统麻痹，致人死亡。

极高浓度的硫化氢可以直接刺激颈动脉窦化学感受器，反射性地抑制呼吸中枢，导致呼吸骤停，进而导致心搏骤停。

（二）临床表现

1. 中枢神经系统　头痛、头晕、烦躁、乏力、意识不清，严重者可昏迷不醒。如果一次吸入大量的硫化氢，还可能导致大脑严重缺氧甚至死亡。

2. 呼吸道症状　轻者会有流泪、打喷嚏、咽喉部异物感、烧灼感，进一步发展会导致支气管哮喘、呼吸困难等。

3. 心血管症状　冠脉痉挛、心肌缺血等，严重时还会导致心肌梗死等。

4. 长时间暴露在硫化氢中还可能导致慢性中毒　感觉敏感性下降、食欲下降、乏力、消瘦等。

（三）治疗

1. 急性中毒　治疗原则：积极氧疗、防治细胞窒息，予抗休克、防治脑水肿和肺水肿等对症支持治疗。

（1）现场急救：迅速脱离现场，至空气新鲜处，去除污染的衣物；呼吸停止者立即人工呼吸，保持气道通畅；猝死者立即行心肺复苏。

（2）尽速给予吸氧：可用双鼻导管或面罩法给氧，即使肺部有病变者，使用高浓度（＞60%）氧的时间也不宜超过 24 小时（24 小时后应换用浓度＜60% 的氧气）。有条件者应尽早施用高压氧治疗（压力 $2.02 \times 10^5 \sim 2.53 \times 10^5 Pa$，间断吸氧 2～3 次，每次 30～40 分钟，两次吸氧中间间隔 10 分钟，每日 1～2 次），以增加血氧含量、提高组织利用氧的能力，纠正机体缺氧状态，防止因缺氧而引起的脏器损害，但应合理使用，疗程不宜太长，以防止高氧的副作用。

（3）早期使用自由基清除剂、钙通道阻滞剂，以消除代谢性酸中毒引起的自由基大量生成和细胞内钙超载诱发的损伤效应。常用药物，前者为巴比妥类、维生素 E、维生素 C、辅酶 Q_{10}、超氧化物歧化酶（SOD）、氯丙嗪、异丙嗪、谷胱甘肽、糖皮质激素等；后者为维拉帕米、尼莫地平、利多氟嗪等，可酌情选用。

（4）昏迷患者：应注意防治缺氧性脑损伤及脑水肿。可使用激素、能量合剂、利尿脱水剂，并实施适度低温冬眠等措施。还可使用促进脑复苏、营养脑细胞的药物，如三磷酸腺苷、细胞色素 C、辅酶 A、肌苷、三磷酸胞苷二钠（CTP）、都可喜（阿米三嗪）、吡拉西坦、脑活素、维生素 E、醒脑静等。脑复苏药物需掌握使用时机及剂量，不宜过早使用，以避免脑水肿期增高其代谢，反而有害，可选用甲氯芬酯、乙胺硫脲（克脑迷、AET）等。换血和自血光量子疗法有解毒、改善缺氧和微循环作用，有助于减轻脑水肿、防止脑细胞损害，也可应用。

（5）对症支持，维持重要器官功能：如补足血容量，用肾上腺糖皮质激素、多巴胺类扩血管药物，纠正酸中毒，防治休克等。昏迷时间较长者应注意防止横纹肌损伤及肌红蛋白尿；注意防治呼吸抑制。注意适当限制液体入量，应用利尿脱水剂、糖皮质激素防治肺水肿等。此外，还应注意合理营养，以促进机体早日康复。

（6）眼部损害：应立即用自来水或生理盐水彻底冲洗至少 15 分钟，局部使用氯霉素眼药水、可的松软膏或红霉素眼膏；鱼肝油滴眼可促进上皮生长，防止角膜与球结膜粘连。

目前尚无硫化氢中毒的特效解毒药。投用大剂量含二硫基或巯基的药物，如谷胱甘肽、半胱氨酸、硫辛酸等，以与硫化氢结合，减轻其毒性。曾有人主张投用亚硝酸钠或亚甲蓝等高铁血红蛋白生成剂，以生成高铁血红蛋白去结合血液中的 H_2S。但硫化氢在体内的转化速率甚快，使用高铁血红蛋白生成剂更可能有加重机体缺氧之虞，故上述处理的实际意义不大。

2. 慢性中毒 因无中毒病例报告，长期接触低浓度硫化氢者并无特殊临床表现，出现的症状仍以对症支持治疗为主。

3. 预防

（1）由于硫化氢对金属具有很强的腐蚀性，故可产生硫化氢的设备、管道、阀门应定时检修、更换，防止硫化氢泄漏事故发生。

（2）严格执行操作规程，如进入含有硫化氢的区域应佩戴呼吸防护器，并有专人在外监护；进入含有硫化氢的密闭空间如阴沟、下水道、船舱前应彻底通风，采取轮流作业法，不使工人一次停留时间过久。

（3）加强防护知识培训，增强相关操作人员对硫化氢中毒的防护能力；能产生硫化氢的工作岗位应配置防毒面具，并定期检查，保证其有效性。

第五章
微 量 元 素

第一节 概 述

一、常量元素与微量元素

一般情况下，我们根据人体中含量及每天需要量的不同，将矿物质分为常量元素和微量元素。

凡是含量占人体总重量的万分之一以上，或者每日需要量大于 100mg 的元素，如钠、钾、钙、镁、磷、硫、氯等，称为常量元素，又称宏量元素；凡是含量占人体总重量的万分之一以下，或成人每日需要量小于 100mg 的元素，如铁、锌、铜、锰、铬、硒、钼、钴、氟等，称为微量元素。

二、微量元素的分类

微量元素种类繁多。必需微量元素是已确定为维持生命活动不可缺少的元素，该类元素广泛存在于自然界，并被动植物有效地吸收和利用；在人体内构成组织和细胞的特殊成分，并发挥其特定的生理功能，该类元素缺乏或过多则引起特征性生化紊乱、病理变化及疾病。WHO 在 1996 年出版的《微量元素与人体营养健康》中，由 WHO/FAO（联合国粮农组织）/IAEA（国际原子能机构）召集的专家委员会认为：当某元素水平低于一定限度时恒定地引起重要生理功能降低；或某元素是执行生命功能的有机结构的组成成分，则该元素对于机体就是必需的。对人体无明显生理功能，也不是机体所必需的微量元素称为非必需微量元素；其中一些元素并不是人体新陈代谢和生长发育所必需，但摄入少量后不会产生严重病理现象，如铝、铋等元素；另一些元素不仅人体不需要，而且摄入微量便会使人出现病态或新陈代谢严重障碍，这些元素常被称为有害元素或有毒元素，如汞、镉、铅等。

关于微量元素的分类，有关著作中表述不尽相同，各有优点，但也存在对某些元素的归类尚不能准确反映该元素的作用或功能特征的情况。因此，综合各家分类的长处，结合目前有关微量元素的研究进展，谨提出如下分类，供参考。

1. 人体必需的微量元素 铁（Fe）、铜（Cu）、锌（Zn）、锰（Mn）、钼（Mo）、钴（Co）、钒（V）、铬（Cr）、氟（F）、碘（I）、硒（Se）、硼（B）、硅（Si）、镍（Ni），共 14 种。

2. 可能必需的微量元素 铋（Bi）、铷（Rb）、锶（Sr）、锡（Sn）、铌（Nb），共 5 种。

3. 非必需的无害微量元素 锆（Zr）、钛（Ti）、钡（Ba），共 3 种。

4. 具有潜在毒性的微量元素 锂（Li）、铍（Be）、铝（Al）、镉（Cd）、汞（Hg）、铅（Pb）、砷（As），共 7 种。

当然，微量元素归类不是一成不变的。WHO/IAEA/FAO 的专家委员会强调，一种元素在一个动物种属的实验中证明是必需的，但不能推论为该元素也是另一种动物或人类所必需，如需确定，则一定要通过不同动物实验或人群的调查、研究来加以验证。相信，随着研究的深入，会出现更为科学的微量元素分类。

三、微量元素在人体的作用

微量元素虽然在人体内的含量不多，但与人的生存和健康息息相关。它们的摄入过量、不足或缺乏都会不同程度地引起人体生理的异常或发生疾病。微量元素最突出的作用是与生命活力密切相关，仅仅像火柴头那样大小或更少的量就能发挥巨大的生理作用。值得注意的是这些微量元素必须直接或间接由土壤供给。每种微量元素都有其特殊的生理功能。尽管它们在人体内含量极小，但它们对维持人体中的一些决定性的新陈代谢却是十分必要的。一旦缺少这些必需的微量元素，人体就会出现疾病，甚至危及生命。例如，一提起锌，人们脑海里总是立刻浮现出一个词：生成能力。的确，从生成新皮肤和精子细胞到激发免疫系统的活力，锌时时刻刻都在辛勤地制造着人体所需的细胞，维护着我们的健康。锌缺乏的儿童有可能会出现厌食；也可引起口、眼、肛门或外阴部发红、丘疹、湿疹。铁是研究最多和了解最深的人体必需微量元素之一，但是铁缺乏是全球、也是我国最主要的营养缺乏病之一，主要影响婴幼儿和育龄期妇女。铁是构成血红蛋白的主要成分之一，缺铁可引起缺铁性贫血，出现异食癖、结膜苍白或反甲的情况。

　　不同的微量元素有不同的营养价值，如铁参与血红蛋白、肌红蛋白及多种含铁酶的合成；铜可以促进铁的利用、胶原纤维的生成和抗衰老等。微量元素缺乏时会引起营养问题，因此日益引起人们的重视。国外曾有报道，机体内含铁、铜、锌总量减少均可减弱机体的免疫能力，降低抗病能力，助长细菌感染，而且感染后的死亡率亦较高。碘是人体不可缺少的微量元素，人体储存碘的脏器主要是甲状腺，碘参与甲状腺素的合成，其生理功能也是通过甲状腺素的生理作用显示出来的。

　　微量元素在抗病、防癌、延年益寿等方面还起着不可忽视的作用。硒和维生素 E 都是抗氧化剂，二者相辅相成，可延缓因氧化引起的衰老、组织硬化，并且硒还具有活化免疫系统、预防癌症的功效，常常被人们称为微量元素中的"抗癌之王"。Shamberger 认为，从 1930 年到现在，美国与加拿大的胃癌发生率下降了 70%，这与早餐中玉米内硒与维生素 E 含量有很大关系。Schroeder 从人体生长统计中发现，在饮水中无机盐浓度高的城市里，心血管病的发病率显著降低。在一些国家发现心血管病死亡率与饮用水的硬度在统计学上呈负相关，即水越硬，死亡率越低；且偏离此趋向者极少。水质与心血管病死亡率的关系可从几方面来解释。例如，硬水可能由于含有钙和微量元素而具有保护作用；软水可能含有来自土壤或自来水管的有毒物质。已有大量资料论述了微量元素对心血管病的影响，某些元素如铬、锰、锌，由于有利于脂质和糖类代谢而具有保护作用。另外，水中含有较多的氟、钒、锂或碘，这些元素可能是某些地区心血管病死亡率较低的原因。

　　微量元素在人体内参与酶、激素、维生素和核酸的代谢过程，但是它们在人体内通常不能自行产生与合成，需由食物来提供。日常生活中应注意膳食合理搭配，保持饮食多样化，避免挑食、偏食及暴饮暴食，以免增加机体微量元素缺乏或过量的风险。

四、本章拟介绍的微量元素

　　本书拟择要介绍碘、锌、硒、铜、钼、铬、钴、铁、锰、氟、铅、汞、砷、铝、锡、钒、镍、锶、硼、铋、铷、硅、锆、钛、铌、钡、铍、镉、锂，共计 29 种。

第二节　碘

一、来源和摄入量

（一）来源

碘在自然界中含量稀少。碘的主要来源：①尽管海水中碘的浓度很低（海水含碘 50～60μg/L），但总量却很大。特别是某些海藻能吸收碘，使碘相对地富集起来，海藻便成了提取碘的主要原料。②智利硝石中含有 0.2%碘酸钠（$NaIO_3$）。

碘是人体必需元素，体内不能生成，需从外环境获取。人类所需的碘主要来自食物，占每日总摄入量的 80%～90%，其次是从饮水与食盐中摄入。食物碘含量的高低取决于各地区的生物地质化学状况。海盐和海产食品含碘丰富，是碘的良好来源。远离海洋的内陆山区或不易被海风吹到的地区，土壤和空气中含碘量较少，这些地区的食物中含碘量不高。陆地食物含碘量以动物性食品高于植物性食品，蛋、奶含碘量相对稍高，其次为肉类，淡水鱼的含碘量低于肉类。植物含碘量是最低的，特别是水果和蔬菜。

目前，我国大多数居民的饮用水碘含量为 5μg/L 及以下，在这种情况下，如果不食用碘盐，仅从食物和饮用水中摄入的碘达不到膳食推荐摄入量，以成年人为例，根据 2012 年中国居民营养与健康监测的食物摄入量计算，普通成年人从食物和饮用水中摄入的碘约为 34.4μg/d。大城市居民约为 41.6μg/d，即使是鱼、虾摄入较多的沿海地区，如上海市成年男女膳食碘摄入量分别约为 70.4μg/d 和 65.5μg/d，也远低于建议的总摄入量。因此仅靠正常饮食而不加碘盐，不能满足人体每天对碘的需求。

（二）摄入量

中国营养学会在 2000 年提出每日膳食中碘的推荐摄入量，婴幼儿为 50μg/d，儿童为 90～120μg/d，成年人为 150μg/d。

WHO 2001 年的碘推荐供给量如下：0～5 岁学龄前儿童 90μg/d，6～12 岁学龄儿童 120μg/d，12 岁以上 150μg/d。孕妇和哺乳期妇女 200μg/d。

2013 年中国营养学会发布的碘推荐摄入量：0～6 个月为 85μg/d，6 个月～1 岁为 115μg/d，1～10 岁为 90μg/d，11～13 岁为 110μg/d，14 岁及以上为 120μg/d，孕妇为 230μg/d，哺乳期妇女为 240μg/d。

　　预防碘缺乏可采取食品加碘强化的措施，在食盐中添加适量的碘化钾（potassium iodide）、碘酸钾（potassium iodate）等来补充碘的摄取。WHO 建议每千克食盐可添加 20~40mg 碘。我国规定在每克食盐中添加碘 20μg，全民可通过食用加碘盐这一简单、安全、有效和经济的补碘措施来预防碘缺乏病。

　　加碘盐是将碘酸钾按一定比例与普通食盐混匀。由于碘是一种比较活泼、易于挥发的元素，含碘食盐在贮存期间可损失 20%~25%，加上烹调方法不当又会损失 15%~50%，所以需要正确使用加碘盐。①不能存放在温度较高、阳光直射的地方；②贮存容器要加盖盖严；③快取快盖；④应在菜即将出锅时加盐，防止高温挥发减少含碘量，降低效果。

　　考虑到婴幼儿时期的饮食主要是奶制品，我国政府同时还规定在婴幼儿奶粉中也必须加碘，以预防婴幼儿碘缺乏。

二、作用与功能

　　碘的生理功能是通过甲状腺素完成的。甲状腺利用碘和酪氨酸合成甲状腺激素，包括三碘甲腺原氨酸（T_3）和四碘甲腺原氨酸即甲状腺素（T_4），T_3 为主要活性形式。甲状腺激素以甲状腺球蛋白（Tg）的形式贮存在甲状腺滤泡腔中。甲状腺激素是人体重要的激素，其生理功能如下。

　　1. 促进生长发育　甲状腺激素与生长激素具有协同作用，调控生长发育。甲状腺激素可刺激骨化中心的发育成熟，使软骨骨化，促进长骨和牙齿生长。此外，甲状腺激素能促进蛋白质的合成和维生素的吸收利用，活化 100 多种重要的酶，促进生物氧化和代谢，因此能够促进发育期儿童身高、体重的增加，促进骨骼、肌肉的生长和性发育。

　　2. 参与脑发育　在脑发育的关键时期（从妊娠开始至出生后 2 岁），神经系统的发育依赖甲状腺激素。神经元的增殖、迁移、分化，神经突起的分化和发育，特别是树突、树突棘、突触及神经联系的建立，以及神经纤维的髓鞘形成等，都需要甲状腺激素的参与。碘缺乏会导致甲状腺激素合成不足，影响神经元分化与发育，使脑细胞数量减少，体积减小。在脑发育关键时期摄入碘不足或碘缺乏会导致不同程度的脑发育迟滞，以后即使再补充碘或甲状腺激素也不可逆转。

　　3. 调节新陈代谢　甲状腺激素对蛋白质、脂肪、糖的合成和分解代谢均有促进作用。通过增加耗氧量、产生能量、影响基础代谢率来增强物质代谢和能量代谢，维持新陈代谢和保持体温。

4. 对其他器官、系统功能的影响　甲状腺激素是维持机体基础活动的激素，因此对机体几乎所有系统都有不同程度的影响，如心血管系统和消化系统。

三、药代动力学

（一）分布

人体内含碘 30mg（25～50mg），甲状腺内含碘最多（8～15mg），一般男性高于女性。此外，肾、肝、唾液腺、胃、乳腺、松果体、肌肉、脑、淋巴结、卵巢均含有碘。碘在组织中主要以有机碘形式存在（多为 10～20μg/kg），血液中的碘主要是蛋白结合碘（PBI），无机碘含量甚微。

人体储存碘的脏器主要是甲状腺，储满后多余的碘从尿排出，而不再保存，甲状腺储存的碘在停止碘供应之后，只能够维持机体 2～3 个月的需要量。因此，一旦缺碘，甲状腺最早受累。

（二）吸收

食物中的碘化物被还原成碘离子后才能被吸收，与氨基酸结合的碘可直接被吸收。碘吸收迅速而完全，进入胃肠道的膳食碘 1 小时内大部分被吸收，3 小时内被完全吸收。进入循环后，碘离子就遍布于细胞外液，并且在一些组织中浓集，如肾脏、唾液腺、胃黏膜、泌乳的乳腺、脉络膜丛和甲状腺。但在这些组织中，只有甲状腺能利用碘以合成甲状腺激素。胃肠道内的钙、氟、镁阻碍碘的吸收，在碘缺乏的条件下尤为显著。人体蛋白质与热量不足时，会妨碍胃肠吸收碘。呼吸道和皮肤也能吸收少量的碘。

（三）排泄

在碘供应稳定和充足的条件下，人体排出的碘几乎等于摄入的碘。碘主要通过肾脏由尿排出，少部分由粪便排出，极少部分可经乳汁、毛发、皮肤汗腺和肺呼气排出。通常用尿碘排出量来估计碘的摄入量。碘的最低生理需要量为每人 75μg/d，成人供给量为生理需要量的 2 倍，即约为 150μg/d。

四、碘缺乏病

碘在自然环境的土壤和水中含量不足。导致自然环境缺碘主要有三方面的原因：一是大约在第四纪冰川期，由于冰川融化，冰水冲刷，将富碘的成熟土壤大量冲走，而由裸露岩石形成的新土壤，其碘含量仅为原成熟土壤的 1/4，造成世界上大部分地区环境碘缺乏，这是自然环境碘缺乏最主要的原因；二是洪水泛滥致使局部地区土壤中的碘连同土壤被冲走而加重碘缺乏；三是由于植被破坏，地表土壤被风、沙、雨水、河流带走，致使土壤表面裸露，造成碘被淋滤并大量丢失，这种现象在山区更为明显。

（一）发病机制及临床表现

育龄妇女、孕妇、哺乳期妇女、0～3 岁婴幼儿、学龄前及学龄儿童是最容易受碘缺乏危害影响的高危人群。

孕妇对碘的需要量远高于普通妇女，孕妇摄入的碘除了满足本身生理需要外，还要把碘供给胎儿，确保胎儿生长发育需要。妊娠期间严重的碘缺乏会损害胎儿发育，对脑部发育的伤害最为严重，可导致智商明显降低，因为胎儿与新生儿时期神经组织髓鞘化作用最活跃，并且受甲状腺素控制。缺碘严重者可造成呆小症、流产、死胎。其他慢性碘缺乏较普遍的表现有神经性肌肉不足、认知低下。碘缺乏初期的临床表现是甲状腺体积增大，因缺碘反而增加甲状腺摄取血液中碘的效能，是对缺碘的补偿反应，最后会在颈部形成可见的肿块，称甲状腺肿。

婴幼儿正处于脑发育的第二个关键时期，同胎儿一样对碘缺乏极为敏感。胎儿期严重碘缺乏若延续到婴儿期，势必发展为典型的克汀病。如果婴幼儿碘缺乏程度较轻，将可能成为亚临床克汀病或仅有轻度智力低下，可表现为对周围人和事物的反应迟钝、自身运动能力低下、智力和生长发育落后。

儿童和青少年处在生长发育十分迅速的时期，碘的需要量明显增加，对碘缺乏比较敏感，碘缺乏会对生长发育包括智力发育和体格发育造成损害。碘缺乏地区的儿童智力发育达不到应有的水平。在我国普及碘盐以前，碘缺乏病地区出生和生活的学龄儿童智商值较非碘缺乏病地区儿童平均低12.45%。生长发育期的儿童碘缺乏会导致体格发育落后或迟滞，如身材矮小、骨骼肌发育不良或迟滞、骨骺发育不良或闭合延迟、性发育落后或延迟，以及学习能力下降等。儿童和青少年碘缺乏的突出表现是甲状腺肿大。一般来说，甲状腺肿大率随着年龄的增长而升高，女孩甲状腺肿大率普遍高于男孩。补碘以后，经过一段时间，肿大的甲状腺可以恢复正常。碘缺乏时会导致促甲状腺激素（TSH）升高，这是因为无法合成甲状腺素，又不断利用负回馈机制刺激 TSH 分泌。

碘缺乏造成的智力受损是不可逆的，所以最好的办法是预防，即补碘。补碘最有效的方法是食用含碘食盐。

（二）判断缺碘的指标

1. 尿碘　是判断我们吃碘多少的最敏感指标。吃的碘多，尿碘就多；吃的碘少，尿碘就少。

2. 甲状腺肿　儿童体内碘缺乏持续 3～4 个月之后，甲状腺就会出现明显的肿大。

3. TSH　是较为敏感的指标。一定时间的碘缺乏会导致 TSH 升高；如果持续时间更长或严重碘缺乏，会出现总甲状腺素（TT_4）和游离甲状腺素（FT_4）的下降；更严重者，还伴有 T_3 的下降。

4. 血浆 Tg（甲状腺球蛋白）　被认为是比 TSH 更敏感的碘缺乏指标，因为 TSH 还没有改变，血浆 Tg 水平就已经下降（Tg 受影响因素较多，故个体测定的意义不大，开展流行病学调查时，将群体 Tg 作为衡量碘缺乏的一个敏感指标）。

（三）食盐加碘是防治碘缺乏病的最好方法

预防、控制碘缺乏病的根本措施就是补碘。正常成人每日需要的供碘量约为 150μg，人体对碘的储存能力有限。自然环境缺碘是长期存在的，因此补碘应遵循长期、微量、日常和生活化原则。食盐为人体每日所需，符合长期、微量、日常和方便的原则。人类经过近一百年的探索和实践证明，食盐加碘具有安全、有效、简单、易行、价廉、能够长期坚持食用的优势，成为补碘的最佳途径。

对于个人而言，只要坚持食用碘盐，就不用担心碘缺乏问题。个体碘的摄入水平可以从两方面进行判断。一是用膳食碘摄入量进行估算。例如，每天摄入碘含量为 25mg/kg 的碘盐 6g，则盐碘的供给量为 150μg，加上每天食物和饮水碘的供给量 60～80μg，碘的总供给量为 210～230μg，扣除碘在烹饪中的损失率 20%，那么，碘的摄入量为 168～184μg，再考虑碘的生物利用度为 92%，则有 155～169μg 进入血液，可以满足健康成人每日膳食碘的推荐摄入量 120μg，低于每日碘安全摄入量的上限值 600μg。二是可以通过检测尿碘含量，参照 WHO/UNICEF/ICCIDD（国际控制碘缺乏病理事会）推荐标准进行判断。

WHO/UNICEF/ICCIDD 推荐尿碘判断标准如下。

儿童和成人尿碘＜100μg/L 为碘不足。孕妇尿碘＜150μg/L 为碘不足。

儿童和成人尿碘 100～199μg/L 为碘适宜。孕妇尿碘 150～249μg/L 为碘适宜。

儿童和成人尿碘 200～299μg/L 为碘超过适宜量。孕妇尿碘 250～499μg/L 为碘超过适宜量。

儿童和成人尿碘≥300μg/L 为碘过量。孕妇尿碘≥500μg/L 为碘过量。

（四）不宜吃碘盐的人群

甲状腺功能亢进、甲状腺炎、自身免疫性甲状腺疾病等甲状腺疾病患者中的少数人，因治疗需要，遵医嘱可不食用或少食用碘盐。生活在高碘地区的居民，他们每天从食物和饮用水中已经得到了较高剂量的碘，这部分人群也不宜食用碘盐。

五、碘过量的危害及碘中毒的急救

（一）碘过量的危害

过多的碘可能导致甲状腺肿大、甲状腺炎和甲状腺癌。

当人体摄入量过大时，也可严重影响身体健康，如高碘性甲状腺肿等，因此在饮食不偏食又普遍用含碘盐后，不宜再给儿童补充碘强化食品。

（二）碘中毒

1. 中毒机制　高浓度的碘剂有强烈的刺激性和腐蚀性，误服或用量过大可致小儿碘中毒。吸入时主要损伤呼吸道，导致支气管炎、肺炎甚至肺水肿。口服对消化道有强烈腐蚀作用。吸收后作用于组织蛋白引起各组织器官损害，尤以肾损害为甚。

2. 中毒症状　口服碘后即感口、咽、食管灼痛，口渴。口内有金属味，口腔黏膜呈棕色、上腹痛、恶心、呕吐，胃肠内有淀粉类食物时呕吐物呈蓝色、腹泻、大便带血。重者面色苍白、惊厥乃至昏迷、休克。泌尿系统表现为少尿、血尿、蛋白尿，最后发展为急性肾衰竭。碘化钠、碘化钾注射有时可引起过敏甚至休克。吸入碘蒸气可出现流泪、流涕、咽喉部灼痛、咳嗽、呼吸困难、咯泡沫痰、发绀。严重者出现满肺啰音、肺水肿。

3. 治疗

（1）对口服中毒者应立即给予大量米汤、面糊、蛋清或牛奶灌胃，继而以5%硫代硫酸钠溶液洗胃，使之生成无毒的碘化物。洗胃后口服淀粉糊、稀粥、牛奶、蛋清等保护胃黏膜。

（2）口服硫酸镁导泻。

（3）静脉输液，每日静脉滴注生理盐水或口服氯化钠，可促进碘的排泄。

（4）维持水、电解质平衡，防止休克。

（5）吸入性中毒处理同氯中毒。

（6）碘化钠、碘化钾急性中毒主要表现为过敏性休克，发生后应立即静脉注射或肌内注射肾上腺素，静脉滴注氢化可的松，静脉注射苯海拉明，吸氧。喉头水肿要尽早行气管切开。

六、趣谈碘

碘（iodine）和碘化物（iodide）是治疗甲状腺病最古老的药物，不同剂量的碘化物对甲状腺功能可产生不同的作用。小剂量的碘用于治疗单纯性甲状腺肿，在食盐中加入碘化钾或碘化钠可有效地防止发病。

大剂量碘可产生抗甲状腺作用，主要是抑制甲状腺素的释放，可能是由于抑制了蛋白水解酶，使 T_3、T_4 不能和甲状腺球蛋白解离所致。此外，大剂量碘还可抑制甲状腺激素的合成。大剂量碘的抗甲状腺作用快而强。用药 1～2 天起效，10～15 天达最大效应。此时若继续用药，反使碘的摄取受抑制、胞内碘离子浓度下降，因此失去抑制激素合成的效应，甲状腺功能亢进的症状又可复发。这就是碘化物不能单独用于甲状腺功能亢进内科治疗的原因。大剂量碘的应用只限于以下情况：①甲状腺功能亢进的手术前准备，一般在术前 2 周给予复方碘溶液（鲁氏碘液，Lugol's solution）以使甲状腺组织退化、血管减少，腺体缩小变韧、利于手术进行及减少出血；②甲状腺危象的治疗，可将碘化物加到 10%葡萄糖溶液中静脉滴注，也可服用复方碘溶液，并在 2 周内逐渐停服，需同时配合服用硫脲类药物。

碘对微生物的杀灭主要靠碘的沉淀作用和卤化作用，游离碘能迅速穿透细胞壁，与蛋白质氨基酸链上的羟基、氨基、烃基、巯基结合导致蛋白质变性沉淀，发生卤化，从而使其失去生物活性。在所有适合直接用于人类、动物及其组织的消毒制剂中，只有碘能够杀死所有种类的病原体：革兰氏阳性菌和革兰氏阴性菌、分枝杆菌、真菌、酵母、病毒和原生动物。大部分细菌会在接触碘之后的 15～30 秒被杀死。碘可以制成很多剂型供临床使用，如碘片、碘酊、碘伏、碘甘油等。

碘还可用作诊断用药，如泛影葡胺、胆影葡胺、碘化油等。

碘-131 是一种放射性药物，是碘的同位素，它能发出用于显像的 γ 射线和用于治疗的 β 射线来发挥诊断和治疗作用。主要用于格雷夫斯（Graves）病和普卢默（Plummer）病等甲状腺功能亢进症的治疗，此外还可用于甲状腺功能测定、甲状腺显像、分化较好的甲状腺癌及其转移灶的治疗和随访。

注意：含碘制剂如碘酊、复方碘溶液、碘喉片、碘甘油等为医疗中应用较广的药物，碘酊是家庭中常备的消毒药品。要将碘制剂放置在安全的地方，不要让小儿随便拿到，以防碘中毒。

第三节　锌

一、来源和摄入量

（一）来源

锌的来源广泛，普遍存在于各种食物，其中动物性食物含锌丰富且人体吸收率高。

富含锌元素的动物性食品有瘦肉、肝、禽蛋、海产品、奶及其制品，其中含锌量最高的食物是牡蛎。根据多年的检测发现，动物性食品普遍含锌量比较高，人乳是婴儿重要的锌来源。牛乳中的含锌量不低于人乳，但不易被人体吸收。

植物性食物含锌量普遍偏低。含锌量比较高的植物性食物有坚果、萝卜、大白菜等。大多数地区的饮水中也含有少量的锌。

（二）摄入量

我国营养学会 1988 年推荐的每日锌（元素）供给量如下：0～6 月龄 3mg/d，6 月龄～1 岁 5mg/d，1～10 岁 10mg/d，10 岁以上 15mg/d，孕妇与哺乳期妇女 20mg/d。

人体对锌的需要量因生理状态不同而异。妊娠、哺乳和生长发育期，锌需要量明显增加，正常成人摄取锌 10～20mg/d 即可维持平衡。膳食中锌的需要量与其可利用率有关。动物性食品所含锌的利用率高于植物性食品所含锌。

二、作用与功能

1. 锌可作为多种酶的功能成分或激活剂　锌是人体中 200 多种酶的组成部分，在按功能划分的六大酶类（氧化还原酶类、转移酶类、水解酶类、裂解酶类、异构酶类和合成酶类）中，每一类中均有含锌酶。人体内重要的含锌酶有碳酸酐酶、胰羧肽酶、DNA 聚合酶、醛脱氢酶、谷氨酸脱氢酶、苹果酸脱氢酶、乳酸脱氢酶、碱性磷酸酶、丙酮酸氧化酶等。它们在组织呼吸，以及蛋白质、脂肪、糖类和核酸等的代谢中有重要作用。

2. 促进核酸及蛋白质的生物合成，促进机体生长发育　缺锌可导致创伤溃疡难愈合、生长发育不良、性器官发育不全或减退。处于生长发育期的儿童、青少年如果缺锌，会导致发育不良。严重缺乏时，将会导致侏儒症和智力发育不良。锌是脑细胞生长的关键，缺锌会影响脑的功能，使脑细胞减少。

3. 合成味觉素，促进食欲　锌与唾液蛋白结合可生成味觉素。味觉素可滋养并促进味蕾的生长，增进食欲。缺锌可导致味觉迟钝，影响食欲，甚至发生异食癖。

4. 维持男性正常的生精功能　锌元素大量存在于男性睾丸中，参与精子的整个生成、成熟和获能的过程。男性一旦缺锌，就会导致精子数量减少、活力下降、精液液化不良，最终导致男性不育。缺锌还会导致青少年缺少第二性征、不能正常生长发育。生殖系统对锌有强烈的依赖性，缺锌对睾丸组织的损伤比对其他组织更明显、更严重。

5. 保护皮肤健康　动物和人都可因缺锌而影响皮肤健康，出现皮肤粗糙、干燥等现象。在组织学上可见上皮角化和食管的类角化（这可能部分地与硫和黏多糖代谢异常有关，在缺锌动物中已发现这种代谢异常）。这时皮肤创伤治愈变慢，对感染的易感性增加。补锌剂最早在临床就是用来治疗皮肤病。

6. 参加免疫功能过程　锌元素是免疫器官胸腺发育的营养素，只有锌量充足才能有效保证胸腺发育，正常分化 T 淋巴细胞，促进细胞免疫功能。缺锌动物的胸腺萎缩，胸腺和脾脏重量减轻。人和动物缺锌时 T 细胞功能受损，引起细胞介导免疫改变，使免疫力降低。同时缺锌还可能使有免疫力细胞的增殖减少、胸腺因子活性降低、DNA 合成减少、细胞表面受体发生变化。因此，机体缺锌可削弱免疫机制，降低抵抗力，使机体易受细菌感染。一项于1978年在牙买加进行的研究提示，锌缺乏是蛋白质-能量营养不良婴儿免疫力缺乏的原因。《国外医学（医学地理分册）》（2002年6月第23卷第2期）曾发表研究结果：缺锌可导致重要免疫器官胸腺、脾及淋巴结的萎缩，使其重量减少20%～40%。同时，《日本医学介绍》[1991年第12卷第4期]有研究指出：缺锌会使免疫T细胞功能下降。医学研究发现，人体90%的疾病与免疫力有关。充足的锌可提升胸腺、T淋巴细胞攻击、歼灭病原微生物等，提高免疫力，从而减少儿童感染多种流行性疾病的可能。

7. 锌可维持维生素A正常的代谢功能及对黑暗环境适应的能力　锌与视黄醇脱氢酶的活性有关，缺锌时该酶活性下降，使视黄醇不能氧化成视黄醛，而视黄醛是构成感受弱光物质的成分，故影响暗适应功能。锌在临床上表现为对眼睛有益，是因为锌有促进维生素A吸收的作用。维生素A的吸收离不开锌。维生素A平时储存在肝脏中，当人体需要时，维生素A被输送到血液中，这个过程是靠锌来完成"动员"工作的。

8. 锌对血液有多方面的作用　红细胞含锌丰富，血液中的锌80%与红细胞结合，缺铁性贫血者常伴有锌缺乏。锌可提高白细胞的功能，使血小板聚集能力降低，参与胶原纤维细胞的分裂、繁殖和胶原的合成，促进伤口和溃疡的愈合。

9. 调节影响大脑生理功能的各种酶及受体　锌在各种哺乳动物脑的生理调节中起着非常重要的作用，在多种酶及受体功能调节中不可缺少，还会影响神经系统的结构和功能，与强迫症等精神障碍的发生、发展具有一定的联系。另外，锌与DNA、RNA、蛋白质的生物合成密切相关，当人体内缺乏锌时，可能导致各种不良影响，如情绪不稳、多疑、抑郁、情感稳定性下降和认知损害。人类大脑中的海马体，其重量约占整个人脑重量的1/80，而其中锌含量为大脑总含锌量的1/6。海马体是人类高级神经活动的核团，是学习语言、接受和存储信息的逻辑部件，因此，充足的锌对维持大脑生理功能起关键作用。

三、药代动力学

（一）分布

成人体内的总锌含量女性约为1.5g，男性约为2.5g。锌存在于所有组织中。总锌的95%存在于细胞内，细胞中的锌60%～80%存在于胞质中，主要存在于细胞内的关键位置——细胞核和线粒体中。锌在体内主要是以酶的方式存在。人体中含锌的酶（如输氧的碳酸酐酶、骨骼生长所需的碱性磷酸酶）和被锌激活的酶达 70 多种，蛋白质的合成、组织细胞的生长都离不开细胞中含锌的酶。锌参与核酸、蛋白质的代谢过程，能促进皮肤、骨骼和性器官的正常发育，维持消化和代谢活动，因此人们把锌称为"生命的元素"。

锌含量高的组织有皮肤、骨骼肌、毛发、内脏、前列腺、生殖腺、指甲、眼球等，含锌最高的组织是眼球的视觉部分和前列腺。正常人的血清锌仅占体内锌的 0.1%，血液中 75%～85%的锌分布于红细胞，3%～5%分布于白细胞，其余在血浆中。

人体前列腺、睾丸、附睾等部位都含有高浓度的生物活性锌，其中前列腺含锌量最高。锌是前列腺液的非蛋白组成成分，人类精液中含有极丰富的锌，这些高浓度的锌主要来源于前列腺的分泌液，主要聚集在前列腺周边区的上皮细胞内；这些锌主要以两种类型存在，一类是参与组成上皮细胞组织成分的结构锌，主要分布于胞质和核仁中；另一类是存在于胞内囊泡（也有研究认为存在于细胞顶部，即将分泌入腺管内的锌，位于细胞顶部）。锌在前列腺各叶中是不均匀分布的，前列腺侧叶的锌含量要远高于背叶和腹叶的锌含量，各叶之间锌含量有显著性差异。

前列腺内的锌含量明显高于其他器官的主要原因是前列腺组织中含有较高的锌脂蛋白，这是一种与锌结合的金属硫蛋白（MT），它参与前列腺内锌的储存、转运和代谢，而锌脂蛋白参与细胞的增殖与分化。

（二）吸收

锌的吸收主要在十二指肠和空肠，回肠也有部分吸收，吸收率为 30%左右，从肠道吸收的锌先集中于肝，然后分布到其他组织。血浆中的锌主要与白蛋白、转铁蛋白、α_2 巨球蛋白和免疫球蛋白 G 结合，随血液进入门静脉循环分布于各器官组织，锌与白蛋白形成复合物后易被组织吸收。机体对锌的吸收与肠腔锌的浓度有关，体内缺锌时吸收率增高。体内锌浓度高时可诱导肝脏金属硫蛋白合成增加，并与之结合存积于肠黏膜细胞内，当锌水平下降时，再释放至肠腔，以此调节体内锌的平衡。

影响锌吸收的因素：高蛋白、维生素 D_3、葡萄糖可促进锌的吸收。植物性食物中含有的植酸、鞣酸和纤维素等均不利于锌的吸收，而动物性食物中的锌生物利用率较高。铜离子、钙离子、亚铁离子可抑制锌的吸收。

（三）排泄

在膳食中的锌水平正常时，粪是锌排泄的主要途径。因此当体内锌处于平衡状态时，约 90% 摄入的锌由粪排出，其余部分由尿、汗、头发排出或丢失。

四、锌缺乏症

（一）流行病学

20 世纪 60 年代首次观察到人体缺锌，发展中国家和工业化国家均有很多人不同程度地缺锌，尤其在中东地区，婴幼儿和儿童时期易发生锌缺乏症。近年来在北京地区学龄前儿童调查中发现锌缺乏比较普遍，在正常值以下者占67.5%，发生率相当高。因此锌在人体内的缺乏或营养失衡应受到广泛重视。

（二）病因

1. 摄入不足　母乳初乳中含锌量比成熟乳高，婴儿出生后，未哺母乳或母乳不足，未适时添加富锌辅食可致锌摄入不够；米面类食物所含植酸、草酸及纤维素使锌的吸收利用率低，亦易引起锌缺乏，导致偏食、厌食、挑食的坏习惯，这是年长儿缺锌的主要原因。

2. 需要量增加　生长发育迅速易出现缺锌，新陈代谢旺盛使锌消耗增加。处于应激状态、患恶性肿瘤、感染性疾病时锌需要量增加，患慢性肾脏病、尿毒症时锌容易丢失。

3. 吸收利用障碍或排出增多　慢性消化性疾病会影响锌的吸收利用；脂肪泻、肠炎腹泻时，含锌渗出液大量排出。

4. 锌流失　夏季天气炎热，孩子流汗多，体内的锌就会随汗液大量排出，根据相关测定，儿童一天随汗流失的锌可高达 4mg，而婴儿大量出汗，每天会流失锌1.3mg。加之夏季腹泻等消化道疾病多，体内的锌流失大，也是缺锌的原因。多种因素导致夏季成了儿童最易缺锌的季节。

5. 经常吃精细加工的食品　导致锌损失过多。

（三）临床表现

锌缺乏症可分为两大类型。①营养性锌缺乏症：表现为生长迟缓、免疫力降低、伤口愈合慢、皮炎、性功能低下、食欲缺乏、味觉异常、异食癖、暗适应减慢等；男性的第二性征发育和女性生殖系统的发育延缓，女性月经初潮延迟或闭经，骨骼发育受影响，影响脑功能，使智商降低；也可出现嗜睡症、抑郁症和应激性症状。②肠病性肢端皮炎：为常染色体遗传病，多发生于停止母乳改用人工喂养的婴儿期；主要表现为不易治愈的慢性腹泻、脱发和皮炎；也可有厌食、嗜睡、生长落后及免疫功能低下等表现。

（四）检查

1. 血清锌　取末梢血（手指或耳垂）40μl，在清晨 8：00～9：00 空腹取血最佳。用原子吸收光谱法测定其含量，正常值为 13.8μmol/L（90μg/dl），范围为 12～30μmol/L（70～110μg/dl）。由于仪器不同，地区不同、结果可有一些差异。

血清锌的含量能反映体内近期的锌营养状态，且测定结果很少受外界因素的干扰，故常用于临床的辅助诊断。

2. 发锌　可作为慢性锌缺乏的参考指标。健康成人头发中含锌量为 125～250μg/g，儿童头发锌正常值为 99～360μg/g。测定时要求头发清洁，用剪刀取儿童枕部头发 1～2g，剪时紧贴头皮剪取发根以上 1～2 厘米处头发，弃去发梢，将头发剪成 1cm 发段，经处理后进行仪器检测。多数学者认为，发锌低于 100μg/g 常可提示缺锌。因为头发中的锌含量受头发生长速度、环境、洗头及采集部位等因素影响，而且与血浆锌无明显相关性，并且个体差异较大，所以不建议用发锌作为诊断指标。

注意：头发取样时，不可以超过头皮 2 厘米，这样检测结果比较准确。因取发距头皮越远，取发越长，头发的污染程度越重。

3. 尿锌　能反映锌的代谢水平，参考值为 2.3～18.4μmol/24h，但受尿量及近期膳食摄入锌的影响，有较大的个体差异。若血锌、发锌和尿锌三者同时测定，则尿锌具有一定的参考价值。

4. 白细胞锌　虽为反映人体锌营养水平较灵敏的指标，但测定时需要的血量较多（至少为 5ml），且操作复杂，故不是临床常用的指标。

5. 碱性磷酸酶（ALP）活性　锌参与 ALP 活性中心的形成，ALP 测定有助于反映婴幼儿的锌营养状态。缺锌时 ALP 活性下降，补锌后恢复，所以可作为缺锌的一个诊断指标。

6. 餐后血清锌浓度反应试验（PICR）　测定空腹血清锌浓度（A_0）作为基础水平的血清锌，然后给予标准饮食，饮食后 2 小时复查血清锌浓度（A_2），然后按照以下公式计算。

血清锌浓度反应试验（PICR）＝[空腹血清锌浓度（A_0）−标准饮食后血清锌浓度（A_2）]/空腹血清锌浓度（A_0）×100%

如果 PICR＞15%，则提示缺锌。

7. 血浆/红细胞金属硫蛋白（MT）　近年来有人研究用放射免疫法测定血浆和红细胞 MT 的合成情况，以此评价锌的营养状况。缺锌时，血浆和红细胞的 MT 水平明显降低，红细胞 MT 可能是补锌计划有效的监测指标，血浆 MT 浓度可灵敏地反映人体锌营养状况。但由于其他一些金属元素如铜、铁等也可诱导 MT 合成，所以其实用价值尚待进一步研究。

8. 精浆锌　检测男性精浆中锌的水平主要用于临床上前列腺炎和男性不育的体外诊断，精浆锌的参考值范围为 0.5～2.5mmol/L。精浆锌浓度低于参考范围值下限，提示前列腺分泌功能低下，可能与感染或者男性不育有关。精浆锌的浓度高于参考范围值的上限，可能与死精子症或者阻塞性无精子症有关。需要注意的是本方法只适用于检测精浆中游离形式的锌，而不能检测与蛋白质结合的锌。

（五）诊断

根据喂养史、临床表现、体征及血清锌测定结果即可诊断。补锌后症状和体征迅速好转或消失即可确诊。

缺锌的患者，血清锌往往在 11.47μmol/L 以下。

（六）治疗

1. 去除引起缺锌的病因　积极治疗原有疾病。

2. 饮食方面　鼓励母乳喂养，母乳有利于锌的吸收。动物性食物含锌丰富且吸收率高。牡蛎（生蚝）含锌量最高。其他含锌丰富的食物有瘦肉、肝、禽蛋、鱼虾、奶及奶制品，莲子、花生、芝麻、核桃等。

3. 服用锌剂　补充元素锌 0.5～1mg/(kg·d)，最大量每日 20mg，疗程为 2～3 个月。口服，最好在饭前 1～2 小时。患有肠病性肢端皮炎者须终身补锌治疗。常用的锌制剂有葡萄糖酸锌、硫酸锌、枸橼酸锌、甘草锌及赖氨酸锌等。

对于不能口服或口服吸收不良者，静脉滴注硫酸锌，按元素锌计算，早产儿每日 0.3mg/kg，逐月递增；5 岁以内，每日 0.1mg/kg；5 岁以上，每日 2.5～4mg，最大量每日不超过 4mg。

4. 预防用药　对于可能发生缺锌的儿童，如早产儿、人工喂养、营养不良、长期腹泻、手术后恢复期或生长发育过快等，应适当补充锌。

在补锌的同时，应提醒不可长期过量补锌，过量锌治疗可影响铜、铁离子代谢，可导致铜缺乏综合征、贫血、生长延迟、肝细胞色素氧化酶活力下降等中毒表现。故患者不能随意滥用锌剂,必须在医生指导下使用。

5. 诊断性治疗 锌缺乏的最终确诊依赖于诊断性治疗,若锌补充后,各种缺锌症状改善,即可确诊锌缺乏。对于肠病性肢端皮炎患者,应给予锌治疗,1~2周皮肤炎症和腹泻就能好转。如果是厌食、免疫系统受损、异食癖、各种皮炎等问题,给予补锌治疗,大多在2周左右能好转。如果已影响了生长发育,则3个月左右才能好转。

(七)预后

锌缺乏引起的各种临床症状都可以在锌补足后迅速得到缓解。如果儿童生长发育时期长期缺锌,可能导致生长发育不良的问题遗留至成年,而缺锌引起的皮损严重到一定程度也会遗留瘢痕。由遗传缺陷引起的锌代谢严重障碍,如肠病性肢端皮炎(临床特征为口腔周围炎、肢端皮炎、秃发和腹泻)患者,需要终身通过药物补锌。

五、锌中毒

(一)病因

(1)用涂锌的铁皮容器或其他镀锌器皿煮制、盛装酸性食品或饮料时,由于锌与有机酸作用生成锌盐,可使饮用者发生胃肠道刺激症状。有些儿童玩具的涂料含锌,小儿喜欢把玩具放入口内,食入锌过多可致中毒。

(2)硫化锌矿炼锌或冶炼有色金属(尤其是炼铜)时,有大量锌蒸气逸出,在空气中迅速成为氧化锌烟尘。人和实验动物吸入空气中新生的氧化锌烟尘时,可引起金属烟热(金属铸造热)。工厂锌雾吸入可有低热及感冒样症状。

(3)皮肤接触大量氧化锌粉尘,可阻塞皮脂腺管,引起皮肤丘疹、湿疹。接触可溶性锌盐如氯化锌、硫酸锌的工人,可因皮肤或黏膜的刺激和灼伤而引起皮炎和溃疡。锌的毒性与其结构有关,如 $ZnSO_4$ 和 ZnO 相对无毒,但 $ZnCl_2$ 却对细胞有较大的刺激作用。慢性锌中毒可有贫血等症状;动物实验可致肝、肾功能及免疫力受损。

(4)成人一次性摄入2g以上的锌会发生锌中毒。临床上可因口服或静脉注射大剂量的锌,或误服导致急性中毒。

(二)毒理机制

过量的锌可干扰铜、铁和其他微量元素的吸收和利用,影响中性粒细胞和巨噬细胞的活力，抑制细胞杀伤能力，损害免疫功能。

（三）临床表现

1. 潜伏期 临床观察中发现，饮用被锌污染的饮料后，1 小时左右会出现持续性呕吐、腹痛、腹泻、眩晕等症状，甚至个别患者出现脱水、酸中毒等较重症状。

2. 症状 主要表现为发热、寒战、贫血、中枢神经系统异常、消化道、呼吸道症状；过量锌、铁、铜之间有相互竞争抑制其吸收作用。

成人一次性摄入 2g 以上的锌会发生锌中毒，其主要特征之一是锌对胃肠道的直接作用，主要表现是恶心、呕吐、腹痛、腹泻，也可以出现步态不稳、嗜睡、惊厥。严重者可出现昏迷、休克、肾衰竭，甚至死亡。

长期补充大量锌（100mg/d）时可发生其他影响，包括贫血、免疫功能下降（淋巴细胞对植物血凝素刺激的反应降低）和高密度脂蛋白胆固醇降低，乳酸脱氢酶失活，膜上的 Na^+-K^+-ATP 酶受到抑制，低密度脂蛋白和铜蓝蛋白亚铁氧化酶活性降低。长期服用 25mg/d 锌可引起铜缺乏。

3. 病程 一般 1～2 天可恢复，重者病程较长。

（四）治疗

快速洗胃、导泻、大量输液、大量利尿促进锌的排出；患者也可以选择服用铁剂或做血液净化，排出体内的锌。

（五）预防措施

不用镀锌白铁皮做炊事用具或用该类容器煮制、贮存酸性食物和饮料。在补锌的时候，为防止锌过量，要定期和医生进行沟通，医生帮助患者测定血液中锌的含量，避免剂量过大，还应及时调整补锌制剂的剂量。尽量多吃含锌丰富的食品。

第四节　硒

一、来源和摄入量

（一）来源

动物性食品中硒含量普遍高于植物性食品，动物性食品中又以动物脏器含硒量最高，如猪、牛、羊的肝、肾、心等；其次为海产品，如蟹、虾、鱼等；蛋、奶制品等食品中硒含量也较高，一般蛋黄中的硒含量高于蛋清；各种动物肉类次之。此外，大蒜、芝麻、小麦、玉米、大白菜、南瓜等食物中也含硒较多。富硒药材主要有党参、当归、黄连、黄芪、杜仲、贝母、贯叶连翘、地龙（蚯蚓）等。

食物中的含硒量随地域不同而异，特别是植物性食物的硒含量与地表土壤层中硒元素的水平有关。

（二）摄入量

根据中国营养学会 1998 年修订的标准，不同人群硒的每日需要量如下：1～3 岁 20μg/d，4～6 岁 40μg/d，7 岁以上 50μg/d。

关于硒摄入量的研究是我国科技工作者做出的重要贡献之一，并已被 FAO/WHO/IAEA 三个国际组织所采用，具体指标如下。

（1）最低需要量（以预防克山病发生为界限）：17μg/d（全血硒约 0.05μg/ml）。

（2）生理需要量[以谷胱甘肽过氧化物酶（GPx）达到饱和为正常生理功能指标]：40μg/d：（全血硒 0.1μg/ml）。

（3）界限中毒剂量（指甲变形）：800μg/d（全血硒 1.0μg/ml）。

（4）膳食硒供给量：50～250μg/d（全血硒 0.1～0.4μg/ml，最佳生理状态）。

（5）膳食硒最高安全摄入量：400μg/d（全血硒 0.6μg/ml，建立硒储备、不发生任何毒副作用）。

二、作用与功能

1. 抗氧化作用　硒是 GPx 的组成成分。在代谢中，硒参与催化谷胱甘肽（GSH）还原体内的过氧化物[如有机氢过氧化物（ROOH）、过氧化氢（H_2O_2）等]的反应。这个反应将代谢过程中生成的有毒性的过氧化物还原成无毒的物质，从而消除过氧化物对正常组织的破坏作用。故 GPx 是机体非常重要的过氧化物分解酶，能有效保护细胞及其他敏感生物分子（如 DNA、蛋白质、脂质体等）免受氧自由基的损伤。

2. 防治克山病、大骨节病、关节炎　缺硒是克山病、大骨节病两种地方性疾病的主要病因，补硒能防止骨髓端病变，促进修复，对这两种地方性疾病和关节炎患者都有很好的预防和治疗作用。

3. 解毒、排毒作用　硒作为带负电荷的非金属离子，在生物体内可以与带正电荷的有害金属离子相结合，形成金属硒-蛋白质复合物，把能诱发癌变的有害金属离子直接排出体外，消解了金属离子的毒性，起到解毒和排毒作用。同时，硒能在体内与有毒物质如镉、汞、砷、铅等结合，使其失去毒性，排出体外。这些重金属所引起身体的多种中毒症状都能被硒不同程度地消解。

4. 抗癌作用　研究发现，血硒水平的高低与癌的发生息息相关。大量的调查资料说明，一个地区食物和土壤中硒含量的高低与癌症的发病率有直接关系。例如，此地区的食物和土壤中的硒含量高，癌症的发病率和死亡率就低，反之，这个地区的癌症发病率和死亡率就高，事实说明硒与癌症的发生有着密切关系。同时科学界也认识到硒具有预防癌症的作用，是人体微量元素的"防癌之王"。美国亚利桑那大学癌症中心 Clark 教授对 1312 例癌症患者进行了 13 年对照试验。结果表明每日补硒 200μg，癌症死亡率下降 50%，癌症总发病率下降 37%，其中肺癌下降 46%，肠癌下降 58%，前列腺癌下降 63%。2003 年美国食品药品监督管理局（FDA）明确表示："硒能降低患癌风险"和"硒可在人体内产生抗癌变作用"。

5. 调节甲状腺激素　硒是碘化甲腺原氨酸脱碘酶（iodothyronine deiodinase，ID）的构成成分，分为 I 型、II 型、III 型。甲状腺激素动态平衡主要是依靠这三种脱碘酶保持，硒元素的稳定对体内甲状腺激素的平衡有至关重要的影响。

6. 调节蛋白质合成功能　若缺乏，能够引发蛋白质能量缺乏性营养不良或染色体损害等。

7. 硒有调节维生素 A、维生素 C、维生素 E 等作用　缺乏硒会引发近视、白内障、视网膜病变、眼底疾病等。

8. 增强免疫功能　几乎所有免疫细胞中都存在硒，可通过上调白细胞介素-2 受体表达，使淋巴细胞、NK 细胞（自然杀伤细胞）、淋巴因子激活杀伤细胞的活性增加。

9. 防止心脑血管疾病　硒是维持心脏正常功能的重要元素，对心脏、机体有保护和修复的作用。人体血硒水平的降低会导致体内清除自由基的功能减退，造成有害物质沉积增多、血压升高、血管壁变厚、血管弹性降低、血流速度变慢，送氧功能下降，从而诱发心脑血管疾病的发病率升高，然而科学补硒对预防心脑血管疾病、高血压、动脉硬化等都有较好的作用。

10. 防治肝病　于树玉教授在其历时 16 年的肝癌高发区流行病学调查中发现，肝癌高发区的居民血液中的硒含量均低于肝癌低发区，肝癌的发病率与血硒水平呈负相关。她在江苏省启东市对 13 万居民补硒的试验证实，补硒可使肝癌发病率下降 35%，使有肝癌家史者的肝癌发病率下降 50%。

11. 硒能够增强生殖功能 缺硒能引发射精受阻，精子活力低下、畸形，受孕率降低，子宫炎症发病率升高等。

硒元素是精浆中过氧化物酶的必需组成成分，当精液中硒含量减低时，这个酶的活性降低，不能抑制精子细胞膜脂质过氧化反应，造成精子损伤，死精增多，活力下降。男性更需要补硒，因为供给体内的硒大部分集中在生殖器官中，并可与精液一起排出体外。特别是生活在高污染地区的居民和生活在贫硒地区的居民，更需要补充硒。

12. 硒是保持肌肉功能的重要成分 缺硒会使骨骼肌萎缩和呈灰白色条纹，发生心肌受损、心肌细胞致密性变化、脂质增多、钙质沉积，导致疾病发生。

13. 类胰岛素样作用 经过研究发现，糖尿病与脂质过氧化息息相关。硒属于强抗氧化物质，能清除自由基，在体内起着至关重要的作用。胰岛受到严重损伤后，胰岛细胞分泌胰岛素的功能减退，使得体内缺乏胰岛素，从而导致糖类代谢紊乱，患者血糖水平持续性升高且有大量尿糖排出，这就是糖尿病。糖尿病患者胰岛分泌功能受损，进而降低胰腺组织和血清中谷胱甘肽过氧化物酶活性，升高脂质过氧化物含量。适当补充硒不仅仅可提高胰岛分泌功能，而且可升高胰腺和血清中谷胱甘肽过氧化物酶活性，降低脂质过氧化物含量，这也说明硒元素能预防和辅助治疗糖尿病。

综上所述，硒是人体必需的，但人体又不能自制，因此 WHO 建议每天补充 200μg 硒，可有效预防多种疾病的高发。

三、药代动力学

（一）分布

一般情况下，健康的人体内含硒总量为 14～21mg（平均为 15mg，即约相当于 0.2μg/kg）。血液中硒含量为 1.1mg。人的所有细胞和组织中都含有硒，其含量视组织和饮食硒水平而异。一般来说，人体肝、肾、胰脏、垂体及毛发硒含量较高，肌肉、骨骼和血液中相对较低，脂肪组织中最低。肾脏和肝脏是人体硒浓度最高的两个器官，它们组成了人体硒的储存库。在不同组织中，硒在细胞内的分布不同，如在肝中，硒较均匀地分布在细胞的颗粒和可溶性部分中，而在肾皮质中，近 75%的硒集中在细胞核。另外，不同的组织储留和利用硒的能力有很大差异，不同的硒源影响硒在机体内的分布。例如，用含亚硒酸钠的饲料喂鸡，则硒在蛋黄中存留较多，而用富含硒的植物饲料喂鸡则硒在蛋清中存留较多。

动物及人体内的硒以含硒酶和含硒蛋白两种生物活性物质的形式存在。

（二）储存

目前的研究表明，硒在人体内有两种代谢库，一种是有机硒库，另一种是无机硒库。当机体需要合成含硒生物活性物质时，可以利用这两个库中的硒。当机体内含硒生物活性物质达到饱和后，富余的硒蛋氨酸即可储存于有机硒库中，而富余的其他形式的硒就排出体外，不能转化为硒蛋氨酸储存体内。

这就是为什么克山病地区补充硒盐（亚硒酸钠）可提高居民 GPx 达正常水平，而不能将血硒提高到正常水平（约 0.1×10^{-6}）。因此欲维持机体有一定量的硒储备，用硒蛋氨酸形式补硒为佳。目前已测定出大米、小麦和玉米中的硒以硒蛋氨酸形式为主，因此开发植物硒蛋白等富硒食品是补硒的有效途径。

人体硒含量又因各地区土壤含硒量不同而差异很大，如北美人群成人血清或血浆中总硒含量在 13～20mg，而处于贫硒地区的新西兰人仅为 3～6mg。

机体从环境中摄入硒进行正常的代谢。在正常情况下，机体硒代谢保持着平衡。硒的代谢与其摄入量有关。有报道表明，美国人的硒摄入量为 60～152μg/d，平均为 132μg/d；加拿大人为 98～324μg/d；中国城市居民为 40～120μg/d，部分农村居民为 10～50μg/d；日本人为 88μg/d；芬兰人为 21～56μg/d，新西兰人为 30μg/d。很明显，新西兰、芬兰和中国部分地区硒摄入量偏低，机体处于硒缺乏状态。

由于人体内不存在长期贮藏硒的器官，机体所需的硒应该不断从饮食中得到，硒浓度的平衡对许多器官、组织的生理功能有着重要的保护和促进作用。

（三）吸收

研究表明，有机硒的吸收率高于无机硒。硒的主要吸收部位是十二指肠，胃和大肠几乎不吸收。从十二指肠吸收的硒首先进入血液，与血浆中的红细胞、白蛋白或 α 球蛋白结合，也结合 β 球蛋白、血浆高密度脂蛋白或低密度脂蛋白，通过血浆运载输送到各组织器官，首先分布到血液供给量丰富的地方，随后按器官与硒的亲和力有选择性地再分布。

（四）代谢

1. 体内大部分硒主要以两种形式存在　硒蛋氨酸在体内不能合成，作为一种非调节性储存形式存在，当膳食中硒供给中断时，硒蛋氨酸可向机体提供硒。另一种是硒半胱氨酸（硒蛋白），为具有生物活性的化合物。

2. 体内的硒经代谢后大部分经尿排出　少量从肠道排出，粪中排出的硒大多为未被吸收的硒。硒摄入量高时可在肝内甲基化生成挥发性二甲硒化合物由肺部呼气排出（浓烈大蒜味），此外，少量硒也可从汗液、毛发排出。

四、硒缺乏症

（一）病因

（1）生活在低硒地区，只吃本地所产食物的人群。

（2）特殊状况需要补硒的人群，如携带人类免疫缺陷病毒、经常透析、汞暴露、甲状腺疾病、肝病、癌症等硒代谢旺盛情况。

（3）硒吸收受损，经常腹泻的炎性肠病患者等。

（二）临床表现

人体缺硒的表现主要为脱发、脱甲；部分患者会出现皮肤症状；少数患者可出现神经症状及牙齿损害等问题；严重缺硒可能导致溶血性贫血、克山病、大骨节病等。"肌肉综合征"的患者，表现为肌肉疼痛、行走乏力。常见的和缺硒有关的疾病还有癌症、心血管疾病、肝病、白内障、生育能力下降等。

1. 克山病　以多发性灶状坏死为主要病变的心肌病，临床特征为心肌凝固性坏死，伴有明显心脏扩大、心功能不全和心律失常，重者发生心源性休克或心力衰竭。多发生在生长发育的儿童期，以2～6岁为多见，同时也见于育龄期妇女。

临床表现为面色苍白、手足冰冷、头晕、气短、恶心、呕吐，类似缺氧时的症状，有时甚至迅速发生心力衰竭而猝死。分急性型、亚急性型、慢性型、潜在性型四型。①急性型，发病急，以心源性休克为特征；②亚急性型，多见于小儿，发病1周后可出现慢性充血性心力衰竭或心源性休克；③慢性型，病程缓慢，以慢性充血性心力衰竭为特征；④潜在型，多无特异症状，心脏轻度扩大。

2. 大骨节病　是以发育期儿童软骨变形坏死为主要病理特征的地方病，因管状骨生长骺板局灶性坏死引起对称性关节增大，四肢关节对称性疼痛、变形、变粗、屈伸受限，身材矮小，劳动力丧失，往往与克山病在同一地区流行。它主要发生于青少年，严重地影响骨发育和日后劳动生活能力。

以四肢骨关节慢性病变为主，临床表现为初起时疲乏、骨关节疼痛，继而发生关节增粗、屈曲困难、肌肉萎缩、关节挛缩、短肢（指）及身体矮小等。骨 X 线摄片有助于诊断。

（三）实验室检查

由于人体各脏器和组织生物标本难以采集，人们通常用血、发、尿的硒浓度值来衡量人体硒水平及代谢状态。

1.血浆硒　血浆硒能准确反映体内硒的实际水平。正常值：60～100μg/L。<60μg/L 称为低硒；>100μg/L 称为高硒。

2. 发硒　反映机体内硒的含量，可推测所吃食物硒的水平，为硒营养状态的有用指标。正常值：0.1～1.0μg/g。<0.1μg/g 为低硒；1～5μg/g 为高硒；5～20μg/g 或更高为硒中毒。

3. 尿硒　可作为硒在人体内代谢强度的指示，确定缺硒和硒中毒是有用的筛选指标。正常值：0～150μg/L。<0.38μmol/L 为低硒，>1.27μmol/L 为高硒。

4. 谷胱甘肽过氧化物酶活性测定　活性降低。

（四）诊断

血浆硒<60μg/L，发硒<0.1μg/g，尿硒<0.38μmol/L，均可诊断为缺硒。

（五）治疗

根据观察，我国成年人每日除食物外补硒 25μg 以上有保健作用；缺硒成年人每日除食物外补硒 50μg 或 75μg 以上，连续服 2～3 个月，可纠正缺硒。含硒补充剂的选择：亚硒酸钠片主要用于防治缺硒引起的疾病，如克山病、大骨节病等；硒酵母适用于低硒的肿瘤、肝病、心脑血管疾病患者或治疗低硒引起的其他疾病。

克山病目前主要的治疗方式如下。

1. 急性型　早期发现，早期确诊，就地早治疗。对严重患者主要是抢救心源性休克。维生素 C 是一种心肌代谢赋活剂，可激活三磷酸腺苷酶，供给心肌能量，增加心肌对葡萄糖的利用。通过迅速改善心肌和血管代谢，可使心肌收缩力加强，心脏输出量增加，从而纠正休克状态。对急性型患者可立即给予大量维生素 C，每次 100~200mg/kg（儿童），静脉注射，也可与 10%葡萄糖溶液混合应用。恶心、呕吐及胸部不适等症状往往于注射 1h 内好转。按病情轻重，可在 2~3h 或 5~6h 后重复注射 1 次，首日量可达 15~20g。随着病情好转可延长注射间隔时间，第 2 天可上、下午各 1 次，自第 3 天起可每天 1 次，连续 7 天左右。口服或缓慢静脉滴注大量维生素 C 效果不好。大量维生素 C 的静脉注射一般无副作用，对克山病引起的心源性休克、重度房室传导阻滞及阵发性心动过速均有疗效，故不必过早使用升压药及抗心律失常药。如治疗后 6h 血压仍不回升，可用多巴胺、酚妥拉明等静脉滴注。

2. 亚急性型及慢性型 应在病区开展家庭病床治疗。治疗主要针对充血性心力衰竭，洋地黄可谨慎长期服用。

3. 潜在型 不需治疗，定期体检，对患者进行生活指导。

补硒的剂量：建议普通人为 50~200μg/d；如果用于治疗疾病，补硒的剂量可能较大，应遵医嘱。

需要提醒的是，补硒不能过量。过量摄入硒可导致中毒，出现脱发、脱甲等症状。而且，多年流行病学调查和实验室模拟实验证实，人体对硒的最大耐受剂量与中毒剂量间差距较小。因此，不建议所有人都补硒，尤其是那些标明含大量强化硒的保健品最好别吃。明确检查需要补硒者，一定要遵医嘱，避免产生不良后果。

（六）克山病的预防措施

在病区建立和健全防治机构，培训农村医师，进行常年综合预防，加强补硒对预防本病有效。注意硒的每日摄入量为 50~250μg，可耐受每日摄入量上限为 400μg，成人一般每日摄入 50μg 的硒即可满足需求。

五、硒中毒

当人体每日硒摄入量高达 400~800mg/kg 时，就会导致硒急性中毒。

（一）病因

1. 土壤中硒含量在 2.0mg/kg 以上 本病发生在高硒地区。高硒地区的形成与土壤母岩的种类及环境条件有密切关系。源于沉积岩特别是页岩的土壤含硒量最为丰富，某些硫化物矿床、含煤地层及火山喷出硫中亦富含硒，湖北省恩施市病区的硒主要来源于煤层（石煤），煤层样中硒含量最高达到 80000ppm 以上。岩石及矿床中的硒通过风化、雨水和生物作用进入土壤，循粮、菜途径进入人体。当地居民习惯于在炕房内烧石煤烘干粮食，煤烟中的硒亦可在烘干过程中污染粮食而进入人体。慢性中毒地区蔬菜、玉米、头发、血及尿中硒的含量较克山病病区可高出 1000 倍以上。土壤中的硒可以不同价态存在，与硒中毒最有关系的硒化物是硒酸盐和有机硒，因为这类硒化物易为植物利用。通过物理化学和微生物的作用可以使土壤硒的价态发生改变，当土壤偏碱性时，硒可以被氧化为硒酸盐。恩施市硒中毒地区土壤水溶液中含有较高比例的硒酸盐，这与当地习用石灰肥田有关。指示植物和聚硒植物可将土壤中大量的硒聚积在体内，植物保护自身不受毒害的机制是将硒转化为不可利用的硒氨基酸衍生物而积蓄起来；这些植物腐败后即将土壤中的硒比较集中地分布在部分地区。干旱或排灌不良亦有利于硒在土壤中的大量积蓄以致危害人畜。据恩施市调查所见，本病流行时有明显的地区性和家庭多发性，无性别差异，乳儿不发病。

2. 食用含硒量高的食物和水 硒的盐类化合物可经由吸入、食入或皮肤接触而造成中毒。

3. 从事某些常常接触硒的工作 硒用于光电管、光度计、电视、传真、整流器、半导体、高能蓄电池中；在化工、石油、橡胶等工业中作为催化剂、增塑剂、感光剂、硫化剂，也用于配制颜料。在工业生产中，工人在焙烧阳极泥时，吸入有硒尘释放的烟雾可引起急性硒中毒。精炼或熔融含硒的金属如铝、锌等可产生二氧化硒。从事冶炼、加工、提取硒的工人长期接触小剂量硒化物的蒸气和粉尘，也可引起慢性硒中毒。

4. 世界硒中毒区域 世界上发生硒中毒的国家和地区分布：美国的南达科他、内布拉斯加、怀俄明、亚利桑那、北达科他、堪萨斯、新墨西哥、蒙他那、犹他等州；爱尔兰的利默里克、提珀雷里等；以色列的 Huleh 盆地；澳大利亚的昆士兰州；墨西哥的瓜纳华托、奇瓦瓦、托雷翁、萨尔提略、墨西哥城等；哥伦比亚、南非、委内瑞拉、俄罗斯、加拿大等。中国硒中毒地区有湖北省恩施市和陕西省紫阳县。

（二）病理及毒理

大量的硒化物进入人体可产生急性毒性，以亚硒酸和亚硒酸盐的毒性最大，其次为硒酸和硒酸盐。元素硒水溶性差，因而毒性最小。部分硒化物如二氧化硒、硒化氢等对呼吸道有强烈刺激性，能致化学性支气管炎、肺炎及肺水肿。硒能取代含硫氨基酸中的硫而形成"—SeH"基；在脱氢酶系统中抑制脱氢过程，因而能抑制体内许多含硫氨基酸酶的巯基，从而干扰细胞的中间代谢，抑制细胞氧化过程。硒还可部分取代体内的维生素 E，也会影响维生素 A、维生素 C 和维生素 K 的代谢与利用。

过多的硒进入身体后将无限制地与巯基发生反应，一方面可能导致某些蛋白质分子如角蛋白发生结构上的改变，从而影响毛、发、甲及皮肤等组织的物理性能；另一方面某些需要巯基作为功能基的酶系统如琥珀酸脱氢酶、脂肪酸合成酶系、辅酶 A 及某些中间代谢活性物质（如谷胱甘肽等）将受到干扰，从而影响细胞的正常代谢过程。硒进入身体后与谷胱甘肽形成双谷胱甘肽硒，当双谷胱甘肽硒在肝细胞内的浓度升至一定限度后，将抑制细胞内蛋白质的合成过程。

身体对过量硒的解毒过程：先将硒还原，然后使之甲基化，从而降低其毒性，最后排出体外。S-腺嘌呤核苷酰蛋氨酸在中间代谢过程中是甲基供体，在实验性动物亚硒酸盐中毒时，肝中 S-腺嘌呤核苷酰蛋氨酸浓度下降，这不仅是由于甲基的消耗增加，同时还发现合成 S-腺嘌呤核苷酰蛋氨酸的酶即蛋氨酸腺嘌呤核苷酰转移酶的活力下降，这种酶的活力下降显然将减弱体内的解毒能力。在一般剂量下，硒的主要排出途径为肾脏，中毒时呼吸道排出量增多，呼出的气体中有大量具有大蒜味的二甲基硒，尿中三甲基硒离子增多。肝脏是一个重要的解毒器官。无机硒进入身体后排出很快，天然食物中含有的硒在体内保留的量和时间均较长。

关于硒中毒时各脏器的病理变化，尚缺乏人体方面的材料。动物硒中毒时，损害最重的是肝脏，肾脏次之，心脏亦可累及。肝脏可见有纤维组织和胆管增生，甚至破坏小叶结构而形成肝硬化；肾脏可有肾小管萎缩及肾小球纤维化；心脏亦可见到灶状或弥漫性纤维增生，急性中毒时，心脏可有散在出血点或坏死灶。

（三）临床表现

1. 急性硒中毒　多发生在工业生产中，患者有头晕、头痛、无力、嗜睡、恶心、呕吐、腹泻，呼吸和汗液有蒜臭味，上呼吸道和眼结膜有刺激症状。重者有支气管炎、寒战、高热、大量出汗、手指震颤及肝大等表现。实验室检查白细胞增高，尿硒含量增高，2～3日后症状逐渐好转。

急性中毒时出现一种被称为"蹒跚盲"的综合征（又称盲目蹒跚症），其特征是失明、腹痛、流涎，最后因肌肉麻痹而死于呼吸困难。

大量吸入含硒及硒化物的烟尘，轻者可出现黏膜刺激症状如鼻塞、流涕、咽痛、咳嗽、眼刺痛、流泪，还可有头晕、头痛、乏力、恶心、呕吐等，并可能表现出金属烟热。严重者可引起化学性支气管炎。个别甚至发生化学性肺炎和肺水肿，表现为剧烈咳嗽、胸痛、呼吸困难、发绀、发热，呼气和汗液中可嗅及大蒜臭味，咽充血，两肺散在哮鸣音，肺底可有细小的湿啰音。

局部皮肤接触二氯氧化硒、亚硒酸盐等可出现皮肤糜烂或灼伤，产生红斑、水疱。严重时可形成不易愈合的溃疡，并可经糜烂的皮肤吸收而中毒。另外，二氧化硒和氧化硒粉尘可引起接触性皮炎，并致甲沟炎和甲床炎；溅入眼内可产生睑结膜炎、充血红肿、流泪疼痛。

2. 慢性硒中毒　当人体每日硒摄入量达2400～3000μg并持续一段时间，就可能造成慢性硒中毒。症状主要表现在毛、发、甲及皮肤，可能还涉及神经。初为食欲减退、口味发酸、全身乏力及头皮发痒，重者兼有神经及消化道症状。按病情轻重及症状出现顺序可分为三型：①脱发型，以脱发为主，甲受损轻或不明显。初期头皮发痒，头发干枯，易在近根处折断，发断后毛囊仍可维持生长功能，开始脱发多在枕部及其周围。②脱发脱甲型，头发可全部脱光，眉毛、腋毛、阴毛及指（趾）甲亦同时脱落。脱甲初期甲面有凸起竖纹，后出现裂纹，新甲将旧甲向前推而使旧甲脱落；此时若遇感染，则甲周出现红肿、溃烂、流脓，称为"湿脱"，病程较长；未感染者称为"干脱"。③重度神经型，除脱发脱甲外，常兼有消化道症状。初期四肢麻木，对刺痛感觉迟钝，以后出现痉挛、麻痹、运动障碍，甚至偏瘫，似属中毒性多发神经症。部分患者皮肤出现皮疹、起疱及溃烂。有些患者牙面出现褐黄色斑块或牙釉质缺损，说明兼有氟斑牙。

3. 地方性硒中毒　是出现在我国湖北省恩施市部分地区的一种地方病，症状以脱甲和脱发为主，当地称为"脱甲风"。本病早就存在，1961～1964年曾暴发流行。我国学者通过调查，于1966年弄清了病因，发现该地区属于高硒地区，而本病是由摄入当地高硒食物引起的中毒，因此称为地方性硒中毒。

地方性硒中毒一般表现为慢性病程，根据临床症状的不同，地方性硒中毒可分为两种类型。①盲目蹒跚症：这是由于人和动物摄食了含有中等量硒的食物和饲料，硒主要以有机态进入人和动物体内。患者出现神经系统的症状，如皮肤痛觉迟钝、四肢麻木、头昏目眩、食欲缺乏等。②碱质病型硒中毒：这是由于人和动物摄食了含有蛋白质结合硒（可能是硒氨基酸）的谷物、蔬菜等，过量的硒导致硫酸代谢障碍，使角质素分解坏死。患者表现为头发脱落，甚至眉毛、胡须、阴毛等都会脱落；指甲变形、凹陷，最后脱落；还有皮疹、皮痒等症状。

4. 职业硒中毒 临床表现分为轻度、中度和重度，轻度中毒会有面色苍白、精神萎靡、消化不良等症状。中度中毒会有面色从苍白转为发绀、脸色青紫、疲劳、乏力、精神恍惚、萎靡不振、嗜睡，甚至出现昏睡。重度硒中毒会出现消化道胃肠功能紊乱、消化不良、水样便，甚至黏液脓血便；呼吸系统症状有呼气有大蒜味；神经系统功能紊乱，严重神经错乱。

（四）诊断依据

（1）长期生活在高硒地区，食用含硒量高的粮食或禽畜肉。
（2）临床表现。
（3）血硒高，尿硒含量增高。
根据病史或职业接触史，结合上述临床表现及实验室结果可进行诊断。

（五）治疗

1. 吸入中毒 应迅速脱离现场，吸入新鲜空气或氧气，雾化吸入 2% 碳酸氢钠溶液。

2. 口服中毒 应给予催吐、清水洗胃、导泻以清除尚未吸收的毒物。

3. 皮肤灼伤 用清水、10% 硫代硫酸钠溶液或 2% 硼酸溶液冲洗、湿敷，然后涂以氟轻松软膏。溅入眼内的二氧化硒，应立即用清水、10% 硫代硫酸钠溶液冲洗，然后涂氢化可的松眼膏。

4. 静脉用解毒剂 静脉注射 10% 硫代硫酸钠 10~20ml，每日 1 次，可将部分硒化合物还原成元素硒而解毒；古拉定（还原型谷胱甘肽）1200~1800mg 加入 5% 葡萄糖溶液 250ml 中静脉滴注，每日 1 次。

5. 硒中毒的对症、支持治疗 注意防治水、电解质及酸碱平衡紊乱，注意保护心、肝、肾功能。可用抗生素防治肺部感染。有急性中毒性肺水肿时，应保持安静，立即加压给氧，吸入消泡气雾剂二甲硅油和 2% 碳酸氢钠，保持呼吸道通畅。静脉注射高渗葡萄糖溶液和氨茶碱。地塞米松 5~10mg，静脉滴注。静脉注射快速利尿脱水药物。

巯基络合剂可增加硒的毒性，维生素 C 可减少硒的排泄，因此皆不宜使用。

硒中毒的治疗主要是降低以至消除硒的毒性。因食入高硒（含硒 15mg）食物而引起的急性和慢性中毒者，服用 5mg 的砷酸钠水溶液可促使过量的硒经胆汁排泄到胃肠道，最后从肾脏排出体外，以达到缓解毒性或完全解毒的目的。

甜菜碱和胆碱也对抵抗硒酸盐的毒性起一定作用。硫酸盐可以减轻硒酸盐的毒性，但不能减轻亚硒酸盐或有机硒的毒性。蛋氨酸分子可以与机体内过量的硒结合，从而起解毒作用。

（六）预防

首先应弄清硒在土壤和岩层中的分布情况。对于某些不适宜种植粮食作物的地区，改种经济作物；采取排灌措施，但在排灌前应清除硒的污染源、聚硒植物及其残骸；于土壤中施加石膏、硫、硫酸钙等以降低植物对硒的吸收；改变烧石煤烘干粮食的习惯以减少硒的污染；硒含量超过限量的粮食必须掺用低硒粮食以使硒含量降低到安全水平。

第五节　铜

一、来源和摄入量

（一）来源

含铜丰富的食物：许多天然食物中含有丰富的铜，如动物肝、肾、心，鱼类、瘦肉、豆类（蚕豆、豌豆等）、芝麻、大白菜、萝卜苗、虾、牡蛎、海蜇、蛋黄、葡萄干、西红柿、牛奶、坚果类等。猪肝居所有含铜食物之首。

（二）摄入量

1. 人体对铜需要量　成年人每日需要铜 0.05～2mg/d，孕妇、产妇和青少年的需要量要多些。足月产的婴儿体内含铜量约为 16mg，按单位体重比成年人要高得多，其中约 70% 集中在肝内，由此可见，胎儿的肝是含铜量极高的器官。从妊娠开始，胎儿体内的含铜量就急剧增加，约从妊娠的第 200 天到出生，铜含量约增加 4 倍。因此，妊娠后期是胎儿吸收铜最多的时期，早产儿易患铜缺乏症就是这个原因。

牛乳含铜量很低。人乳含铜量高于牛乳，但随着哺乳期延长，乳汁含铜量逐渐降低。因此，在以牛乳进行全人工喂养间或在母乳喂养的后期，应当注意铜的补充。

2. 摄入量 WHO 提出成人铜每日供给量以不超过 1.5mg/d 为宜。建议铜需要量婴幼儿为 80μg/(kg·d)，较大儿童为 40μg/(kg·d)，成人为 30μg/(kg·d)。孕妇和婴幼儿应加倍。

中国营养学会没有制定每日膳食中铜的需要量，但制定了每日铜的"安全和适宜摄入量"：半岁前婴儿需 0.5～0.7mg/d；半岁至 1 岁 0.7～1.0mg/d；1 岁以上 1.0～1.5mg/d；4 岁以上 1.5～2.0mg/d；7 岁以上 2.0～2.5mg/d；11 岁以上至青年、成年，均为 2.0～3.0mg/d。这个摄入量与美国国家科学研究委员会制定的"估计每日饮食中安全充足的铜摄入量"相当。

二、作用与功能

1. 促进血红蛋白的生成 铜蓝蛋白亦称亚铁氧化酶，可以催化二价铁氧化成三价铁，三价铁可以结合到转铁蛋白上，对铁的转运和利用非常重要。铁是人体造血的重要原料，因此铜在一定程度上可以促进造血。

2. 促进结缔组织形成 铜酶赖氨酰氧化酶能促进胶原蛋白和弹性蛋白的交联，是形成结缔组织所必需的，因此铜对皮肤和骨骼形成、心脏和血管系统的结缔组织完善有重要影响。

3. 维护中枢神经系统的健康 含铜的细胞色素氧化酶能促进髓鞘的形成和维持，多巴胺 β 羟化酶、酪氨酸酶则与儿茶酚胺的生物合成有关。

4. 保护毛发正常的色素和结构 铜酶酪氨酸酶能催化酪氨酸转化为多巴醌，并进而转为黑色素。铜酶硫氢基氧化酶具有维护毛发结构正常及防止角化的作用。

5. 保护机体细胞免受超氧离子的毒害 心、肝、脑、骨髓中有一些细胞铜蛋白，包括脑铜蛋白、红细胞铜蛋白和肝铜蛋白等，具有超氧物歧化酶的活力，因而称为超氧歧化酶（SOD）。它们催化超氧离子成为氧和过氧化氢，从而保护活细胞免受毒性很强的超氧离子的毒害（这种超氧离子是分子氧氧化体内某些底物时产生的），所以超氧物歧化酶是保护需氧生物细胞赖以生存的必要酶。

6. 铜是生物系统中一种独特而极为有效的催化剂 铜是30多种酶的活性成分，对人体的新陈代谢起着重要的调节作用。

7. 铜离子与女性孕育　美国科学家研究证实，女性体内铜元素不足会影响卵泡的生长、成熟、抑制输卵管的蠕动，不利于卵子的运行，从而导致不孕。在妊娠期间，如果母体缺铜会使羊膜的韧性和弹性降低、脆性增强，容易造成膜早破而流产或早产。同时，缺铜还会影响胚胎的正常分化和发育，有可能造成胎儿畸形或"先天性发育不足"，并导致新生儿体重减轻、智力低下及患缺铜性贫血。

8. 铜离子与男性不育　研究表明不育男性精液中铜含量较高，抑制了精子的活力，使精子穿透宫颈黏液的能力显著降低，并可能影响受精卵着床。高浓度铜离子的抗生育作用已经得到肯定。

9. 铜与解毒　铜诱导合成金属硫蛋白，而金属硫蛋白可与镉、汞等有害金属结合，使之失去毒性。

10. 铜元素调控的全新的细胞死亡方式——铜死亡　哈佛-麻省理工博德研究所的科研团队在 *Science* 发表文章，声称他们发现了一种依赖铜元素调控的全新的细胞死亡方式——铜死亡。研究人员发现铜离子如果过多，就会与呼吸作用中三羧酸循环的某个成分结合，促使铁硫簇蛋白下调，从而导致蛋白质毒性应激并最终导致细胞死亡。该研究的负责人 Todd Golub 教授表示，铜是一把双刃剑，太少了细胞无法生存，太多了细胞会死亡。

三、药代动力学

（一）分布

成人体内一般含铜 100～150mg。其中 50%～70%在肌肉和骨骼中，20%在肝脏中，5%～10%在血液中，少量存在于铜酶中。各器官组织中的铜浓度，以肝、脑、心脏、肾、头发中最高；脾、肺、肌肉、骨次之；脑垂体、甲状腺和胸腺最低。铜通常与蛋白质或其他有机物结合，而不以自由铜离子的形式存在。肝脏是储存铜的仓库，含铜浓度最高，正常人肝组织中含铜量为 24μg/g。健康人血液中的铜含量是 1.1～1.5mg/L，并随年龄、运动和健康而发生变化。孕妇血液中的铜含量几乎是这个值的 2 倍，分娩后 1～2 个月恢复正常。人血液中的铜主要存在于细胞和血浆之间，红细胞中约 60%的铜存在于 Cu-Zn 金属酶（SOD）中，其余 40%与其他蛋白质和氨基酸松弛结合。

（二）吸收

人体内铜的稳定是由肠道吸收和胆汁排出两者之间的动态平衡维持的。饮食中的铜有 40%～60%在小肠上段被吸收，铜离子必须与氨基酸或寡肽形成低分子量的复合物后才通过肠黏膜，然后经门静脉进入肝脏供肝细胞合成铜蓝蛋白，每日有 0.5～1mg 铜被合成铜蓝蛋白。血液中约 60%的铜与铜蓝蛋白紧密结合，其余的与白蛋白松弛结合或与组氨酸形成复合物。同位素研究结果表明：摄入血液循环的铜在数小时内即有 60%～90%被肝脏吸收；摄入 8 小时后，由肝脏合成的铜蓝蛋白逐渐重新返回血液循环。

在正常人血浆中，90%～95%的铜结合在铜蓝蛋白之中，仅少量与白蛋白或氨基酸结合，后者是铜在血液和各组织间转运的主要形式。

肝脏是进行铜代谢的主要器官。人体内总铜量的 8%贮存于肝内，其浓度居各脏器之首，其次为脑、心、肾等组织。正常成人肝铜中约 80%与金属硫蛋白相结合而贮存于细胞质内，其余则与各种肝脏酶结合存在。肝细胞依靠其溶酶体合成铜蓝蛋白并分泌入胆汁。

含锌量较高的食品如瘦肉、牡蛎等，会降低铜的吸收率。另外，含铜食物与番茄、柑橘、鲜枣等富含维生素 C 的食物同吃，会对食物中铜元素的释放量有抑制作用。最好将两类食物错开一段时间食用，以免相互干扰而导致"两败俱伤"。

（三）排泄

铜主要随胆汁排泄，由胆汁排出 80%，肠壁排出 16%，铜在血液中与蛋白质结合，还能通过肾小球滤出，因而只有 4%随尿排出。

简言之，食物中的铜被人体摄入后，经过肠道吸收入血，再被运输到肝脏。95%的铜能够与肝脏合成的蛋白质结合形成铜蓝蛋白，铜蓝蛋白携带着铜穿梭于组织及血液中发挥作用。最终，人体内的大多数铜通过胆汁经肠道排出，微量的铜会通过尿液排泄。

四、铜缺乏症

（一）病因

（1）处于生长阶段，需要量大而供给量相对不足。

（2）慢性腹泻、吸收不良。

（3）婴儿单纯食用牛奶而未添加辅食。

（4）使用螯合剂。

（5）患肾病综合征，随蛋白质大量丢失使排铜显著增加。

（二）临床表现

1. 贫血、中性粒细胞减少　铜缺乏的特征性表现为小细胞低色素性贫血。中性粒细胞减少，常出现在血红蛋白减少之前，为缺铜早期表现。

2. 缺铜导致冠心病　心血管中的弹性蛋白和胶原蛋白的生成有赖于铜离子的催化和激活，人体若长期缺铜，就会造成动脉硬化，导致冠心病的发生。

3. 缺铜导致不孕　女性缺铜会导致卵细胞难以与精子结合受孕，即使受孕也会因缺铜而削弱羊膜的厚度和韧性，导致羊膜早破，引起流产或胎儿感染。

4. 缺铜导致失眠乃至神经衰弱　缺铜会使脑细胞色素氧化酶减少，活力下降，出现失眠、思维紊乱、反应迟钝、记忆衰退等问题。

5. 缺铜导致白发　头发黑色素的生成必需含有活性铜离子的生物酶。皮肤细胞再生和修复必须有活性铜酶参与。缺铜还可发生脱发症及白化病等，如常见的白癜风就跟血清中缺少铜离子有关系。

6. 骨骼改变　表现为骨质疏松，易发生骨折。在我国，以及印度、坦桑尼亚、南非等地发现了膝盖弯曲的"膝外翻症"，这是缺铜的一种典型症状。当体内缺铜时，赖氨酸氧化酶的催化作用大大减弱，胶原纤维交联不全，从而使人牙齿脱落、腿脚不灵、筋骨乏力等。

7. 其他　缺铜还可引起低血铁、低血铜、低血清蛋白综合征，简称"三低综合征"，病名就准确反映出该病临床检验的诊断依据。主要表现为低色素性贫血、面色苍白、水肿、肝脾大、易怒、生长发育停滞等。还有一种名为"钢丝样头发综合征"的疾病，虽不多见，但属于先天性铜代谢缺陷。缺铜时硫氢基氧化酶缺乏，引起毛发角化，出现具有钢丝样头发的卷发症。主要表现为头发硬而卷曲、色浅易断、面色苍白、大脑发育受到影响、智力低下等。

（三）治疗

1. 补铜　一旦铜缺乏的诊断确定后，铜盐制剂是唯一有效的药物，口服1%硫酸铜溶液 $2\sim3mg/d$（含铜 $400\sim600\mu g$），分 $2\sim3$ 次服用，服药后 36 小时内，外周血的中性粒细胞迅速增多，$2\sim3$ 个月后骨髓象恢复正常，贫血纠正。对完全肠外营养患者，可通过输液使婴儿得到 $20\sim30\mu g/$（$kg\cdot d$）的铜，成人每天需 $0.5\sim1.0mg$ 的铜，即可防止患者血浆铜水平下降，并可治疗患者的铜缺乏症。

2. 治疗原发病　对原发病的治疗很重要，对长期腹泻、肠吸收不良的患儿，补充铜的同时，着重病因治疗。

五、铜中毒

（一）病因

1. 生活性中毒　以硫酸铜及碱式乙酸铜最为多见，人口服硫酸铜的致死量约为 10g。

（1）误服硫酸铜：食用含碱式碳酸铜的铜器皿烹调、存放或储存后的食物致急性中毒。

（2）误服含铜农药：如波尔多液、灭菌铜等致急性中毒。

（3）生活环境或饮用水、粮食中铜含量高。

2. 医源性中毒

（1）硫酸铜外用治疗磷烧伤或磷化合物中毒时用作洗胃液或用作催吐剂时使用不当而致急性中毒。

（2）患者因用含铜器械进行血液透析而发生铜中毒。

3. 生产性中毒　采矿、冶炼、铸造铜；制造铜合金；电器工业用铜制造电线、电缆、电阻元件、无线电和电话元件；建筑工业用铜管材和板材；民用工业用铜制作铜壶、火锅、装饰材料等，均可接触铜尘和铜烟引起中毒。

（二）临床表现

尽管铜是重要的必需微量元素，但应用不当也易引起中毒反应。一般而言重金属都有一定的毒性，但毒性的强弱与重金属进入体内的方式及剂量有关。口服时，铜的毒性以铜的吸收为前提，金属铜不易溶解，毒性比铜盐小，铜盐中尤以水溶性盐如乙酸铜和硫酸铜的毒性大。当铜超过人体需要量的 100～150 倍时，铜可与溶酶体的脂肪发生氧化作用，导致溶酶体膜的破裂，水解酶大量释放引起肝组织坏死；也可由红细胞溶血引起黄疸。

1. 急性铜中毒

（1）常见的职业性急性铜中毒

1）"铜铸造热（金属烟热）"：熔炼铜工人、焊接磨光镀铜物体工人、油漆厂研磨氧化铜粉工人，在吸入氧化铜细微颗粒后可发生急性铜中毒，表现为急性金属烟热，工作完毕后几小时内出现发冷、发热（高达 39℃以上）、大量出汗、口渴、乏力、肌肉疼痛、头痛、头晕、咽喉干、咳嗽、胸闷、呼吸困难，有时恶心、食欲缺乏。一般夜间发病，次日早晨退热，呈一过性表现，但 1～2 天内感觉疲乏无力。如果没有并发感染，金属烟热一般在 24～48 小时内消退，大多没有长期影响。若伴发支气管炎或支气管肺炎，症状可延续数日。

2）皮肤接触铜烟尘可引起皮肤瘙痒和黏膜刺激症状。

3）眼睛接触铜盐可发生结膜炎和眼睑水肿，严重时角膜可以发生混浊和溃疡。

4）急性胃肠炎。误服硫酸铜等铜盐，当血清铜浓度达 3mg/L 时，可出现恶心、呕吐、溶血性黄疸、肾衰竭、中枢神经系统抑制等症状。

（2）生活中的铜中毒：主要是由过量食入硫酸铜或误服含铜过量的食物造成的。主要表现是急性胃肠炎，在进食后 5～10 分钟出现，轻者出现恶心、呕吐，舌头和牙龈呈蓝色，嘴里有金属味道，呕吐物呈蓝色，食管和胃有烧灼感。严重者出现腹部绞痛、呕血、黑便、血压下降，2～3 天后可因溶血、肝脏损害出现黄疸、贫血、肝大和血红蛋白尿，随后出现急性肾衰竭和尿毒症，患者可死于休克和严重的肝肾损害。

磷灼伤时用硫酸铜长期浸泡创面，可以引起急性铜中毒，表现为呕血、急性肾衰竭，呕吐物和粪便呈铜绿色。

2. 慢性铜中毒　一般由长期大量地吸入含铜的气体或摄入含铜的食物所致。长期食用铜量超过正常供给量的 10 倍，可出现慢性铜中毒。

（1）长期接触高浓度铜尘的工人，肺部可出现条索状纤维化，有的可出现结节影，可能是因为铜尘慢性刺激与肺部感染有关。

（2）神经系统的临床表现有记忆力减退、注意力不集中、容易激动，还可以出现多发性神经炎、神经衰弱综合征，周围神经系统比中枢神经系统敏感，脑电图显示脑电波节律障碍，出现弥漫性慢波节律等。

（3）消化系统方面可出现食欲缺乏、恶心、呕吐、腹痛、腹泻、黄疸，部分患者出现肝大、肝功能异常等。

（4）在心血管方面可出现心前区疼痛、心悸、高血压或低血压。

（5）在内分泌方面，少部分患者出现阳痿，还可能出现蝶鞍扩大、非分泌性脑垂体腺瘤，表现为肥胖、面部潮红及高血压等。

（三）检查

1. 铜水平检测　血清铜（正常参考值 0.015～0.035mmol/L）、血清铜蓝蛋白（正常参考值，免疫扩散法 150～600mg/L）及尿铜（正常参考值 0～0.8μmol/L）均明显升高。

2. 肝功能异常检查　铜中毒患者肝脏过量储存铜可致肝细胞坏死，肝功能会受到不同程度的损伤。

3. 脑电图检查　显示脑电波节律障碍，出现弥漫性慢波节律等。

4. 胸部 X 线片　肺内有大量的条索状纤维化影，有的还有结节影。

5. 肾功能检查　通过此项检查可以发现患者是否出现急性肾小管坏死、急性肾衰竭等并发症。

（四）治疗

1. 急救处理　吸入中毒者，立即脱离有毒环境，给氧气吸入；铜盐溅入眼内，应立即冲洗，再滴可的松眼药水和消炎眼药水；口服中毒者要立即应用清水、硫代硫酸钠或 1% 亚铁氰化钾溶液，以生成难溶的亚铁氰化铜；或者将 0.1% 亚铁氰化钾溶液加入洗胃液，以助解毒。洗胃后给予蛋清、牛乳等保护胃黏膜，无腹泻病例可予盐类泻剂导泻。

2. 解毒治疗　二巯丁二钠静脉注射。螺内酯可增加铜自胆汁排泄，也可使用。

3. 对症支持治疗　腹痛者可使用抗胆碱药解除平滑肌痉挛，如阿托品 0.5mg 肌内注射；对于呕吐、腹泻者，应及时补液并维持电解质和酸碱平衡；对于发生休克者，除补液外，应进行抗休克处理；保护心、肝、肾等重要脏器功能；高热时，给退热镇痛类药物，同时给予抗生素预防肺部感染；对于有黄疸、白蛋白尿的重症患者，可给予糖皮质激素治疗；对于接触性或过敏性皮炎患者，可给予氯苯那敏（扑尔敏）和维生素 C 类药物，涂擦氢化可的松软膏；口服锌制剂可以在肠上皮细胞诱导金属硫蛋白的合成，减少威尔逊病的铜吸收，金属硫蛋白会结合铜，随后从粪便排出。

（五）预防

防止铜对环境的污染、严格控制环境及饮水中铜的含量。特别要防止矿山废水对河水及水稻等农作物的污染。

生产环境中做好防毒、防尘工作，加强通风、密闭措施。熔铜、气割铜和制作铜制品时，应戴防毒防尘面具或口罩，并及时做好就业体检及定期体检。

第六节　钼

一、来源和摄入量

（一）来源

生物体无法制造钼（Mo）化合物，因此必须从外部来源包括食物中获取钼。

钼广泛存在于我们生活中的各类食物中，豆类和谷类是钼的良好来源，蔬菜、水果和海产品中钼含量一般不是很高，动物性食物钼含量较高，尤其是肝脏和肾脏中钼含量丰富。

（二）摄入量

2000 年中国营养学会根据国外资料制订了中国居民膳食钼每日参考摄入量：成人适宜摄入量 60μg/d；最高可耐受摄入量 350μg/d。4～18 岁适宜量 20～50μg/d；最高可耐受摄入量 110～280μg/d。

二、作用与功能

钼是生命体系中必需的过渡元素。它对高等动物和人类有重要的生物作用。人和大多数生物体都需要钼组成多种酶的辅助因子。在生物氧化还原反应中，钼主要以 Mo^{5+} 和 Mo^{6+} 之间的转化起电子传递作用。钼的生理功能主要通过各种钼酶的活性来实现。钼的生理作用如下。

1. 构成酶的成分　在含钼的三种金属酶（黄嘌呤氧化酶、醛氧化酶和亚硫酸盐氧化酶）中，钼以一种蝶呤核的非蛋白质辅基形式存在于含钼酶的活性部位。肝脏中的钼几乎全部以此种辅基形式存在，其中大约 60%转移到黄嘌呤氧化酶或亚硫酸氧化酶的酶蛋白上，从而将它们转化为有活性的酶。

黄嘌呤氧化酶主要参与核酸代谢，催化黄嘌呤羟基化，形成尿酸，也能催化次黄嘌呤生成黄嘌呤，进而生成尿酸，经肾脏排出体外。次黄嘌呤和黄嘌呤是尿酸的直接前体，是核酸的组成成分即腺嘌呤与鸟嘌呤在人体内进行分解代谢的产物。钼不足时会降低含钼酶的活性，导致尿酸排泄量降低，容易导致肾结石和尿道结石。钼过多会使体内黄嘌呤氧化酶活性增强，发生痛风综合征、关节痛和关节畸形。

亚硫酸氧化酶位于肝脏或者肾脏细胞的线粒体中，会催化含硫氨基酸的分解代谢，使亚硫酸盐变成硫酸盐。此酶缺乏时可导致儿童发育障碍，可表现为智力发育迟缓、神经系统病变。

醛氧化酶在氧和水存在时，催化醛氧化成相应的羧酸，并催化各种嘧啶、嘌呤、蝶啶及有关化合物的氧化和解毒。

2. 预防贫血　钼参与维生素 B_{12} 的组成和代谢，促进红细胞发育和成熟，有预防贫血的作用。在小肠黏膜细胞中，黄嘌呤氧化酶将从食物中吸收的亚铁离子氧化成三价铁离子，三价铁离子与血浆转铁蛋白结合后被吸收入血液，然后被输送到各组织，促进铁的吸收与转运。

3. 促进人体发育　钼可参与人体内糖类和脂肪的代谢，能促进人体发育。

4. 维持心肌能量代谢　钼对心肌有保护作用，缺钼会使体内某些含钼的黄素酶和细胞色素 C 还原酶活性降低或失活，引起三羧酸循环障碍、氧激活率下降而使心肌缺氧。克山病是一种心肌病，目前已证明缺硒是病因之一，但更直接的原因是缺钼。

5. 预防肾结石和龋齿　钼与氟共同作用，可增加骨密度和骨中钙、镁的含量，还可预防肾结石和龋齿的发生。

6. 防癌　钼可加速致癌物质的分解和排泄，使亚硝酸还原而失去致癌性，因此有防癌的功效。

7. 钼是组成眼睛虹膜的重要成分　虹膜可以调节瞳孔大小，保证视物清晰。钼不足时，便会影响胰岛素调节功能，造成眼球晶状体房水渗透压上升，屈光度增加而导致近视。

8. 维护人体免疫功能　对克山病患者进行免疫功能测定发现，缺钼人群特异性细胞免疫功能降低，补充钼制剂后免疫功能恢复。但钼过多对免疫功能也有损害，这在动物试验中已得到证实。

9. 调节甲状腺分泌　有研究表明，在克山病病区人群中同时补充钼和硒，能调节甲状腺功能，使甲状腺功能恢复正常。

10. 其他　有研究者发现，在体外试验中，钼酸盐可保护肾上腺皮质激素受体，使之保留活性。据此推测，钼在体内可能也有类似作用。有人推测，钼酸盐之所以能够影响糖皮质激素受体，是因为它与一种名为"调节素"的内源性化合物相似。

三、药代动力学

（一）分布

成人体内的钼总量约为 9mg，分布于全身各个组织和体液中，肝、肾中钼的含量最高。

（二）吸收

膳食及饮水中的钼化合物极易被吸收。经口摄入的可溶性钼酸铵 88%～93%可被吸收。膳食中的各种含硫化合物对钼的吸收有相当强的阻抑作用，硫化钼口服后只能吸收 5% 左右。钼酸盐被吸收后仍以钼酸根的形式与血液中的巨球蛋白结合，并与红细胞有松散的结合。血液中的钼大部分被肝、肾摄取。肝脏中的钼酸根一部分转化为含钼酶，其余部分与蝶呤结合形成含钼的辅基储存在肝脏中。

（三）排泄

人体内的钼主要以钼酸盐的形式通过肾脏排泄，膳食钼摄入增多时肾脏排泄钼也随之增多。因此，人体主要是通过肾脏排泄而不是通过控制吸收来保持体内钼平衡。此外也有一定数量的钼随胆汁排泄。

四、钼缺乏症

（一）病因

由于人对钼的需要量很小，且钼广泛存在于各种食物中，因而迄今尚未发现在正常膳食条件下发生钼缺乏症。

（1）钼缺乏主要见于遗传性钼代谢缺陷。

（2）有报道全肠外营养时发生钼不足者。

（二）临床表现

（1）钼在人体中主要参与嘌呤代谢和尿酸的排泄。钼缺乏时，肝脏中黄嘌呤氧化酶的活性降低，嘌呤代谢紊乱，尿酸不能正常代谢，以锋芒状晶体析出沉积在关节末梢处，如手指关节、脚趾关节及踝关节，引发痛风，发病时关节肿胀粗大，严重者末梢关节变形，疼痛时钻心欲死。尿酸排泄减少时，可形成肾结石和尿道结石。

（2）钼摄入不足时，醛氧化酶不能正常运转，也影响 DNA 合成，导致叶酸的利用率下降，生长发育迟缓甚至死亡，神经异常，智力发育迟缓，使体内的能量代谢过程发生障碍，致使心肌缺氧而出现灶性坏死。

（3）钼还能增强氟的防龋作用。缺钼时可发生龋齿。

（4）钼还参与铁的代谢。缺乏钼会导致缺铁，缺铁会导致婴儿脑细胞数量减少或功能低下，影响儿童的智力发育，并会导致缺铁性贫血。

（5）影响胰岛素调节功能，造成眼球晶状体房水渗透压上升，屈光度增加而导致近视。

（6）增加 SO_2 毒害的敏感性。

目前钼缺乏症的临床报道罕见。1967 年报道了 1 例遗传性条件性亚硫酸盐氧化酶缺乏者，这名患儿有精神发育迟缓、抽搐、角弓反张和晶状体脱位，是因为该患儿尽管有足够的钼却不能形成钼辅酶。1981 年 Abumrad 报道了 1 例长期全胃肠外营养患者出现烦躁不安、心动过速、呼吸急促、夜盲等症状，进而发展到昏迷。代谢性研究显示患者的血和尿中亚硫酸盐和黄嘌呤水平增高而硫酸盐和尿酸水平降低，据此可做出诊断。在每日补充 300μg 钼酸铵后，临床症状消退，生化检验恢复正常。

（三）诊断

血和尿中亚硫酸盐和黄嘌呤水平增高而硫酸盐和尿酸水平降低。

（四）治疗

目前临床报道病例有限，治疗方法仅供参考。

采用钼酸铵治疗，主要用于长期依赖静脉高营养的患者。

注意：①如果体内钼含量严重超标，会影响铜、磷对骨的代谢作用，从而造成小儿佝偻病和软骨病；②环境的温湿度会影响钼的作用，保存食品时，应将含钼食品存放在通风阴凉处；③对硫的过量摄取会降低体内钼的含量；④孕妇和哺乳期女性不可摄入过多的钼，更不可服用钼补充剂。

五、钼中毒

（一）病因

（1）人体对钼具有很强的内稳态机制，经口摄入钼化物中毒的病例很少，若每天摄入 5mg 甚至更多钼化物会出现中毒现象。

（2）对身体健康造成危害的侵入途径：吸入、食入。钼冶炼厂的工人也可因吸入含钼粉尘而中毒。

（二）临床表现

（1）当人体摄入钼过量时会导致肾脏的负担加重。若尿酸代谢不及时，尿酸过高会导致痛风症，出现关节肿胀、疼痛、畸形，导致肾脏受损。

（2）生长发育迟缓、体重下降、毛发脱落、动脉硬化、结缔组织变性及皮肤病等。

（3）能够使体内能量代谢过程出现障碍，心肌缺氧而产生灶性坏死。

（4）对眼睛、皮肤有刺激作用。部分接触者出现尘肺（肺尘埃沉着症）病变，有自觉呼吸困难、全身疲倦、头晕、胸痛、咳嗽等。

（三）诊断

血清钼水平、黄嘌呤氧化酶活性、血及尿中的尿酸水平均显著高于一般人群。

（四）治疗

由于报道病例较少，目前可供参考的确切资料较少。据动物钼中毒的治疗经验，可以选用硫酸铜预防和治疗钼中毒。

六、钼污染预防

自然环境中的钼含量一般不会对人体产生伤害。在钼冶炼或加工工厂中，工人接触钼的机会多，可能对人体造成影响。为了预防受到钼污染，工作人员在工作时应采取必要的防护措施，如戴防毒口罩、戴化学安全防护眼镜、穿防静电工作服、戴防化学品手套、不在工作现场进食和饮水等。

第七节　铬

一、来源和摄入量

（一）来源

铬的最好来源是肉类，尤其是动物肝脏和其他内脏，是生物有效性高的铬的来源。啤酒酵母、未加工的谷物、麸糠、坚果类、乳酪也提供较多的铬；软体动物、海藻、红糖、粗砂糖中的铬的含量高于白糖。家禽、鱼类和精制的谷类食物含有很少的铬。长期食用精制食品和大量的精糖可促进体内铬的排泄，因此造成铬的缺乏。

（二）摄入量

中国营养学会制定了铬的安全和适宜的摄入量指标，以供参考：婴儿半岁以内为 10～40μg/d，半岁至 1 岁为 20～60μg/d，1～4 岁为 20～80μg/d，4～7 岁为 30～120μg/d，7 岁以上至成人均为 50～200μg/d。

二、作用与功能

1. 增强胰岛素的生物学作用　铬作为葡萄糖耐量因子（glucose tolerance factor，GTF）的主要组成成分，可通过活化葡萄糖磷酸变位酶而加快体内葡萄糖的利用，并促使葡萄糖转化为脂肪，促进糖类、脂肪的正常代谢。

研究表明铬具有抗糖尿的作用。缺铬严重的地区糖尿病发病率高。糖尿病患者存在缺铬和缺锌的问题，并且有并发症患者的铬、锌含量均显著低于无并发症患者。在所有胰岛素调节活动当中，铬能帮助胰岛素促进葡萄糖进入细胞内，这样就能够使糖被利用，从而转变为能量。如果缺铬，胰岛素就不能充分发挥作用，称之为胰岛素的敏感性下降、胰岛素抵抗，它是糖尿病发生的重要病理生理机制。

2. 能抑制胆固醇的生物合成　降低血清总胆固醇、三酰甘油含量，升高高密度脂蛋白胆固醇含量，预防和改善动脉硬化，预防高血压，保护心血管系统。冠心病患者血中铬含量明显低于正常人，死于冠心病的患者大动脉组织内铬含量明显低于突发事故死亡者。

3. 维持核酸结构的完整性和稳定性，促进蛋白质代谢和生长发育　铬在核蛋白中含量较高，研究发现它能促进 RNA 的合成，铬还影响氨基酸在体内的转运。铬摄入不足时，实验动物可出现生长迟缓。铬与体内的蛋氨酸、丝氨酸等结合，能够促进蛋白质的新陈代谢，同时有助于血红蛋白的合成，参加造血过程。

4. 保护视力　当人体缺铬时，胰岛素作用降低使糖的利用发生障碍，血糖增高引起渗透压降低，造成眼睛晶状体和房水渗透压改变，促使晶状体变凸，屈光度增加，形成近视。一般来讲，儿童 10 岁以下时体内铬含量较高，但 10～30 岁体内铬会突然降低，因此这一阶段最易发生近视，应注意摄取含铬高的食物。

三、药代动力学

（一）分布

人体内含铬 6～7mg，主要分布于骨骼、皮肤、肾上腺、大脑和肌肉中。

人体内铬主要以三价的形式存在，且随着年龄的增长，各组织和器官中铬浓度也不断下降。新生儿体内铬含量高于儿童，3 岁前儿童体内的铬含量高于成人。

（二）吸收

铬主要通过消化道吸收进入人体，肠胃中铬的吸收与食品中元素的化学结构有关。人体对无机铬的吸收利用率极低，不到 1%；人体对有机铬的利用率可达 10%～25%。铬进入人体主要蓄积在肝、肾、分泌腺中。呼吸道吸入的铬主要沉积在肺部。草酸盐和植酸盐可干扰铬的吸收。铬与铁有相互拮抗作用。

（三）排泄

铬主要随尿排出，少量从胆汁和粪便排出，微量通过皮肤丢失。摄食混合膳食的健康人每日随尿排铬 2～20μg。人体组织中的铬随着年龄增长而逐渐减少，但是肺部除外，因此肺部可能是铬在体内的贮留场所或贮存库。

四、铬缺乏症

（一）病因

铬缺乏的原因主要是摄入不足或消耗过多。

（二）发病机制

铬是胰岛素的一个必要辅助因子，只有在铬的协助下胰岛素才能正常发挥作用。人体胰脏既是消化腺又是内分泌腺，它所分泌的胰岛素具有重要的生理作用，对糖原的合成、葡萄糖的利用、蛋白质和脂肪的正常代谢等都是必不可少的。胰岛素具有降血糖、降血脂的作用。当铬缺乏时胰岛素的活性必然下降，致使糖类代谢紊乱，表现为血糖升高，继而可发展成糖尿病。

缺铬是引起糖尿病的病源性因素。动脉粥样硬化与糖尿病有着共同的病理生理基础，即糖、脂肪代谢异常，且两种病常常伴生，由此认为，缺铬也是动脉粥样硬化的病源性因素。

（三）临床表现

缺铬主要表现为葡萄糖耐量受损，并可能伴随有高血糖、尿糖。铬缺乏会导致体重下降、周围神经炎、血浆对葡萄糖的清除受损、呼吸熵降低及近视。

早期缺铬并没有明显的征兆，机体内贮存的铬会被释放出来，储备铬耗尽之后，仍需一段时间才表现出缺乏症状，因为体内会分泌足够的额外胰岛素来补偿因缺铬而引起的胰岛素效能降低。胰岛素分泌增多是临界缺铬的主要标志。胰岛素的增加会使铬过多地释放到血液中，之后经尿排出，此阶段如不及时补充铬，当胰岛素的代偿能力枯竭时，胰岛素依赖功能将严重受损，从而引起糖尿病，同时会出现高血糖、异常肥胖症及动脉粥样硬化等。伴随糖尿病还会出现各种症状，如尿频、尿量过多、反常渴感、易饿、体重减轻、恶心和疲倦等。

（四）诊断

铬缺乏的判断包括葡萄糖耐量试验、尿铬和发铬测定。

（五）治疗

理论上，铬缺乏的治疗是使用耐糖因子铬，但人们不能得到它的纯品。含耐糖因子高的食物，如啤酒酵母可提供充分的有生物学活性的铬来纠正铬缺乏。在许多情况下，使用无机三价铬主要对蛋白质-能量营养不良的儿童和完全肠外营养的效果较好。

对于长期肠外营养的患者，为矫正严重缺铬，可静脉给予氯化铬。

对于一般缺铬患者或预防心脑血管病和糖尿病时，可通过调整膳食结构来补铬。铬含量丰富的有粗粮、牛肉、酵母、黑胡椒、啤酒，而乳类、蔬菜、水果中含铬量少。中药的当归、党参、五味子、地龙等铬含量较高。

五、铬中毒

（一）病因

（1）行业接触铬。工业上常用的是六价铬和三价铬化合物，如氧化铬、三氧化铬、铬酸、氯化铬、铬酸钠、铬酸钾、重铬酸钾和重铬酸钠。铬除用于生产染料、印染和鞣革外，还用作木材防腐剂、农药杀霉菌剂、阻冻剂、杀藻类剂，也用于瓷器和玻璃制造、照相、雕刻和蓝晒工艺，以及制造优质合金和钢材。此外，铬矿石冶炼工可接触铬，电镀工可接触铬酸雾。环境中的铬还可由燃烧煤和原油而来。

（2）铬中毒主要发生在偶然吸入极限量的铬酸或铬酸盐后，引起肾脏、肝脏、神经系统和血液的广泛病变，导致死亡。

（3）也有铬酸钠经灼伤创面吸收引起中毒的案例。

（4）长期职业接触、空气污染或接触铬的灰尘。

（二）毒理

铬的毒性与其存在的价态有关。三价铬参与正常糖类代谢，有激活胰岛素的作用，是人体必需的微量元素。

六价铬具有毒性，可沉淀蛋白质和核酸，干扰酶系统。引起中毒反应的主要是指六价铬，它具有强氧化性，易穿入生物膜而起作用。进入血中的六价铬能通过红细胞膜与血红蛋白结合，而三价铬则不能透过红细胞膜；在红细胞内，六价铬被还原为三价铬时，可抑制谷胱甘肽还原酶的活性，使血红蛋白变成高铁血红蛋白，引起缺氧现象。六价铬的毒性比三价铬高约 100 倍，在低浓度时有致敏作用，高浓度时对皮肤和黏膜有刺激和腐蚀作用。铬是一种致敏原，可引起哮喘。由于六价铬可在真皮内还原成三价铬，并可与蛋白质反应形成抗原-抗体复合物，可导致皮肤过敏，以后再接触较低浓度的铬时，经数小时即可发病。

食物中大多为三价铬，其经口食用毒性很低，可能是由于其吸收非常少。

胃肠道对三价铬的吸收比六价铬低，六价铬在胃肠道酸性条件下可被还原为三价铬。进入人体的铬积存在人体组织中，代谢和被清除的速度缓慢，大量摄入铬可以在体内造成明显的蓄积。研究发现六价铬的化合物不能自然降解，会在生物和人体内长期积聚富集，是一种严重污染环境的物质。

（三）临床表现

1. 急性铬中毒　主要是由六价铬引起的临床表现，其特点是刺激并腐蚀呼吸系统和消化道黏膜。口服重铬酸钾后会出现恶心、呕吐、腹痛、腹泻、胃肠道渗血。严重者会出现烦躁不安、脉搏加快、呼吸急促、发绀、血压下降甚至休克。吸入铬酸会引起呼吸道损伤，表现为咳嗽、胸闷等症状，皮肤接触会引起类似鸟眼状皮肤溃疡。铬中毒会引起肾小管损伤，导致肾功能不全，出现蛋白尿。眼皮及角膜接触铬化合物可能引起刺激及溃疡，症状为眼球结膜充血、异物感、流泪刺痛、视力下降，严重时可导致角膜上皮脱落。也可因饮用含铬过高的啤酒而引起，表现为酸中毒、心力衰竭、休克等。

2. 慢性铬中毒　长期接触铬盐的粉尘或铬酸雾主要引起皮肤和黏膜损害，典型的皮肤溃疡称铬疮。铬化合物并不损伤完整的皮肤，但当皮肤擦伤而接触铬化合物时即可发生伤害作用。铬性皮肤溃疡的发病率偶然性较高，主要与接触时间长短、皮肤的过敏性及个人卫生习惯有关。铬疮主要发生于手、臂及足部。形成铬疮前，皮肤最初出现红肿、瘙痒感，不做适当治疗可侵入深部。溃疡上盖有分泌物的硬痂，四周部隆起，中央深而充满腐肉，边缘明显，呈灰红色，局部疼痛，溃疡部呈倒锥形，溃疡面较小，有时也可较大，或小至针尖般大小，若忽视治疗，进一步发展可深至骨部，剧烈疼痛，愈合甚慢。

铬酐、铬酸、铬酸盐及重铬酸盐等六价铬化合物引起的鼻部损害称为铬鼻病。铬鼻病患者可有流涕、鼻塞、鼻出血、鼻干燥、鼻灼痛、嗅觉减退等症状，以及鼻黏膜充血、肿胀、干燥或萎缩等体征。鼻部体征为鼻中隔黏膜糜烂，少数情况下为鼻甲黏膜糜烂，严重时鼻中隔黏膜溃疡甚至鼻中隔软骨部穿孔。

患者若处于生长发育时期，六价铬可能会造成生长缓慢、发育不良等，影响骨骼生长。

铬化合物侵蚀鼓膜及外耳引起溃疡仅偶尔发生。

组织细胞损伤：细胞体积和血红蛋白浓度会受到六价铬摄入量的影响，六价铬摄入越多，血红蛋白浓度降低越多，可表现出一定程度的贫血症状，如全身乏力、头晕、倦怠等。

全身中毒：此种情况甚少，症状有头痛、消瘦、肠胃失调、肝衰竭、肾损伤、单核细胞增多、血钙增多及血磷增多等。

（四）治疗

出现任何一种中毒的现象都要马上到医院进行处理，绝对不可怠慢，否则有可能会导致生命危险。误服铬后中毒的处理如下。

1. 保护胃黏膜 立即喝牛奶和鸡蛋清，以减轻毒物吸收。及时就医，立即用温水、1%硫代硫酸钠溶液洗胃排毒。

2. 保护器官功能 重点保护肝肾功能。

3. 补液 纠正电解质和酸碱平衡失调，并用抗胆碱药缓解和消除腹痛。

4. 促使排泄 可用硫代硫酸钠 $1\sim2g$ 静脉注射，并可选用巯基类络合剂二巯丙磺钠或二巯丁二钠，以帮助络合铬盐排出。

5. 针对具体情况采取措施

（1）如出现发绀，可使用小剂量亚甲蓝（$1\sim2mg/kg$）等还原剂。

（2）经皮肤接触中毒：脱去污染的衣着，用流动清水或者肥皂水冲洗，再行其他治疗。

（3）眼睛接触毒物：立即翻开上下眼睑，用流动清水或生理盐水冲洗，然后使用滴眼液进行清洗，并使用抗菌眼药膏，一天三次，严重时立即就医。

（4）大量吸入铬：脱离现场至空气新鲜处，必要时给予吸氧；立刻就医，治疗方法主要有采用螯合剂治疗，摄入高糖食物也可使铬排泄量增多。

（5）鼻中隔黏膜溃疡和穿孔：先用 5%硫代硫酸钠溶液清洗，再涂 5%硫代硫酸钠软膏，也可涂 10% CaNa$_2$-EDTA 软膏或用溶液湿敷。10%维生素 C 溶液湿敷可使六价铬还原成三价铬并与之结合，使铬失去活性。对鼻中隔穿孔患者，必要时可行鼻中隔修补术。鼻黏膜糜烂、鼻黏膜溃疡、鼻中隔穿孔，可以诊断为职业性铬鼻病，应及时调离铬作业岗位。

第八节　钴

钴是维生素 B$_{12}$ 的组成部分，是人体必需的微量元素。

一、来源和摄入量

（一）来源

钴的食物来源：绿叶蔬菜中钴的含量较多，而奶及其制品中则含量很少。

含钴量较多的食物有蘑菇、胡桃、花生、甜菜、荞麦、卷心菜、洋葱、梨、萝卜、菠菜、西红柿、无花果、谷类等。

（二）摄入量

没有明确的建议摄入量，只要饮食中含有少量的钴就足够了（一般 8μg/d 以下）。

美国国家科学研究委员会推荐钴的需要量：6 个月内婴儿为 0.5μg/d，6 个月至 1 岁为 1.5μg/d，1～3 岁为 2μg/d，4～6 岁为 2.5μg/d，7 岁及以上为 3μg/d。妊娠期妇女与哺乳期妇女分别增加 1μg/d。

二、作用与功能

1. 参与造血　钴元素能刺激人体骨髓的造血系统，促使血红蛋白的合成及红细胞数目的增加，促进红细胞的正常成熟。大多以组成维生素 B$_{12}$ 的形式参与体内的生理作用。

钴刺激造血的机制如下。①通过产生红细胞生成素刺激造血。钴元素可抑制细胞内呼吸酶，使组织细胞缺氧，反馈刺激红细胞生成素产生，进而促进骨髓造血。②对铁代谢的作用。钴元素可促进肠黏膜对铁的吸收，加速贮存铁进入骨髓。③通过维生素 B$_{12}$ 参与核糖核酸及造血物质的代谢，作用于造血过程。④钴元素可促进脾脏释放红细胞（血红蛋白含量增多，网状细胞、红细胞增生活跃，周围血中红细胞增多），从而促进造血功能。⑤体内的钴仅有约 10% 是维生素的形式。已观察到无机钴对刺激红细胞生成有重要的作用。用叶酸、铁、维生素 B$_{12}$ 治疗对部分贫血患者无效，有人用大剂量（通常为 20～30mg）的二氯化钴治疗有效。然而，大剂量钴反复应用可引起中毒。

2. 钴是维生素 B$_{12}$ 的组成部分 对蛋白质的新陈代谢有一定作用；还可促进部分酶的合成，并有助于增强其活性。

3. 参与甲状腺素的合成 动物实验结果显示，甲状腺素的合成可能需要钴，钴能拮抗碘缺乏产生的影响。

4. 治疗癌症 钴-60 是一种穿透力比较强的核辐射元素，临床上主要用来治疗癌症。

三、药代动力学

（一）分布

一般成年人体内含钴量为 1.1～1.5mg。在血浆中无机钴附着在白蛋白上，钴最初贮存于肝和肾，然后贮存于骨、脾、胰、小肠及其他组织。体内钴 14% 分布于骨骼，43% 分布于肌肉组织，其余分布于其他软组织中。血液中红细胞的钴含量高于血浆，每毫升血浆含钴 60～80pg，全血含钴 80～300pg。

（二）吸收

经口摄入的钴在小肠上部被吸收，并部分与铁共用一个运载通道，钴通过小肠进入血浆后由三种钴胺传递蛋白（transcobalamin Ⅰ、Ⅱ、Ⅲ）结合后运至肝脏及全身。吸收率可达 63%～93%。人和动物摄入的钴必须经肠内细菌合成维生素 B$_{12}$ 才能吸收利用。牛、羊等反刍动物体内的细菌合成维生素 B$_{12}$ 发生于小肠上段，可较好地吸收；而在人体，细菌合成维生素 B_{12} 只发生于结肠，吸收量很小。因此，钴必须以维生素 B_{12} 的形式摄入，才能吸收利用。当内因子、运钴蛋白缺乏及摄入量不足或因消化系统疾病而干扰吸收时，可造成钴及维生素 B_{12} 缺乏。

（三）排泄

钴主要通过尿液排出，少部分由肠、汗、头发等途径排出，一般不在体内蓄积。钴在体内的生物半衰期较短，因此测定尿中钴的含量可以了解短期内钴进入体内的状况。

四、钴缺乏症

目前尚无钴缺乏症的病例报道。

（一）临床表现

钴缺乏所引起的疾病主要是维生素 B_{12} 缺乏症。维生素 B_{12} 能贮存在肝脏，用尽贮存量后，经过半年以上才会出现缺乏症状。

（1）易发生恶性贫血。

（2）易发生哮喘、脊髓炎、青光眼、白癜风等病症。

（3）缺乏维生素 B_{12} 的肝炎患者食入脂肪过多时，容易导致脂肪肝、肝硬化。

（4）如果长期摄入不足，可出现多种神经和精神异常的症状，也会导致老年痴呆症、性功能障碍。

（二）治疗

目前未见钴缺乏症的明确记载。笔者认为可以用维生素 B_{12} 治疗钴缺乏症，并根据钴含量的检测结果给予适量的钴元素。

五、钴中毒

（一）病因

（1）经常注射钴或暴露于钴过量的环境中，可引起钴中毒。

（2）儿童对钴的毒性敏感，应避免使用＞1mg/kg 的剂量。

（3）在缺乏维生素 B_{12} 和蛋白质，以及摄入酒精时，钴毒性会增加，这在酗酒者中常见。临床上使用维生素 B_{12} 一般不会发生钴中毒。

（4）水溶性钴盐的毒性较大，它可引起红细胞增多症、血清蛋白成分改变、损害胰腺等，对肺也有较大损害。

（二）临床表现

（1）急性钴中毒一般多由口服或误服引起。正常人每日口服 20～60mg 钴后，红细胞、网织红细胞、血红蛋白、血细胞比容均增加。骨髓增生，形成红细胞增多症。摄入过量钴还可使人发生特殊心肌病，伴心包积液和心力衰竭，患者出现呼吸困难、乏力、腹痛、恶心、呕吐、发绀、水肿、心脏肥大、心动过速、奔马律、低血压等。

（2）钴盐、钴金属粉及含钴的粉尘可能引起"硬质合金病"，表现为过敏性哮喘、呼吸困难、干咳、间质性肺炎及肺水肿。

（3）有可能出现过敏性皮炎。

（4）长期暴露于钴还有可能引起甲状腺肿。

（5）职业暴露于钴粉尘 20 个月以上还有可能造成渐进性听力丧失和视神经萎缩。

（6）钴对于人和动物都属于低毒物质，可使体重减轻，并抑制铁的吸收而引起缺铁性贫血；若大剂量服用，可能会致死。

（7）泡沫多的啤酒通常含钴量也多。长期大量嗜饮啤酒者可引起致死性的心肌病变，即所谓的"啤酒心肌病"，有人推测这可能与啤酒中的钴有关。

（三）实验室检查

国外有人建议尿钴正常值为 0.017～0.12μmol/L（1～7μg/L），血钴为 0.042～0.25μmol/L（0.25～1.5μg/dl）。亦有报告尿钴正常值为 0.22～1.66μmol/L（13～98μg/L）；中年健康男性的血钴为 0.17～0.24μmol/L（1～1.4μg/dl），女性为 0.15～0.20μmol/L（0.9～1.2μg/dl）。

钴中毒患者心电图显示 QRS 低电压、T 波异常。X 线片可见两心室扩张。

（四）治疗

1. 切断钴再次进入机体的机会 吸入中毒者应脱离现场；口服氯化钴中毒者应停止服用，一次大量误服钴盐者应尽快洗胃。

2. 催吐　可用吐根糖浆并用 1%硫酸钠或硫酸镁洗胃，继之向胃内注入硫酸钠或硫酸镁 15～20g 使形成不溶性氧化钴，然后再次洗胃以清除沉淀出的氧化钴，之后服用较大量牛奶或生蛋清，可使剩存钴转化为不易溶解的盐类，并可保护胃黏膜；再用盐类泻药 1～2 次以导泻。

3. 促进钴的排泄　急性钴中毒可用 50%葡萄糖液，以解毒、保肝、利尿为主。

依地酸二钠钙 15～25mg/kg 加于 5%葡萄糖液内配为 0.3%～0.5%溶液，静脉滴注或缓慢静脉注射可以促使钴形成无毒的依地酸二钴盐后由尿排出。

在行驱钴治疗静脉用药过程中，应该注意防止引起肾脏损害，故在治疗过程中经常检查尿常规及肾功能。

如有肾功能异常，在治疗过程中应该增加预防钴中毒食物的摄入，促进其排泄。新鲜牛奶和新鲜豆浆效果最好，因为其中的蛋白质与重金属反应，结合成沉淀，防止钴与人体的蛋白质反应，对人体造成伤害。

4. 治疗并发症　严重及早期的表现主要以心血管系统和呼吸系统的功能异常为主。钴能够引起心脏功能的异常及肺功能的紊乱，因此及早应用改善心肌的药物和增加肺功能抗纤维化的药物显得尤为重要。

对于其他系统的并发症，如皮肤过敏等，应该根据不同并发症的特点进行对症治疗，在驱钴的同时治疗并发症是十分重要的。

5. 溅入眼内　应用自来水或生理盐水冲洗。

6. 慢性钴中毒　应使用降低钴毒性的药物，如蛋氨酸和半胱氨酸等。这些药物能与钴形成难溶的络合物，而使钴不能被人体吸收。加强生产和使用中钴的卫生防护，控制钴污染。

第九节　铁

一、来源和摄入量

（一）来源

在日常的饮食中，动物肝脏、动物全血、畜禽肉类、鱼类，还有蛋黄和豆类，都是铁的良好来源，油菜和韭菜等蔬菜虽含铁较丰富，但是利用率不高。用铁锅炒菜也是获得铁质的好方法，因为在热的作用下，有利于铁进到食物中，使食物中含铁量增多。

铁的正常来源为食物中摄入的动物（Fe^{2+}）或植物（Fe^{3+}）及衰老红细胞中的血红蛋白释放的铁。

（二）摄入量

2000 年中国营养学会制订了中国居民膳食铁每日参考摄入量，成人铁适宜摄入量：男性为 15mg/d，女性为 20mg/d；可耐受最高摄入量男女均为 50mg/d。

胎儿在肝脏内储留了大量的铁，可供出生后使用。

分年龄段适宜摄入量和可耐受最高摄入量有所不同：

0～0.5 岁，适宜摄入量为 0.3mg/d；早产儿，适宜摄入量为 2mg/d，可耐受最高摄入量为 10mg/d；0.5～1 岁，适宜摄入量为 10mg/d；1～11 岁，适宜摄入量为 12mg/d，可耐受最高摄入量为 30mg/d；11～14 岁，适宜摄入量为男性为 16mg/d，女性为 18mg/d；14 岁以上，适宜摄入量为男性为 20mg/d，女性为 25mg/d，可耐受最高摄入量男女均为 50mg/d。

孕妇，适宜摄入量为孕早期 15mg/d、孕中期 25mg/d、孕后期 35mg/d；哺乳期妇女，适宜摄入量为 25mg/d，可耐受最高摄入量为 60mg/d。

二、作用与功能

1. 合成血红蛋白　血液呈现红色是因为血液中含有亚铁血红素。它可以在肺部临时与氧气分子结合，该分子中的 Fe^{2+} 在氧分压高时，与氧结合形成氧合血红蛋白；在氧分压低时，又与氧解离，向身体的组织中释放出氧气，成为还原血红蛋白，由此实现运输氧的功能。

2. 合成肌红蛋白　肌红蛋白是由一个血红素和一个球蛋白链组成，仅存在于肌肉组织内，基本功能是在肌肉中转运和储存氧。当肌肉运动时，它可以提供和补充血液氧的不足，为肌肉活动提供能量。有研究表明急性心肌梗死发作时，血清肌红蛋白显著增加，与上述机制有关。

3. 细胞色素　是一类以铁卟啉（或血红素）作为辅基的电子传递蛋白，其在线粒体中的电子传导作用对呼吸和能量代谢有非常重要的影响，如细胞色素A、B 和 C 是通过氧化磷酸化作用产生能量所必需的。

4. 参与能量代谢　铁与某些酶的活性有密切关系，在细胞氧化过程中也发挥着重大的作用，此外，铁是机体内许多代谢酶的活性成分，如铁硫蛋白、细胞色素、细胞色素氧化酶、过氧化酶等。可以说人体许多生理活动的正常进行都需要依赖铁，且铁参与人体能量的代谢，在三羧酸循环中有一半以上的酶因子含有铁或在铁存在的情况下才能发挥作用。

5. 铁元素催化作用　催化 β-胡萝卜素转化为维生素 A、嘌呤与胶原的合成、抗体的产生、脂类从血液中转运及药物在肝脏的解毒等。

6. 铁与免疫的关系　铁元素催化抗体的产生。有研究表明，铁可以提高机体的免疫力，增加中性粒细胞和吞噬细胞的吞噬功能，同时也可使机体的抗感染能力增强。实验表明，缺铁时中性粒细胞的杀菌能力降低，淋巴细胞功能受损，在补充铁后免疫功能可得到改善。在中性粒细胞中，被吞噬的细菌需要依赖超氧化物酶等被杀灭，在缺铁时此酶系统不能发挥其作用。

三、药代动力学

铁是维持生命的重要微量元素。

（一）分布

铁是人体必需微量元素中含量最多的一种，成人体内一般含铁 4～6g。

体内铁 60%～75%存在于血红蛋白（hemoglobin，Hb），3%存在于肌红蛋白（myoglobin，Mb），1%存在于含铁酶类，为功能性铁；有 20%～30%的铁贮存在肝脏、脾脏、骨髓、肠和胎盘中，以铁蛋白和含铁血黄素形式存在，为贮存铁；还有一类以与转铁蛋白结合的形式存在，含量仅在 3mg 左右，为血浆铁。

铁在大脑中主要存在于大脑白质，基底核中含量最高，包括苍白球、尾状核、豆状核和黑质，而皮质及小脑中含量较低。

（二）吸收

食物中的铁有两种形式：血红素铁与非血红素铁。

（1）血红素铁：是与血红蛋白及肌红蛋白、脑红蛋白中的卟啉结合的铁，其以卟啉铁的形式直接被肠黏膜上皮细胞吸收，此类型铁既不受植酸根等抑制因素影响，亦不受维生素 C 等促进因素的影响，胃黏膜分泌的内因子可促进其吸收。

（2）非血红素铁：主要以 $Fe(OH)_3$ 络合物形式存在于食物中。这种形式的铁必须在胃酸作用下还原成亚铁离子后才能被吸收。影响其吸收的因素较多：如饮食中含有较多植酸盐、草酸盐、碳酸盐，它们可与铁形成不溶性铁，抑制铁的吸收。谷类中铁的吸收率低，原因就在于此。抗坏血酸、半胱氨酸能将三价铁还原成二价铁，有利于铁的吸收。服用过多的抗酸药物也不利于铁离子的释出，阻碍铁的吸收。

含铁的食物被摄入后先在胃内进行消化、溶解、离子化，呈亚铁状态，形成低分子的螯合物。铁的吸收部位主要在十二指肠及空肠上段。无机铁中只有 Fe^{2+} 可以通过小肠黏膜细胞。维生素 C 和谷胱甘肽在酸性条件下可将 Fe^{3+} 还原为 Fe^{2+}，有利于铁的吸收。动物蛋白质如牛肉、猪肉、动物肝脏、鱼等亦可促进铁的吸收。在有充足膳食钙存在时，可除去抑制铁吸收的磷酸根、草酸根，亦有利于铁的吸收。鞣酸、草酸、植酸、无机磷酸、含磷酸的抗酸药等可与铁形成不溶性或不能吸收的铁复合物，从而影响铁的吸收。络合物中铁的吸收率大于无机铁，氨基酸、柠檬酸、苹果酸等能与铁离子形成络合物，有利于铁的吸收。

总体来看，植物性食物中铁的吸收率较低，多在 10% 以下；动物性食物中铁的吸收率较高，多在 11%（鱼）～22%（动物肝脏）。但牛奶为贫铁食物，蛋类由于存在卵黄高磷蛋白，铁吸收率亦较低。为了防止缺铁，日常膳食中应多搭配动物肝脏、动物全血、肉类、鱼类。多食铁强化食品，如强化铁的食盐、奶粉。

肠道可调节铁的吸收，黏膜细胞铁蛋白含量与体内铁水平相关，根据生理需求对铁吸收起重要作用。肠道铁摄入量和内源铁再利用与铁排泄形成平衡，以保证生理活动过程中铁的需求。

（三）铁的转运与利用

吸收的 Fe^{2+} 经铜蓝蛋白氧化成 Fe^{3+}。无论是从肠道吸收的铁还是红细胞破坏释放的铁，均需由转铁蛋白进行运输。每 1 分子转铁蛋白可与 2 分子 Fe^{3+} 结合。在正常情况下，血浆中的转铁蛋白仅 1/3 与铁结合，此结合的铁称为血清铁；其余 2/3 仍具有与铁结合的能力，在体外加入一定量的铁便可使其呈饱和状态，其所加的铁量即为未饱和铁结合的铁量。血清铁与未饱和铁结合力之和称为血清总铁结合力。血清铁结合力在总铁结合力中所占百分比称为转铁蛋白饱和度（TS）。血清铁和血清总铁结合力是反映体内可利用铁的检测指标，可评估体内用于合成血红蛋白的铁量。

转铁蛋白为血清中结合并转运铁的 β 球蛋白，转铁蛋白主要在肝脏合成，肝脏合成转铁蛋白的速度与细胞内铁含量呈负相关，转铁蛋白测定在反映铁代谢方面的意义同血清总铁结合力。

血浆的铁与转铁蛋白结合，将铁运送到利用和储存铁的场所。中、晚幼红细胞和网织红细胞膜上有丰富的转铁蛋白受体，它与转铁蛋白结合成受体-转铁蛋白复合物，通过细胞的胞饮作用进入胞质中。该复合物在胞质中将铁释放，转铁蛋白则返回细胞表面，回到血浆中。进入胞质内的铁转移至线粒体内，在线粒体粗面内质网的血红素合成酶催化下，与原卟啉结合成血红素，再与珠蛋白结合成血红蛋白。血红蛋白的合成主要发生在中、晚幼红细胞内，网织红细胞尚能合成少量血红蛋白，成熟红细胞则不再合成血红蛋白。

（四）铁的储存

机体内多余的铁以铁蛋白和含铁血黄素的形式储存在肝、脾、骨髓等处。铁蛋白是去铁蛋白和铁核心 Fe^{3+} 形成的复合物，是可以被立即动用的储存铁；而含铁血黄素的铁是不能被立即动用的储存铁。在铁代谢平衡的情况下，储存铁很少被动用。当机体缺铁时，首先是储存铁被消耗，当储存铁耗尽后，再继续缺铁才会出现贫血。在缺铁性贫血发生以前，储存铁就几乎耗竭，而在组织损伤出现前，铁储存的增加可超过平均铁储存的 20 倍。体内储存铁在维持血浆铁水平稳定中发挥着重要作用。

血清铁蛋白是判断体内铁储存和铁营养状况最可靠、最敏感的指标，其与骨髓铁染色结果有良好的相关性。一般在缺铁性贫血早期即可出现血清铁蛋白减低，是诊断缺铁性贫血的敏感指标和重要依据。

（五）铁的需要量和排泄量

正常成年男性每日铁的排泄量相对恒定，约为 1mg，主要由胆汁、尿、汗和脱落的黏膜细胞排出。成年女性由于月经、妊娠、哺乳等平均每天排泄约 2mg。儿童由于不断生长发育，每日应自饮食中摄入较多量的铁以满足生长发育的需要和补充排泄量：成熟儿自出生后 4 个月至 3 岁每天约需铁 1mg/kg；早产儿需铁量较多，约为 2mg/kg；各年龄段儿童每天摄入总量不宜超过 15mg。

（六）胎儿和儿童期铁代谢的特点

1. 胎儿期铁代谢的特点 胎儿通过胎盘从母体获得铁，以孕期后 3 个月获铁量最多，平均每日可从母体获得 4mg 铁，故足月新生儿从母体所获铁量足够其出生后 4~5 个月之用，而未成熟儿则容易发生缺铁。孕妇严重缺铁可影响对胎儿的铁供应。

2. 婴儿和儿童铁代谢的特点 足月新生儿出生后生理性溶血释放的铁较

多，随后生理性贫血期造血相对低下，故婴儿早期不易发生缺铁。但早产儿从母体获取的铁较少，生长发育快，容易早期即发生缺铁。出生 4 个月以后，从母体获取的铁逐渐耗尽，加上生长发育快速，造血活跃，对膳食铁的需要增加，而婴儿的主食母乳或牛乳含铁量均很低，难以满足需要，贮存铁耗竭后即发生缺铁。故 6 个月～2 岁小儿缺铁的发生率高。

（七）铁的循环利用

红细胞的寿命约为 120 天，最后在肝脏或脾脏中破裂。每天破裂的红细胞数约相当于红细胞总数的 1/120。同时每天又有相同数量的新红细胞由红骨髓产生出来。因此，在正常情况下，人体内的红细胞数保持相对稳定。破坏（或死亡）的红细胞分离出来的铁进入骨髓后，再次用来生产新的红细胞，肌肉及其他细胞中的铁也是如此。因此，铁与蛋白质、脂肪等其他能量性营养素不同，除出血造成的铁损失外，铁在人体内并无消耗，而是循环利用。

（八）铁稳态

体内的铁必须处于平衡状态，既不缺也不过，也就是医学上所称的铁稳态。

人体的铁稳态关键在于小肠铁吸收和机体铁需要之间的平衡。当造血速率增加时，吸收铁增加；造血速率减慢时，吸收铁减少。

机体有三种独特机制用以保持铁的平衡及预防体内铁的缺乏和过分蓄积。

（1）反复利用红细胞分解代谢中的铁。铁在体内的生物半衰期：成年男子为 5.9 年，成年女子（绝经前）为 3.8 年。

（2）根据体内铁营养状态调节肠道内铁的吸收。

（3）增加独特的储存蛋白——铁蛋白，可储存或释放铁，以满足额外的铁需要。

四、铁缺乏症和缺铁性贫血

铁缺乏症（ID）是指机体总铁含量降低的状态，包括储存铁减少期、红细胞生成缺铁期和缺铁性贫血期 3 个发展阶段，各阶段具有不同的铁代谢特点。

（一）病因

（1）需铁量增加而铁摄入不足。

（2）铁吸收障碍。

（3）铁丢失过多。

（二）病理及发病机制

铁缺乏到缺铁性贫血的三个阶段。

第一阶段为储存铁减少期：储存铁减少期仅机体储存铁水平降低，血清铁和血清铁蛋白浓度下降，但红细胞造血并不受影响，临床上无贫血表现。

第二阶段为红细胞生成缺铁期：由于储存铁进一步降低或耗竭，血清转铁蛋白饱和度降低，血清铁转运至骨髓幼红细胞参与血红蛋白合成的量减少，红细胞游离原卟啉（FEP）水平增高。此时，血清铁浓度下降，转铁蛋白浓度降低，FEP 浓度升高，但血红蛋白浓度尚未降至贫血标准；铁减少期和红细胞生成缺铁期因此也被统称为"不伴贫血的铁缺乏症"。

第三阶段为缺铁性贫血期：由于体内铁缺乏，最终导致血红蛋白合成减少而导致贫血。血清铁蛋白、血清铁和转铁蛋白饱和度降低、总铁结合力增高，红细胞呈小细胞低色素性改变，血红蛋白和血细胞比容下降，并伴有缺铁性贫血的临床症状，是铁缺乏症发展最为严重的阶段。

缺铁对机体的影响是多方面的。

1. 含铁酶功能的降低　铁缺乏使重要的含铁酶如细胞色素类、过氧化物酶、过氧化氢酶等功能降低，这些酶在物质和能量代谢中起重要作用。缺铁时肝脏内脱氧核糖核酸（DNA）的合成受到限制，肝脏发育缓慢，肝细胞及其他细胞内的线粒体等发生异常，细胞色素 C 含量减少，蛋白质的合成及能量的运用减少，进而发生贫血，导致身高、体重发育不良；缺铁还会引起体内无机盐及维生素代谢障碍。

2. 影响行为和智力发育　铁缺乏可引起心理活动和智力发育的损害及行为改变。铁缺乏（尚未出现贫血时的缺乏）还可损害儿童的认知能力，而且在以后补充铁后也难以恢复。动物实验表明，短时期缺乏可使幼小动物脑中铁含量下降。以后补充铁可纠正身体内铁储存，但对脑中铁没有作用。长期铁缺乏会明显影响身体耐力。Finch 等进行的动物实验表明，铁缺乏对动物跑的能力的损害与血红蛋白的水平无关，而是因为铁缺乏致使肌肉中氧化代谢受损（即肌红蛋白合成不足所致）。

3. 机体抗感染能力降低　抗体的生产停止或以很慢的速度进行。临床研究表明，铁缺乏婴幼儿的腹泻/呼吸道感染患病率高，补铁后好转。因为许多自由基代谢环节需要铁的参与，所以铁缺乏使白细胞杀菌能力降低，感染性疾病患病率有所增加。

4. 影响机体的体温调节 美国营养学家研究发现，体内铁缺乏的女性对冷的抵抗能力下降，表现为怕冷、寒战等。

5. 影响机体生长发育 缺铁时体重增长迟缓、骨骼异常，这与胶原蛋白合成需要铁参与脯氨酸羟化有关。

6. 对妊娠的影响 研究表明妊娠早期贫血与早产、低出生体重儿及胎儿死亡有关。孕妇患有不宁腿综合征的比例高达 20%，这是由于孕妇要给胎儿提供铁，导致自身贫血。

7. 缺铁性贫血 细胞供氧不足，其结果是患者整天无精打采、疲劳，比较容易感染疾病。

8. 吞咽困难 缺铁会导致食管黏膜细胞减少，从而患者吞咽固体食物变得困难。

9. 缺铁性聋 铁缺乏可引起耳蜗含铁酶分布异常、活性降低或消失，血管纹萎缩，螺旋神经节细胞减少，听毛细胞静纤毛损伤，内耳肌动蛋白相对含量减少，mRNA 表达量减少，肌球蛋白等功能蛋白及其相关调节蛋白的表达异常，从而导致感音神经性聋。铁缺乏会损伤耳蜗结构与功能，故引起患者突发或缓慢发生耳鸣、耳聋等症状。

（三）临床表现

1. 主妇综合征 国外有研究者做过调查，发现在 25～50 岁育龄妇女中，40%～60%有全身乏力，无精打采，早上不想起床而晚上又辗转难眠，情绪易波动、闷闷不乐，常突然不能自禁地流泪哭泣、记忆力减退、注意力不集中等症状。究其原因是缺铁，但常常化验检查无明显贫血，仅血清铁偏低。因多发生于家庭主妇，所以称之为"主妇综合征"。补充铁剂后，上述症状可显著改善。

2. 冷感症 多见于女性，缺铁的女性体温较正常女性低，热量产生降低13%，经常手脚冰凉，巩膜发蓝，因为铁是合成胶原的一个重要辅助因子，所以当体内缺铁后，阻断了胶原的合成，使胶原纤维构成的巩膜变得十分薄弱，其下部的色素膜就会显出蓝色，使白眼球偏蓝色，这也是缺铁的表现。

3. 异食癖 缺铁还可以引起异食癖，即对正常饮食不感兴趣，却对粉笔、糨糊、泥土、石灰、布纸、蜡烛等异物有癖好，吃得津津有味。研究发现，异食癖者缺铁、缺锌明显，补充铁、锌后可迅速好转。缺铁引起的异食癖形式多样，最为多见的是嗜食冰，冷天也喜食冰块。

4. 不宁腿综合征　患者会在静息状况下出现难以形容的双下肢不适感，从而迫使患者有活动双腿的强烈愿望，且症状常在夜间休息时加重。

5. 缺铁性聋　孙爱华教授首次将铁缺乏为直接病因的感音神经性聋命名为缺铁性聋，并认为是一种与贫血程度无显著相关的内耳组织铁缺乏症。

6. 行为和智力异常　婴幼儿铁缺乏表现为平时不爱笑，精神萎靡不振，不合群，不爱活动，对周围事物不感兴趣，易烦躁，运用智力解决问题的主动性降低，全神贯注的时间变短，学习和记忆力差；青少年铁缺乏表现为学习能力和工作耐力降低；成人铁缺乏表现为冷漠呆板。WHO 的相关研究发现：缺铁可使儿童智力损失平均达 9 个百分点。铁缺乏对智能的阻碍和潜在的远期智能危害十分明显，且常常是不可逆转的终身性危害。

7. 影响运动能力发展　铁缺乏症患儿肌肉软弱、运动能力下降、易疲劳、体力耐力下降；原认为是由于缺铁致血红蛋白下降、贫血，研究发现影响运动功能的是铁缺乏。

8. 缺铁影响免疫功能　铁缺乏症患儿感染易感性增加，主要表现为反复上呼吸道感染迁延不愈。

9. 影响其他微量元素　碘缺乏与铁缺乏一起存在时，考虑与血红素依靠酶——甲状腺过氧化物酶的活性下降有关。铁缺少症患儿补充铁剂能添加血中已减少的维生素 A 含量。铁缺乏增加了慢性铅中毒的危险性。

10. 贫血　乏力、易倦、头晕、头痛、眼花、耳鸣、心悸、气短、心率加快等。

11. 其他　口腔炎、舌炎、舌乳头萎缩、舌部发痛、吞咽困难、口角皲裂，毛发干枯、脱落，皮肤干燥皱缩、指（趾）甲缺乏光泽、脆薄易裂，重者指（趾）甲变平，甚至凹下呈勺状（反甲）。

（四）诊断

缺铁性贫血是长期负铁平衡的最终结果，在其渐进的发病过程中，根据缺铁的程度可分为三个阶段。

1. 储存铁减少期　①血清铁蛋白<14μg/L；②骨髓铁染色显示骨髓小粒可染铁消失，铁粒幼细胞<0.15；③血红蛋白及血清铁等指标尚正常。

2. 红细胞生成缺铁期　①血清铁蛋白<14μg/L；②骨髓铁染色显示骨髓小粒可染铁消失，铁粒幼细胞<0.15；③转铁蛋白饱和度<15%；④FEP/Hb＞4.5μg/g；⑤血红蛋白尚正常。

3. 缺铁性贫血期

（1）血常规：呈小细胞低色素性贫血。平均红细胞体积（MCV）<80fl，平均红细胞血红蛋白含量（MCH）<26pg，平均红细胞血红蛋白浓度（MCHC）<0.32。血涂片中可见红细胞体积小、中心浅染区扩大。网织红细胞计数多正常或轻度增高。白细胞和血小板计数可正常或减低。

（2）骨髓象：增生活跃或明显活跃；以红系增生为主，粒系、巨核系无明显异常；红系中以中、晚幼红细胞为主，其体积小、核染色质致密、胞质少、边缘不整齐，有血红蛋白形成不良表现（"老核幼浆"）。

（3）铁代谢：骨髓涂片用亚铁氰化钾（普鲁士蓝反应）染色后，在骨髓小粒中无深蓝色的含铁血黄素颗粒，在幼红细胞内铁小粒减少或消失，铁粒幼细胞<0.15；血清铁蛋白降低（<12μg/L）；血清铁降低（<8.95μmol/L），总铁结合力升高（>64.44μmol/L），转铁蛋白饱和度降低（<15%）。sTfR（可溶性转铁蛋白受体）浓度超过 8mg/L。

（4）红细胞内卟啉代谢：FEP（红细胞游离原卟啉）>0.9μmol/L（全血），ZPP（锌原卟啉）>0.96μmol/L（全血），FEP/Hb>4.5μg/g。

4. 应强调病因诊断　只有明确病因，缺铁性贫血才可能根治；有时缺铁病因比贫血本身更为严重。例如，胃肠道恶性肿瘤伴慢性失血或胃癌术后残癌所致缺铁性贫血，应多次检查粪隐血，必要时做胃肠道 X 线或内镜检查；对月经期妇女，应检查有无妇科疾病。月经过多、痔疮、肠道寄生虫均可致病。

（五）治疗

1. 治疗原则　①根治病因；②补足贮铁。

2. 病因治疗　婴幼儿、青少年和妊娠妇女营养不足引起的缺铁性贫血，应改善饮食。月经多引起的缺铁性贫血应调理月经。寄生虫感染引起的缺铁性贫血应驱虫治疗。恶性肿瘤引起的缺铁性贫血，应手术或行放、化疗。上消化道溃疡引起的缺铁性贫血，应采取抑酸治疗等。

3. 补铁治疗　铁剂的补充治疗以口服为宜，应按元素铁计算补铁剂量，小儿每日补充元素铁 2～6mg/kg，成人每天口服 100mg 元素铁即可。常用的是亚铁制剂（琥珀酸亚铁或富马酸亚铁）。于进餐时或餐后服用，以减少药物对胃肠道的刺激。铁剂忌与茶同服，否则易与茶叶中的鞣酸结合成不溶解的沉淀，不易被吸收。钙盐及镁盐亦可抑制铁的吸收，应避免同时服用。患者服铁剂后，自觉症状可以很快恢复。网织红细胞一般于服药后 3～4 天上升，7 天左右达高峰。血红蛋白于 2 周后明显上升，1～2 个月后达正常水平。在血红蛋白恢复正常后，铁剂仍需继续服用，待血清铁蛋白恢复到 50μg/L 再停药。如果无法用血清铁蛋白监测，则应在血红蛋白恢复正常后，继续服用铁剂 3 个月，以补充体内应有的贮存铁量。

如果患者对口服铁剂不能耐受、不能吸收或失血速度快需及时补充者，可改用胃肠外给药。常用的是右旋糖酐铁或山梨醇铁肌内注射。

有 5%～13% 的患者于注射铁剂后可发生局部肌肉疼痛、淋巴结炎、头痛、头晕、发热、荨麻疹及关节痛等，多为轻度且暂时的。偶尔（约 2.6%）可出现过敏性休克，会有生命危险，故注射时应有急救的设备（肾上腺素、氧气及复苏设备等）。

（六）预后

缺铁性贫血的预后取决于原发病是否能治疗。治疗原发病、纠正饮食习惯及制止出血后，补充铁剂治疗可使血红蛋白较快地恢复正常。如治疗不满意，常见的失败原因如下：①诊断错误，贫血不是由缺铁所致；②合并慢性疾病（如感染、炎症、肿瘤或尿毒症等）干扰了铁剂的治疗；③造成缺铁的病因未消除，铁剂的治疗未能补偿丢失的铁量；④同时合并叶酸或维生素 B_{12} 缺乏影响血红蛋白的恢复；⑤铁剂治疗中的不恰当（包括每天剂量不足、疗程不够、未注意食物或其他药物对铁吸收的影响等）。

（七）缺铁和缺铁性贫血的预防

1. 健康教育　指导合理喂养和饮食搭配。

2. 孕期预防　加强营养，摄入富铁食物。从妊娠第 3 个月开始，按元素铁 60mg/d 口服补铁，必要时可延续至产后；同时补充小剂量叶酸（400mg/d）及其他维生素和矿物质。

3. 早产儿和低出生体重儿　提倡母乳喂养。纯母乳喂养者应从 2～4 周龄开始补铁，剂量为元素铁 1～2mg/（kg·d），直至 1 周岁。不能母乳喂养的婴儿采用人工喂养时应采用铁强化配方乳，一般无须额外补铁。牛乳含铁量和吸收率低，1 岁以内不宜采用单纯牛乳喂养。

4. 足月儿　由于母乳的铁生物利用度高，应尽量母乳喂养 4～6 个月；此后如继续纯母乳喂养，应及时添加富含铁的食物；必要时可按每日剂量为元素铁 1mg/（kg·d）补铁。未采用母乳喂养、母乳喂养后改为混合喂养或不能母乳喂养的人工喂养婴儿，应采用铁强化配方乳，并及时添加富含铁的食物。1岁以内应尽量避免单纯牛乳喂养。

5. 幼儿 注意食物的均衡和营养，纠正厌食和偏食等不良习惯；鼓励进食蔬菜和水果，促进肠道铁吸收；尽量采用铁强化配方乳，不建议单纯牛乳喂养。

6. 青春期儿童 尤其是女孩往往由于偏食、厌食和月经增多等原因易于发生缺铁甚至缺铁性贫血；应注重青春期心理健康和咨询，加强营养，合理搭配饮食；鼓励进食蔬菜、水果等，促进铁的吸收。一般无须额外补充铁剂，对拟诊为缺铁或缺铁性贫血的青春期女孩，可口服补充铁剂，剂量为元素铁 30～60mg/d。

五、铁过载

铁过载又称铁负荷过多（血色素沉积病），是指体内铁的供给超过了铁的需要，从而引起体内总铁量过多，并导致重要脏器（尤其是心脏、肝脏、垂体、胰腺和关节）的结构损害和功能障碍。铁过载原因：一是遗传因素，二是输血过量。当患者接受了 20 个单位以上的红细胞输注或血清铁蛋白大于 1000μg/L 时，可诊断为铁过载。含铁血黄素沉着症与铁过载密切相关。

（一）病因

导致铁过量的原因主要有两类。

1. 原发性铁过载 包括遗传性血色素沉积症或胃肠道铁吸收调控缺陷造成过量铁积累的有关类似疾病。在撒哈拉以南的非洲地区，铁过载最常见于饮用富含铁质的发酵饮料的人群。一般认为遗传因素参与了非洲患者铁过载的发病过程，但尚无相关基因被明确。

2. 继发性铁过载

（1）外源性铁增加：过量补充铁剂、膳食中铁摄入过多等。

（2）内源性铁增加：严重贫血刺激铁吸收造成过量的铁积累。

（3）医源性铁增加：铁剂治疗用量过大、疗程过长、肠道外的铁进入人体（过量肌内注射铁剂等），以及因血液疾病需要反复输血等。

（4）先天性铁增加：如出生前铁经胎盘进入胎儿体内等。

（二）病理及发病机制

临床研究发现，铁过载主要是长期输血（继发性铁过载）和无效造血（原发性铁过载）所致。

因长期输血引发铁过载的疾病：急性白血病、骨髓增生异常综合征、再生障碍性贫血、溶血性贫血、恶性肿瘤晚期。因无效造血引发铁过载的疾病：骨髓增生异常综合征、巨幼红细胞贫血、铁粒幼细胞贫血、地中海贫血。

地中海贫血、再生障碍性贫血、骨髓增生异常综合征的患者需要反复输注红细胞。在出现贫血时，机体通过小肠代偿性吸收过多的铁来满足造血需要，而输血依赖后反复多次输血又使大量外源性的铁进入体内，从而发生铁过载。

然而，因为没有生理机制过程可从体内去除铁，超过身体所需的吸收铁（或通过反复输血获得）将沉积在组织中。最初在网状内皮组织巨噬细胞中积聚，之后可沉积于肝脏、心脏和内分泌器官的实质细胞中。当血液中转铁蛋白饱和度达到 75% 以上时，铁可转变为具有氧化还原活性的不稳定血浆铁（LPI），其水平与铁蛋白水平密切相关。LPI 是一种有毒化合物，进入细胞后可转化为不稳定细胞铁（LCI），并催化氧自由基生成（活性氧，ROS）。ROS 可通过细胞氧化应激反应导致细胞死亡或细胞纤维化；ROS 也可损伤 DNA 而诱发细胞凋亡或肿瘤发生。

肝脏是铁储存的主要部位，所以其是铁过载损伤的主要靶器官，肝铁过载可导致肝纤维化或肝硬化，甚至发生肝癌。心脏铁过载主要表现为心肌收缩力受损，可出现心律失常、心功能不全，甚至发生心力衰竭。铁过载也可引起内分泌器官功能损害，导致糖尿病、甲状腺功能低下、性功能减退等。过量的铁会在脑部沉积，造成中枢神经系统疾患，如老年痴呆、帕金森病等。铁过载还可导致生存期下降，国外的回顾性调查发现，死于肝衰竭或心力衰竭的 38 例患者中，有 37 例患者的铁蛋白水平＞1000μg/L，提示铁过载可能与死亡率增加有关。总之，铁过载与心脏、肝脏和内分泌疾病发生率升高有关。

含铁血黄素沉着症是铁的局灶性沉积，不会引起组织损伤。

（三）临床表现

铁过载除了会导致皮肤色素沉着外，过多的铁可沉积在心、肝、胰腺、垂体、甲状腺及下丘脑等组织器官，导致组织细胞损伤和器官功能受损，临床上表现为心力衰竭、心律失常、肝纤维化、糖尿病、不孕症、甲状腺功能减退、生长发育障碍、性功能减退等，甚至导致死亡。

（四）检查方法

临床常见的检测方法有以下几种。

1. 铁蛋白 临床实践中最方便、最常用的是血清铁蛋白，取样方便，操作简单。通常，血清铁蛋白与巨噬细胞内的铁储备量成正比，而后者又与机体总铁量成正比；但是，铁蛋白易受其他因素（如感染、炎症、肿瘤等）影响，从而可靠性下降。

2. 肝脏活检测定肝铁浓度 机体总铁储存量相当于肝铁浓度的 10.6 倍，因而肝脏活检测定肝铁浓度是评估全身总铁量的金标准。肝脏活检需要抽取 4mg 的新鲜组织，虽然临床大量出血的发生率较低，但是仍无法被广大患者接受。而且，对于血小板减少的血液病患者来说，肝活检几乎都是禁忌的。

3. 磁共振成像技术（MRI） 由于无创、简便、准确、可重复性好，MRI 作为铁过载诊断工具已应用得越来越多。铁过载患者脏器细胞内含有较多的铁，由于铁的顺磁性，可引起自旋回波图像信号强度降低，导致 T_1 和 T_2 弛豫时间缩短。铁沉积越明显，图像越暗。T_2^* 技术因采集时间短，可用于测量运动的组织，尤其是评估心肌铁浓度。T_2 与 T_2^* 的关系如下：$1/T_2^*=1/T_2+1/T$；T 是指检测组织的磁性不均匀性。使用磁共振 T_2^* 脉冲序列评估肝铁浓度是一种可信度高、重复性好的非侵入性方法，肝脏活检已证实了其结果的可靠性。使用 MRI 心肌 T_2^* 技术（mT_2^*）可进行心脏铁沉积测量，该数值与心肌尸检的测量结果一致。正常 $mT_2^* > 20$ 毫秒，$mT_2^* < 20$ 毫秒表明心肌铁浓度增加，$mT_2^* < 10$ 毫秒提示在未来 12 个月内心力衰竭的发生风险升高。

（五）诊断

国际上对铁过载的诊断标准尚未统一。2011 年，《中华血液学杂志》发布的铁过载诊断与治疗的中国专家共识建议采用欧美标准，在排除活动性炎症、肝病、肿瘤、溶血和酗酒等因素的影响后，血清铁蛋白 $>1000\mu g/L$ 时可诊断为铁过载。

（六）治疗

研究表明，去铁治疗可减少患者对治疗药物的反应性，减少其输血过程中不良反应的发生率并降低其对输血的需求，所以减少铁过载所致的脏器功能损害及其相关死亡、延长生存是去铁治疗的最终目标。主要有两种方式进行治疗。

1. 静脉放血治疗 静脉放血去铁适用于铁过载程度较轻且不伴有贫血的患者，主要用于原发性血色病的治疗。当转铁蛋白饱和度低于 10%、血清铁蛋白低于 10μg/L 时，应终止静脉放血治疗。

2. 药物治疗 铁螯合剂，主要有去铁胺、去铁酮和地拉罗司，其能选择性地结合多余的铁并促进铁排泄，降低患者铁负荷，是治疗铁过载的主要方法之一。

（1）去铁胺：是三价铁离子螯合剂，能与三价铁离子结合成铁胺复合物，适用于所有铁过载患者。

用法及剂量：用注射用水将去铁胺配成 10% 的浓度，推荐采用输液泵持续静脉输注，晚上睡觉时使用，每次输注 8～12 小时。

注意事项和不良反应：用药前后应监测血清铁蛋白、尿铁。偶见过敏反应，长期使用偶可致白内障和儿童长骨发育障碍，剂量过大可引起视力和听力减退。用药期间及用药后注意检查儿童生长发育及骨发育，定期检测视力及听力。

（2）地拉罗司分散片：为一种新型的三价铁螯合剂，口服吸收率高。适用于 2 岁以上的 β 地中海贫血患儿的慢性铁过载，以及其他输血依赖性疾病所致的铁过载。

注意事项和不良反应：不可溶解于牛奶或碳酸类饮料中服用，可引起胃肠道反应、皮疹、丙氨酸转氨酶升高，偶有听觉减退，还可引起肌酐升高。开始使用地拉罗司治疗后，应每月监测血肌酐，肌酐清除率＜40ml/min 的患者禁用。

（3）去铁酮：是一种口服铁螯合剂，适用于治疗不耐受或不愿意接受现有螯合剂（去铁胺）治疗的铁负荷过多、6 岁以上的地中海贫血患者。

药物不良反应：关节痛、氨基转移酶升高，胃肠道反应和锌缺乏。严重的不良反应是粒细胞减少症和粒细胞缺乏症，建议每周检测 1 次血常规。若出现粒细胞减少症应暂停使用，若出现粒细胞缺乏症则从此禁用。

3. 去铁治疗的目标 减少铁过载所致的脏器功能损害及其相关死亡，延长生存是去铁治疗的目的，只要患者有红细胞输注需求并仍存在铁过载相关临床症状，就应继续去铁治疗。血清铁蛋白降至 500μg/L 以下且患者不再需要输血时可终止去铁治疗。当去铁治疗不再是患者的最大受益关注点时也可终止去铁治疗。

注意：去铁治疗需要在血液科医师的指导下进行，由血液科医师根据患者个体情况、依从性及药物适应证等情况决定是否进行去铁治疗、如何进行去铁治疗，并指导去铁药物的选择。

（七）总结

铁是人类生活和人体构造不可或缺的元素，铁缺乏和铁过多都会对人体产生不良后果。铁过载不是一类单独的疾病，而是一种铁过剩的状态，很多疾病都可以合并铁过载，并发生脏器功能损害，以长期输血者更多见。输血依赖的骨髓增生异常综合征患者因同时具有无效造血（原发性）和长期输血（继发性）两种机制，所以铁过载是不可回避的。铁过载可影响人体多个脏器的功能，包括肝脏、心脏、胰腺及其他内分泌腺体等。由于血清铁蛋白易受其他因素影响、肝脏活检有出血风险，故临床医生需借助 MRI 的 T_2^* 检测来准确评估铁过载。去铁治疗能减轻铁沉积，改善脏器功能，减少输血需要，还具有抗肿瘤增殖的作用。

六、铁中毒

（一）病因

铁中毒大多是由误食过量硫酸亚铁或长期口服铁制剂所致。铁中毒是儿童中毒死亡的首要因素。

1. 急性铁中毒 ①误食硫酸亚铁、氯化亚铁、枸橼酸铁铵等，如硫酸亚铁常制成糖衣，误服可致中毒。急性铁中毒多因儿童意外摄入含铁过多的强化食品，特别是幼儿误服大量硫酸亚铁片，1 小时左右就可出现急性中毒症状。②用铁制品长期保存或烹饪酸性食品，食用后可引起中毒。③静脉注射铁剂过量可导致急性铁中毒。

2. 慢性铁中毒 ①长期过量食用补铁制剂可引起慢性中毒。②遗传性血色病患者存在铁代谢的异常，可造成严重的铁过载而出现中毒表现。③患有先天性贫血（如镰状细胞贫血）和获得性难治性贫血（如骨髓发育不良、再生障碍性贫血）的患者频繁反复输注红细胞可导致继发性铁过载。④先天性铁负荷过重，脑肝肾综合征等也可能引起铁中毒。

3. 危险因素 ①妊娠：妊娠会增加孕妇产前维生素的利用率，其中富含铁的制剂的大量使用会导致铁中毒。②低龄：5 岁以下的儿童容易误食过量的维生素或纯铁制剂等，造成铁中毒。多种铁化合物用于非处方药物和处方药物中，最常见的是硫酸亚铁（20%铁元素）、葡萄糖酸铁（12%铁元素）、富马酸亚铁（33%铁元素）。

对儿童来说，铁片剂看起来像糖果一样。孕妇多种维生素片是大多数儿童摄入中毒量铁的主要来源。儿童复合维生素咀嚼片中含有很少量的铁，正确服用基本不会发生中毒。

（二）病理及发病机制

1. 中毒机制

（1）在铁的冶炼、合金及焊接过程中，由于通风不良可吸入氧化铁烟尘，可发生金属烟热。

（2）纯铁无毒，一般引起中毒的铁是二价铁和三价铁，如临床常用的硫化亚铁、氯化亚铁、氯化高铁等。三价铁离子比二价铁离子的毒性更大。口服三价铁化合物主要对胃肠道有刺激和腐蚀作用，而大量口服二价铁化合物除对胃肠黏膜有刺激外，还会对中枢神经系统产生毒性作用，甚至因呼吸麻痹和抽搐而致死。铁盐静脉注射毒性较高。

2. 病理生理学　铁对胃肠道、心血管和中枢神经系统有毒性，这种特殊的机制还不清楚，但是多余的游离铁会影响酶促过程并干扰氧化磷酸化而导致代谢性酸中毒。铁还可以像氧化剂一样催化自由基的形成，当与血浆蛋白的结合达到饱和时，铁和水结合产生氢氧化铁和自由氢离子，参与代谢性酸中毒的形成。早期发生的凝血障碍是凝血链被干扰所致，晚期则是因为肝损害。

铁中毒患者常常会出现头晕、记忆力下降、食欲障碍。部分患者会出现呼吸困难、高铁血红蛋白血症，铁和血红蛋白大量结合以后，导致氧气和血红蛋白结合过少，会出现机体组织细胞、器官的缺血、缺氧症状。

中毒情况与摄入元素铁的量有关。摄入 20mg/kg 以下的铁元素是没有毒性的，20～60mg/kg 有轻度到中度的毒性，>60mg/kg 则会导致严重的症状。

误服大量铁剂发生铁中毒的过程可以分为五期。

（1）在误食铁剂后 30 分钟到 2 小时，由于铁对胃肠黏膜的刺激作用，发生局部坏死和出血，导致出血性胃肠炎。

（2）之后 2～6 小时为无症状期，患者表面现象较好，此时铁聚集于线粒体和各器官中。此时应予以注意，避免误认为病情好转而延误治疗。

（3）在内服大量铁剂约 12 小时以后，铁剂导致细胞损伤，发生低血糖和代谢性酸中毒，同时可有发热、白细胞计数增多和昏迷等，患者出现迟发性休克，此时血清铁可高达 89.5μmol/L（500μg/dl）以上。

（4）内服铁剂 2～4 天后发生肝肾损害，出现肝大、黄疸、肝功能异常，甚至肝衰竭，并出现血尿、蛋白尿及管型尿。

（5）食入铁剂 2～4 周以后常因瘢痕形成而残存幽门狭窄。若长期内服大量铁剂，可能引起肺、肝、肾、心、胰等处的含铁血黄素沉着症，并可导致栓塞性病变和纤维变性。

长期口服铁制剂的患者，当体内铁量超过正常值 10～20 倍时，可出现慢性中毒症状，以皮肤色素沉着、肝脾大为主，严重时可导致肝坏死（Bantu 病），并有可能影响青少年生殖器官的发育。

（三）临床表现

1. 急性铁中毒 多发生在儿童。当儿童过量口服外层包有色彩艳丽糖衣片的固体铁剂或液体铁剂制成的糖浆后，1 小时左右可出现急性中毒症状，如上腹部不适、腹痛、恶心、呕吐，甚至面部发紫、昏睡或烦躁、急性肠坏死或穿孔，严重时还可能出现休克而导致死亡。

（1）口服大量亚铁盐类如硫酸亚铁和枸橼酸铁铵等数十分钟后可出现恶心、剧烈呕吐；呕出物可为咖啡色，也可为血性物；剧烈腹痛及腹泻，排出大量水样便或柏油样便。严重者有脱水、脉搏细速、血压下降、呼吸困难、面色苍白、口唇发绀、烦躁不安、四肢厥冷，甚至循环衰竭和昏迷。同时可发生中毒性肝病，表现为肝大、压痛、轻度黄疸等；亦可有蛋白尿、管型尿，偶见血尿。口服三价铁（如三氯化铁）胃肠道刺激症状较口服亚铁盐更严重。

铁中毒患者会出现头晕、记忆力下降、食欲障碍。部分患者会出现呼吸困难、高铁血红蛋白血症。

（2）吸入铁烟尘后 4～8 小时可发生金属烟热。

（3）局部损害：三氯化铁和五氯化铁对皮肤、黏膜有刺激腐蚀作用。可致眼结膜炎、角膜混浊。皮肤伤口沾染三氯化铁或五氯化铁产生化学性灼烧后出现剧痛，可致糜烂、坏死。

2. 慢性铁中毒 多发生在 45 岁以上的中老年人中，男性占绝大多数。由于长期服用铁制剂或从食物中摄铁过多，使体内铁量超过正常的 10～20 倍，就可能出现慢性中毒症状，肝、脾有大量铁沉着，可表现为肝硬化、骨质疏松、软骨钙化、皮肤呈棕黑色或灰暗、胰岛素分泌减少而导致糖尿病，在青少年中还可使生殖器官的发育受到影响。据报道，铁中毒还可诱发癫痫。

（四）并发症

本病可能会导致胃肠出血、胃肠穿孔、胃部或肠道瘢痕形成和幽门狭窄、幽门梗阻、肠梗阻、代谢性酸中毒、休克（低血容量性、出血性、心源性）、凝血功能障碍、肺水肿、小肠结肠炎耶尔森菌感染或败血症，肝肾衰竭、心力衰竭等。

（五）诊断

1. 急性铁中毒

（1）病史：发病前数分钟或几小时内有大量食入被大量铁污染的食物史。

（2）症状：恶心呕吐，上腹部不适，腹痛、腹泻、黑便，甚至昏睡或烦躁等。

（3）体征：可能存在面色苍白或面部发紫、呼吸急促等体征。

（4）实验室检查：血清铁水平常大于 3mg/L（300μg/dl）；尿中可见含有铁血黄素的肾小管上皮细胞；白细胞计数升高、血红蛋白水平改变；如果液体丢失，血细胞比容会增高；氨基转移酶升高；心电图有低电压、ST 段降低、T 波平坦或倒置、束支传导阻滞等表现，胃肠道内有辐射透不过的铁片剂，这些都有助于诊断。

腹部 X 线检查时常用于证实铁摄入，可以检测到完整的铁片和铁结石，但是不能发现咀嚼后的和溶解的铁片、液态铁制剂、复合铁维生素制剂。

对于混合性摄入（因为铁无处不在）、不能解释的代谢性酸中毒或重度酸中毒或出血性胃肠炎的情况，以及接触铁的幼儿应当考虑铁中毒。因为儿童经常分享食物，应当对已经铁中毒的幼儿的同胞兄弟姐妹和玩伴进行评估。

2. 慢性铁中毒

（1）病史：有反复输血或注射铁剂的病史或有原发性血色素病家族史。

（2）症状：皮肤色素沉着等。

（3）体征：可能存在心律失常、肝脾大等体征。

（4）实验室检查：血清铁明显增高，可达 38.0～54.9μmol/L，转铁蛋白饱和度可达 80%～100%，血清铁蛋白>1g/L。尿液检查可见含有铁血黄素的肾小管上皮细胞。其他包括肝活检、肝功能、葡萄糖耐量试验、心电图、红细胞形态检查等有助于诊断。

（六）治疗

应用解毒剂，铁中毒患者应留院治疗，并观察至少 48 小时以上，以防发生休克。一般预后良好，但若救治不及时或中毒严重的患者预后较差。

1. 急性期处理

（1）吸氧、进行心脏监测、建立两条静脉通路。

（2）静脉输入晶体液以纠正低血容量和组织低灌注状态。

（3）药物治疗

1）摄入铁 2 小时内应洗胃。对于误服大量铁剂的患儿，给予大量蛋清、牛奶等，促使形成铁蛋白复合物，或用吐根糖浆等催吐，继以 2%～5%碳酸氢钠溶液洗胃，洗毕留置部分于胃中，使铁盐转变成不溶解的碳酸亚铁，并可口服盐类泻药导泻。若误服时间超过 30 分钟，则不宜催吐，防止被铁剂腐蚀的胃黏膜发生穿孔。胃出血时，应停止洗胃或每次用少量液体反复灌洗。严重中毒时，采用血液透析或腹膜透析。换血能使血浆铁减少，婴幼儿可酌情应用。

2）驱铁治疗：去铁胺 20mg/kg 加入葡萄糖液中静脉滴注，每 6 小时 1 次，直到症状缓解；或用喷替酸钙钠（促排灵）静脉滴注。

忌用二巯丙醇，因其在体内可与铁形成毒性更大的铁络合物，加重中毒。

3）对症治疗

A. 呕血和便血时可使用氨甲苯酸、氨基己酸、巴曲酶（立止血）或云南白药等。上消化道出血者还可使用西咪替丁或奥美拉唑，必要时可输血。凝血功能异常应用维生素 K_1 或新鲜冷冻血浆纠正。

B. 输液，维持水、电解质和酸碱平衡，纠正低血压，改善心功能。

C. 出现心律失常并发阿-斯综合征时，可静脉或皮下注射阿托品。

D. 心搏骤停应立即进行心肺复苏。

2. 慢性铁中毒的治疗

立即停止输血和注射铁剂，应用解毒剂治疗。

（1）去铁胺为铁的络合剂，严重铁中毒者应即刻应用。此药胃肠道不吸收，由肾脏排泄。无尿、肾脏病者禁用。服药期间，需每日做尿铁化验，达到正常值时停用。

（2）喷替酸钙钠。根据病情及尿内所排铁量酌定疗程。用药期间需每日做尿铁化验，达到正常值时停用。

（3）依地酸二钠钙。

（4）亚甲蓝。用于预防或治疗高铁血红蛋白血症。此药禁与强碱性药物、氧化剂、还原剂及碘化物配伍，禁用皮下注射或鞘管内注射。

3. 大量铁摄入 通常用全肠道灌洗和静脉注射去铁胺进行螯合治疗。

（1）对严重铁中毒患者，静脉使用去铁胺。

（2）用聚乙二醇溶液进行全肠灌洗，经鼻胃管灌入可清除胃肠道内未吸收的铁。

聚乙二醇的药理及使用方法：本品为渗透性缓泻剂，可增加局部渗透压，使水分保留在结肠肠腔内，增加肠道内液体的保有量，软化大便，进而促进其在肠道内的推动和排泄。10～20g 聚乙二醇可使结肠产生正常的大便，并确保持续发生疗效，不产生有机酸或气体，不改变粪便的酸碱性。通常可在 4 小时内导致腹泻，快速清洁肠道。

如果在腹部 X 线检查时看到不透 X 线的片剂，用聚乙二醇行全胃肠道灌洗，直至 X 线不再发现可见的铁片。必须留置鼻胃管，可以通过胃管给予大容量药物，但必须做好气道保护，必要时可先行气管插管。

（3）对有严重中毒（代谢性酸中毒、休克、严重胃肠炎或血清铁水平＞500μg/dl）的患者应静脉给予去铁胺，以螯合铁。按最大速度[15mg/（kg·h）]静脉滴注去铁胺直至出现低血压，去铁胺和铁中毒都可降低血压，接受去铁胺治疗的患者需要静脉补液。

4. 关键要点

（1）全胃肠道灌洗，直到腹部 X 线不再发现可见的铁制品。

（2）静脉给予去铁胺治疗重度中毒（如代谢性酸中毒、休克、严重胃肠炎、血清铁水平＞500μg/dl）。

（3）对铁中毒患者，需要给予高浓度氧疗，使用机械通气、高压氧加快铁的排泄，往往大部分可以缓解。对于长时间接触铁、铁离子浓度过高的患者，需要用血浆置换或其他的措施来去除铁。

（七）预防

一是在服用硫酸亚铁等铁剂治疗贫血时，必须防止过量，并严防儿童误服。最好是服用现代新产品卟啉铁类补剂，不但吸收率高，而且不易产生副作用。二是不要长时间将酸性食物存放在铁容器内，也不能用铁锅煮山楂等酸性食物，以免在酸性条件下铁大量溶入食物。

七、营养免疫

营养紊乱疾病是小儿时期最常见的临床疾病，由营养紊乱所致的免疫功能低下是小儿易患感染性疾病的主要原因之一。任何一种营养素的缺乏均可同时累及多种免疫功能的损害。一旦所缺营养素得到补充，低下的免疫功能便能恢复正常。因此，在处理小儿时期的免疫性疾病时，应考虑到营养因素的影响。

免疫系统及其功能的完整性需要适当的营养支持，若某种特殊营养素缺乏，即可致相应的免疫功能缺陷。免疫活性细胞对营养素的供给要求甚高，即使在亚临床缺乏时，也可引起明显的损害。最常见的临床表现是反复感染。

微量元素的生物活性可通过相关的酶来体现，微量元素是人体、细菌及其他微生物都必需的营养要素。机体锌、铜、铁缺乏可致抵抗力低下，引起反复感染。微生物生长和繁殖也需要锌、铜、铁等微量元素的适宜浓度。机体正是根据微生物的这种特点，逐渐形成了一个自然的免疫过程，称为"营养免疫"。其机制：当微生物作用于机体，激活的单核巨噬细胞使其释放白细胞内源性物质，引起肠吸收铁、锌减少，肝摄取铁、锌增加，贮存铁、锌不易被动用，从而使血清铁、锌量降低，导致：①吞噬细胞吞噬杀菌力增强；②微生物得不到足够的铁和锌，难以生长繁殖，分泌毒素减少，感染能力减弱；③肝脏摄取铁、锌增多，金属酶、RNA、DNA 及核蛋白体合成增多，急性反应蛋白合成及释放增多，增强免疫杀菌能力。

近年来的研究证实：缺铁时 T 淋巴细胞 DNA 合成受抑制，表现为外周血淋巴细胞绝对数减少，CD_3 细胞减少，其下降程度与缺铁程度呈正相关；在隐性缺铁阶段已有淋巴细胞数量下降，其中以 CD_4 数量下降为著，故 CD_4/CD_3 比值减低，但也有相反的报道；淋巴细胞增殖反应低下，CD_4 分泌 IL-2、IL-6 减少；迟发型皮肤变态反应减弱，淋巴细胞转化率下降。

铁对 B 细胞的影响尚无定论。多数认为 B 细胞数量、增殖反应和血清免疫球蛋白水平、抗原特异性抗体产生能力均受损不明显。最近有研究证实，缺铁儿童常伴有 IgG 亚类缺陷，以 IgG_1 较为突出，其次为 IgG_4。肺炎链球菌荚膜多糖抗原特异性 IgG_1 和 IgG_2 抗体水平也明显低于正常水平。血清 IgG_4 水平与 IL-6 活性呈正相关。上述资料表明，缺铁时主要损害 T 细胞，进而影响需 T 细胞辅助的依赖抗原产生的抗体，而 B 细胞自身受累并不严重。缺铁时外周血粒细胞的溶菌酶活性、白细胞的骨髓过氧化酶活性降低，杀菌力明显下降，表现为细菌清除率下降，化学发光反应减弱，四唑氮蓝试验阴性。

口服铁元素每日 4～6mg/kg 后 1～2 周，免疫功能开始恢复正常，但应维持补铁 4 周以上，以使体内储存铁达正常水平。

第十节　锰

一、来源和摄入量

（一）来源

锰的食物来源广泛。谷类、坚果、叶菜类富含锰。茶叶内锰含量最为丰富。精制的谷类、肉、鱼、奶类中锰含量比较少。动物性食物虽然含量不高，但吸收量和存留量较高，也是锰的良好来源。

（二）摄入量

中国营养学会在《中国居民膳食营养素参考摄入量（2013 版）》中制定了锰的

每日适宜摄入量。6 个月以内为 0.01mg/d；6 个月～1 岁为 0.7mg/d；1～4 岁为 1.5mg/d；4～7 岁为 2.0mg/d；7～11 岁为 3.0mg/d；11～14 岁为 4.0mg/d；14 岁以上为 4.5mg/d。孕妇相比同龄人每天要多摄入 0.3～0.4mg。成年人最高可耐受摄入量为 10mg/d。

二、作用与功能

1. 锰是多种酶的组成成分及激活剂 锰是精氨酸酶、脯氨酸酶、丙酮酸羧化酶、RNA 聚合酶、超氧化物歧化酶的组成成分，又是磷酸化酶、醛缩酶、半乳糖基转移酶等的激活剂，参与 100 多种酶的激活作用，能催化 ATP、鸟苷三磷酸（GTP）、胞嘧啶核苷（CTP）、尿嘧啶核苷三磷酸（UTP）聚合成大分子核糖核酸。它与人体内糖类、氨基酸、蛋白质、胆固醇的合成、脂肪代谢等密切相关。

2. 构成超氧化物歧化酶（Mn-SOD）消除自由基 对机体起保护作用，从而增强生物的活力。衰老时 Mn-SOD 的活性降低，肿瘤细胞内 Mn-SOD 的活性也降低，故锰具有抗衰老、抗肿瘤作用。

3. 促进骨骼的正常生长和发育 参与活化硫酸软骨素合成的酶系统，促进黏多糖合成和骨骼生长，促进软骨的有机质合成和骨质合成。

近年来美国学者研究发现，骨骼中有成骨细胞与破骨细胞，两者的生理功能相反，共同维持骨骼的新陈代谢。但是，当体内缺锰时，破骨细胞的活性增强，而成骨细胞的活性却受到抑制，成长速度减慢，造成成骨障碍。原先在体内建立起来的动态平衡遭到破坏，久而久之便会使骨质变得疏松，因此体内锰含量不足也是导致骨质疏松的因素之一。临床研究表明，骨质疏松症患者体内锰的含量仅为正常人的 1/4。

4. 参与造血 能改善机体对铜的利用，促进对铁的吸收利用，以及红细胞的成熟和释放。

5. 维护性功能 锰可促进性器官发育、精子产生。

6. 维持正常脑功能 人脑组织对锰具有高度亲和性。锰在脑神经递质中起调节作用，与智力发展、思维、情感、行为均有一定关系。有研究发现阿尔茨海默病及精神病患者体内锰含量严重不足。

7. 甲状腺素相关酶的催化 需要锰的参与才能发挥作用。

8. 防止共济失调 锰可促使内耳骨及内耳结构正常，维护前庭功能。

9. 锰是正常抗体和胸腺素产生的必要条件 对生物免疫功能的维持发挥重要的促进作用。

10. 保护心脑血管 能加速细胞内脂肪的氧化，改善动脉粥样硬化患者的脂质代谢，并可减少肝脏内脂肪的堆积，有利于保护心脑血管。

三、药代动力学

（一）分布

人体内锰的总量为 12~30mg，分布于全身各组织、器官。骨骼、肝、胰及肾的锰浓度较高。人体内 30%的锰分布于肌肉，近 20%分布于肝脏，15%分布于消化道，其余则较均匀地分布于各组织中。大脑中的锰以大脑皮质、脑干和神经核中含量最高。

锰在线粒体中的浓度高于在细胞质或其他细胞器中的浓度，所以线粒体多的组织锰浓度较高。线粒体是细胞进行锰代谢和能量转换的场所，所产生的能量供给生命活动需要。

（二）吸收

食物中的锰主要由十二指肠吸收，吸收率随食物摄入量增高而降低，一般吸收率为 2%~15%。吸收的锰经小肠壁进入血流，与 β_1 球蛋白（又名运锰蛋白、转锰素）结合后，迅速运至富含线粒体的细胞中，因此线粒体含量丰富的肝、肾、胰等的锰浓度高。在吸收过程中锰、铁与钴竞争相同的吸收部位，三个中任何一个浓度高会抑制另外两个的吸收。纤维素也可干扰锰的吸收。

（三）排泄

体内的锰约 80%随胆汁排出肠道，约 10%由尿排出。锰还可通过汗液、指甲及其他排泄物排出。妇女月经、哺乳期妇女乳汁中均含有锰。骨骼中锰积蓄量约占全身总量的 43%。

四、锰缺乏症

（一）病因

（1）长期胃肠外营养。
（2）骨质疏松症、糖尿病、动脉粥样硬化患者也可能出现锰缺乏。

（二）临床表现

锰在人体内主要是作为多种酶的构成成分和激活剂，维持体内正常免疫功能，血糖与细胞能量调节、生殖、消化等均需要锰的参与。因此，缺锰时的症状和危害主要表现在生殖、神经、骨骼等方面。

1. 生殖方面　锰对体内的酶活性具有一定的影响,若缺锰,可能导致酶活性降低,影响体内的激素水平,使生殖功能紊乱,出现精子产生减少、性欲减退等症状。

2. 神经方面　锰对神经发育存在一定的促进作用,若缺锰,可能会使神经功能受到影响,影响智力发育。使人反应迟钝、记忆力下降,出现抽搐、共济失调等症状。

3. 骨骼方面　锰元素可促进骨骼的发育,若缺锰,可能阻碍骨骼的正常发育,出现软骨发育不良,骨化缓慢,长骨短,骨关节畸形,骨空增加,骨质硬度有所下降,韧性降低,骨质疏松,易于骨折。严重缺乏还会影响骨骼内磷酸酶活性,导致生长发育停滞等。

4. 导致胰岛素合成和分泌的降低　葡萄糖耐量受损。

5. 其他　如贫血、支气管哮喘、动脉粥样硬化、创伤愈合不良、癌症等,也可减慢细胞的代谢,加速衰老。

(三)治疗

临床所见本病极少,有关治疗方法未见详细的文献记载。

五、锰中毒症

(一)病因

1. 职业性锰中毒　长期吸入含锰浓度较高的锰烟及锰尘。多见于锰铁冶炼、电焊条的制造、电焊作业、锰矿石的开采粉碎、干电池的生产,以及应用二氧化锰、高锰酸盐和其他锰化合物的产业工人。

2. 突发公共卫生事件　如锰矿污染致自来水锰含量超标等。

3. 环境暴露　主要指环戊二烯三羰基锰暴露,现在主要用环戊二烯三羰基锰代替毒性较大的四乙基铅作为汽油防爆剂,汽车尾气是生活中接触锰的一个途径。

(二)毒理

锰主要以蒸气、烟尘的形式通过呼吸道进入人体。经消化道吸收缓慢而不完全(锰在胃液中的溶解度很低),经皮肤吸收甚微。以三价锰的形式在血浆中转运,在肝中与β_1球蛋白结合分布至全身,体内的锰约97%以上经粪便排出。

过量接触锰及其化合物可以引起锰中毒,以慢性锰中毒多见,损害的器官主要是脑，可引起不同程度的神经系统异常，严重锰中毒时可发生重度精神疾病症状，包括易激惹性、暴力行为和幻觉，也被称为锰狂症。病情进一步发展可引起锥体外系永久损害。锰中毒发病机制不十分清楚，一般认为有以下几点。

（1）锰对线粒体有特殊的亲和力，有选择性地蓄积并作用于富含线粒体的神经细胞和神经突触中，抑制线粒体三磷酸腺苷酶的活性，引起 ATP 合成减少，神经细胞产生退行性变性，影响神经突触的传递功能，导致肌肉运动协调功能障碍。ATP 合成减少后，还可以间接干扰细胞膜对钙的转运，使细胞内钙增加，从而激活钙依赖蛋白酶、核酸酶和磷酸酶而导致细胞变性。

（2）锰可以抑制乙酰胆碱酯酶的合成，导致内源性乙酰胆碱蓄积。

（3）锰可引起基底神经节、纹状体内 5-羟色胺和多巴胺含量下降。

（三）临床表现

1. 急性锰中毒　常见于口服浓于 1%的高锰酸钾溶液，引起口腔黏膜糜烂、恶心、呕吐、胃部疼痛；口服 3%～5%的高锰酸钾溶液发生胃肠道黏膜坏死，引起腹痛、便血，甚至休克；摄入 5～19g 锰可致命。

在通风不良条件下进行电焊，吸入大量氧化锰烟雾，可发生咽痛、咳嗽、气急，并骤发寒战和高热（金属烟热）。轻度中毒时，发生流泪、畏光、咳嗽、咽、喉灼痛等；严重中毒可在数小时内发生肺水肿；极高浓度吸入可引起反射性声门痉挛而窒息。皮肤或眼接触可发生炎症或灼伤。

2. 慢性锰中毒　多为有职业暴露史的工人发病比较缓慢，发病工作时间一般为5～10 年，也有工作20 年以上无发病者，这可能与个体敏感度有关。

所有外源化合物是否产生毒性，关键在于剂量和接触途径。长期接触锰，锰可以蓄积在脑部。蓄积到一定程度后出现早期症状，主要表现为头痛、头晕、嗜睡。因为神经细胞的信息转导、能量代谢功能集中在神经元，神经元损伤后发生能量代谢障碍，ATP 减少，造成嗜睡。随后出现健忘、失眠、易激等症状。随着病情的进展，除了精神症状外，锥体外系也出现损伤。最早表现为四肢肌张力增高，呈强直状态，手指弯曲困难，跟腱反射增强，走路踮脚；行走时双手摆动不协调；下蹲时跌倒；举止缓慢。

随着病情的进一步进展出现表情呆板，语言低沉，说话慢，语言单调，口吃。进展到晚期会出现震颤性麻痹综合征（帕金森样病）。需要说明的是锰可以引起类似帕金森样病，并不是说锰可以引起帕金森病。还可以出现精神疾病的症状，如暴躁、暴力行为，还会出现幻觉。

（四）诊断

（1）根据病史、症状及锰含量检测进行诊断。检查可见显著的四肢肌张力增高，特别是前臂旋前旋后时，有齿轮样肌张力增高的表现，震颤明显，蹲下易跌倒，闭目难立试验阳性，单足站立不稳。严重者可呈"雄鸡式"步态或慌张步态，小步前冲，不易停步，更不易转弯。腹壁反射消失，腱反射亢进，巴宾斯基征阳性等。粪锰、尿锰、血锰含量可增高，但一般只作为参考指标。

（2）慢性锰中毒诊断：依据详细的职业史、现场劳动卫生调查资料，以及锥体外系损害为主的临床表现和体征。综合分析并排除其他原因引起的震颤麻痹、肝豆状核变性等疾病方可诊断。

注意：①血锰正常值上限为 9.1μmol/L（0.05mg/dl），由于血锰测定常无一定规律，故对诊断意义不大。②孕妇血清锰水平可升高。③测定尿锰和粪锰可以反映近期锰的吸收程度。尿锰正常值上限不超过 0.54μmol/L（0.03mg/L）。粪锰一般以 40mg/kg 作为正常上限。④关于锰在体内的分布，一般认为发锰含量较稳定，比血锰、尿锰更能反映人体内锰的水平，其含量发尖部多于发根部，且与头发颜色有关，通常含锰量黑发＞黄发＞白发，参考值为 1.2～2.1μg/g。

（3）患者的脑 MRI 检查呈明显异常，中毒减轻后此异常亦随之改善。

（五）治疗

1. 催吐、洗胃、导泻　催吐可采用刺激咽后壁，引起反射性呕吐的方式，也可用 2%～4% 盐水或淡肥皂水进行催吐。必要时可用 0.5%～1% 硫酸铜 25～50ml 灌服。急性口服高锰酸钾中毒应立即用温水及 0.5% 活性炭交替充分洗胃，并用硫酸镁或硫酸钠导泻，而后注入或口服蛋清、牛奶、氢氧化铝凝胶等黏膜保护剂。

2. 特殊疗法为驱锰治疗　一般多用依地酸二钠钙（CaNa₂-EDTA）常规疗法进行驱锰，轻度中毒者经 2～3 个疗程治疗，症状可以得到改善；二巯丁二钠也有驱锰作用，但驱锰治疗的效果一直不尽如人意。

近年来用对氨基水杨酸钠治疗锰中毒可使尿锰排出量为治疗前的 1.5～16.4 倍。对氨基水杨酸钠副作用少且程度轻，治疗期间血液、组织、器官中的 Zn、Fe、Ca 等元素损失较少，对各种金属依赖性酶的影响不大。静脉滴注未见明显副作用，仅个别患者出现皮疹，但经对症治疗可在短期内恢复。

3. 对症处理

（1）胃出血严重者可用云南白药、输血及升压药物；有喉头水肿者可用糖皮质激素，必要时行气管切开术，以保持气管通畅。

（2）金属烟热则主要采用对症处理，如使用阿司匹林或清热解表中药、补充维生素、大量饮水、注意休息、预防感染等。

（3）对慢性锰中毒的对症处理为重要治疗方法之一，常用药物如下。

1）神经衰弱综合征及自主神经功能紊乱：可用谷维素、地西泮、缬草合剂、氯美扎酮、吡硫醇、吡拉西坦等，但不宜用氯丙嗪，因其能增加脑基底神经节内锰含量，有可能加重中毒症状。肌紧张、震颤、运动障碍等锥体外系损伤症状可参考震颤麻痹症治疗方案进行处理，尽管效果不够理想，但仍不失为一种可用的疗法。

2）抗乙酰胆碱药物减轻震颤：青光眼患者禁用，老年人慎用。

3）多巴胺替代疗法：主要采用可透入血的左旋多巴（L-dopa），其在脑中脱羧变成多巴胺，以补充生成的不足，还可以合用脑外多巴脱羧酶抑制剂与左旋多巴，以增加进入脑内的左旋多巴量，常用药物为多巴丝肼、卡比多巴-左旋多巴等。

4）多巴胺受体激动剂：如溴隐亭等。

5）多巴胺释放促进剂：如金刚烷胺，同时加用苯丙胺效果更好。还有研究认为左旋多巴疗效不佳者可试用5-羟色氨酸，以补偿脑内5-羟色胺的减少，改善症状。近期有报道，将胎儿黑质或肾上腺髓质移植于纹状体治疗震颤综合征获得成功，但对锰中毒的效果尚有待探讨。

6）神经营养药物（ATP、谷氨酸、磷脂类）可试用，但B族维生素因有增加锰潴留、降低脑内左旋多巴的作用，不宜使用，但可在驱锰治疗后使用。

7）针对患者精神症状可给予地西泮或氯氮䓬。

4. 其他处理 锰慢性中毒一经确诊，即应调离锰作业岗位，停止锰接触，观察对象应每半年至1年复查1次；中毒患者治愈后亦不得继续从事锰作业。

（六）防治

矿山开采、爆破、粉碎、筛选等过程用湿式作业，如水风钻进行钻孔、水封爆破、喷雾降尘等可减少粉尘飞扬。车间采取机械通风或自然通风，减少空气中锰尘的浓度，焊剂、焊条、蓄电池生产中进行拌料和过筛等工序时，采用密闭和吸尘装置，避免锰尘飞扬。

加强个人防护，戴滤膜口罩，饭前注意清洗，预防性体检，早发现、早治疗。

第十一节　硅

一、来源和摄入量

（一）来源

硅广泛存在于各种食物中，尤其是非精制的食物，如糙米、带皮的小麦、玉米、红芋、马铃薯、土豆等。在谷物磨成高精度的产品（如精米、白面）后，丢失了大部分硅。例如，全燕麦含硅量为 460mg/100g，而精制后仅有 13mg/100g；全稻米含硅量 36mg/100g，精制后为 7mg/100g。

茭白、竹笋、枇果、甜瓜、苹果、橙子、李子、樱桃，葡萄等蔬菜和水果及各类谷物都富含硅元素。肝、肺、肾、脑等脏器和结缔组织等也含硅，而肉、鱼和奶类含硅量较少。自然水也是硅的主要摄入来源，水中硅含量为 2～12mg/L。

注意：①在补钙的同时应加强对硅的摄取，这样才能较好地预防骨质疏松；②若没有其他生理禁忌，硅缺乏者可适量多饮些啤酒，因为啤酒中含大量的硅，且容易被人体吸收。

（二）摄入量

由于没有人体硅需要量的实验资料，因此难以提出合适的人体每日硅的需求量，由动物实验推算，硅若易吸收，人体的需要量可能为 2～5mg/d。但膳食中大部分的硅不易被吸收，推荐摄入量为 5～10mg/d。

二、作用与功能

人们对硅重要性的认识时间并不长，20 世纪 70 年代初才发现硅是鸡和大鼠生长和发育必不可缺的元素。随后，硅对人体健康与疾病的作用也引起了人们的重视，继而确认硅是人类必需的微量元素之一。

硅的生理功能可概括如下。

（1）参与骨的钙化过程：硅是成骨细胞的主要成分之一，参与骨的钙化过程。在钙化初始阶段起作用，食物中的硅能增加钙化的速度，尤其当钙摄入量低时效果更为明显。硅元素可以促进儿童的生长发育。骨质疏松、指甲脆弱、肺部疾患、生长缓慢者，组织内硅的含量与正常者比可减少 50%。

（2）对软骨和结缔组织的作用：在结缔组织、软骨形成中，硅是必需的。硅能使黏多糖互相联结，并将黏多糖结合到蛋白质上，形成纤维性结构，从而增加结缔组织的弹性和强度，维持其结构的完整性。动物实验表明，硅与骨骼的成长及结构有关，摄入不足可使骨骼含硅量减少，导致骨质疏松；补硅后骨骼中的含硅量显著增加，骨生成旺盛的地方有硅渗入。

（3）对心血管的保护作用：硅能增强血管的弹力纤维，特别是内膜弹力层纤维，可构成一道屏障以阻碍脂质内侵，减少粥样斑块的形成，对防治心脑血管粥样硬化起着重要作用。

（4）影响衰老过程：胶原中的氨基酸约 21%为羟脯氨酸，脯氨酰羟化酶使脯氨酸羟基化，此酶发挥最大活力时需要硅；对不同来源的胶原进行分析，结果显示硅是胶原组成成分之一。在结缔组织中硅可促进细胞外骨架网状结构的形成，促进结缔组织纤维发育并增强其强度和抗性，维持其结构的完整性，防止皮肤老化、干燥、皱纹增多。

（5）参与多糖代谢：硅是构成一些葡萄糖氨基多糖羧酸的主要成分，可促进人体内各组织器官的新陈代谢，有效排除体内的毒素和废弃物，减少疾病的生成。

三、药代动力学

（一）分布

硅在人体内的含量约为 240mg/kg，按体重 70kg 计，人体内大约含 17g 硅。硅是体内含量最多的微量元素。人体中的硅主要集中于骨骼、肺、淋巴结、胰腺、肾上腺、指甲、头发中，是体内结缔组织与骨骼构成必不可少的成分，其在主动脉、气管、肌腱、骨骼和皮肤结缔组织中含量最高。小动脉、角膜、巩膜也有相当高的硅含量，硅使这些组织坚固和致密。脑组织中硅含量极低，可能是由于血脑屏障阻止硅进入脑内。此外，机体组织中的各种酶也多含硅，硅也存在于亚细胞结构中。硅还可通过胎盘进入胎儿体内。硅在人体的含量随年龄的增长而减少。

（二）吸收

硅主要经过消化系统和呼吸道进入人体。进入消化道的硅可经胃肠黏膜吸收，通过淋巴和血液输送到全身各组织。在自然界不存在游离的元素硅，硅的吸收率依不同的结合形式而有很大不同。硅酸铝和二氧化硅都不易被吸收，吸收率约 1%，而一些有机硅吸收率可达 30%～50%。一些因素如衰老和雌激素减少可明显降低人体吸收硅的能力。

（三）排泄

硅主要通过尿液排出，正常人每日从尿中排出硅可达 9～12mg。脱落的皮肤细胞、毛发、指（趾）甲也是硅丢失的途径。

四、硅缺乏症

（一）病因

胃肠外营养的患者。

（二）临床表现

（1）硅含量降低使人体失去了对血管的调节作用，从而使血管壁通透性增加，脂质透过血管壁且沉积于血管壁及血管内膜；缺硅使弹力纤维合成减少，从而诱发动脉粥样硬化、冠心病、高血压、心功能不全、下肢动脉微循环障碍。

（2）硅在钙化初始阶段起重要作用，硅缺乏时，会影响小儿骨骼的生长，也会有损牙齿健康，导致生长缓慢、异常，严重者有可能患骨质疏松症、佝偻病、侏儒症等。

（3）因胶原形成不良而影响创口愈合，可能出现指甲断裂、皮肤松弛、毛发脱落等。

（三）治疗

硅缺乏症在临床上罕见，未见详细的文献资料。建议通过食物补充硅。

五、高硅症

在高硅饮食的人群中曾发现局灶性肾小球肾炎。也有报道大量服用硅酸镁（含硅抗酸剂）可能诱发人的尿路结石。

六、硅肺

（一）病因

采矿、开山采石、挖掘隧道时，从事凿岩、爆破等作业的工人接触粉尘概率大；轧石、粉碎、制造玻璃、搪瓷和耐火材料时的拌料，铸造业中的碾砂、拌砂、造型、砌炉、喷砂和清砂等工人，均有可能接触二氧化硅粉尘（俗称矽尘）。

硅肺的病因是长期吸入含游离二氧化硅的粉尘。硅肺的发病与石英的类型、粉尘中游离二氧化硅的含量、粉尘颗粒大小、接触时间、防护措施及呼吸道防御功能削弱等因素有关。硅尘颗粒越小，在空气中的沉降速率越慢，被吸入的概率也越大。直径＞5μm 的硅尘被吸入后，通常可被呼吸道黏膜阻挡或通过黏液纤毛排送系统而咳出，不能进入肺内。＜5μm 的硅尘颗粒则可被吸入肺内并沉积于肺间质而致病。尤其是 1～2μm 的硅尘颗粒，其致病力最强。少量硅尘颗粒被吸入肺后，可由巨噬细胞吞噬并带走。若吸入的硅尘量超出肺的清除能力，或肺的清除能力减弱，特别是气道的清除能力降低，均可导致硅尘在肺内沉积。

（二）发病机制

硅尘进入呼吸道后，被肺巨噬细胞吞噬，释放出活性因子，刺激成纤维细胞合成更多的胶原。硅尘还可刺激巨噬细胞释放溶酶体酶，破坏二氧化硅表面被覆的蛋白质而暴露受损的细胞膜，还可启动脂质过氧化，产生自由基，损伤甚至杀死巨噬细胞，死亡的细胞可刺激邻近成纤维细胞合成胶原。硅尘重新被释放出来，又被其他的巨噬细胞吞噬，而产生更多的胶原纤维，随着时间的延续，病程进展引起硅肺。

（三）病理

硅肺的基本病变是形成硅结节和肺间质广泛纤维化，其发展过程一般分为四个阶段。

1. 硅结节的形成　典型的硅结节是同心圆排列的胶原纤维，酷似洋葱的切面。胶原纤维中间可有硅尘，硅尘可随组织液流向他处形成新结节。因为硅尘作用缓慢，所以脱离硅尘作业后，硅肺病变仍可以继续进展。

2. 肺间质改变　肺泡间隔和血管、支气管周围大量粉尘沉着，以及粉尘聚集于细胞，致使肺泡间隔增厚。血管周围纤维组织增生及硅结节包绕血管，血管扭曲、变形。同时由于血管壁本身纤维化，管腔缩小乃至闭塞。小动脉的损害更为明显。肺毛细血管床减少，促使血流阻力增高，加重右心负担。若肺部病变继续发展，由于缺氧和肺小动脉痉挛，可导致肺动脉高压甚至肺源性心脏病。

3. 肺的淋巴系统改变　尘细胞借其阿米巴样运动进入淋巴系统，造成淋巴结纤维组织增生，特别是肺门淋巴结出现肿大、硬化。随之而来的是淋巴逆流，尘细胞随淋巴液从肺门向周围聚积，并到达胸膜。

4. 胸膜改变　胸膜上尘细胞和硅尘淤滞，也可引起纤维化和形成硅结节，胸膜增厚、粘连。在重症病例，膈胸膜的肺大疱破裂时，因胸膜粘连，自发性气胸往往是局限性的。

由于硅肺患者呼吸系统的清除和防御系统受到严重损害，免疫力明显降低，容易发生各种并发症。硅肺的主要并发症有肺结核、呼吸功能不全和肺部感染、慢性阻塞性肺疾病、肺源性心脏病、右心衰竭，这些并发症也是最常见的致死原因。

根据肺内硅结节的数量、分布范围、直径大小及肺纤维化程度，将硅肺分为三期。

Ⅰ期硅肺：硅结节主要局限于肺门淋巴结。近肺门肺组织中可见少量硅结节。此期肺组织内硅结节体积小，直径1~3mm，且数量少。X线检查肺门阴影范围增大，密度增高，肺野内硅结节阴影主要分布在两肺中、下叶近肺门处。胸膜可有硅结节形成，但增厚不明显。肺重量、体积、硬度无明显改变。

Ⅱ期硅肺：硅结节体积增大，数量增加，可散布于全肺，但仍以中、下肺叶近肺门处密集，总的病变范围未超过全肺的1/3。X线显示肺野内有大量直径>1cm的阴影。胸膜增厚。肺的重量、体积、硬度均增加。

Ⅲ期硅肺：硅结节密集且融合成肿瘤样团块。X线检查可见团块状硅结节阴影，直径可达2cm，团块状结节中央可有硅肺空洞形成。胸膜明显增厚。肺的重量、体积、硬度明显增加。

（四）临床表现

根据发病迟缓程度可以分为速发型、晚发型。

硅肺患者一般在早期可无症状或症状不明显，随着病变发展，症状增多，主要表现如下。

1. 咳嗽、咯痰　由于粉尘刺激和呼吸道炎症而引发咳嗽，或有反射性咳嗽。咳嗽的程度和痰量与支气管炎或肺部继发感染密切相关，但与硅肺病变程度并不一致。少数患者可有血痰。如有反复大量咯血，则应考虑合并结核或支气管扩张。

2. 胸痛 40%～60%的患者有针刺样胸痛。多位于前胸中上部的一侧或两侧，与呼吸、体位及劳动无关，常在阴雨天和气候多变时出现。

3. 胸闷、气急 程度与病变范围和性质有关。病变广泛和进展快时，气急明显，并进行性加剧。这是由于肺组织广泛纤维化、肺泡大量破坏、支气管狭窄，以及胸膜增厚和粘连，导致通气和换气功能损害。患者可有头晕、乏力、心悸、胃功能减退等症状。

早期硅肺患者体检常无异常发现。重度硅肺时由于结节融合、肺组织收缩，可有气管移位和叩诊浊音。

（五）合并症

1. 肺结核 这是危害硅肺患者最主要的合并症，高达 20%～50%。Ⅱ期硅肺患者合并肺结核比Ⅰ期多，Ⅲ期又比Ⅱ期多，而肺结核又可促使硅肺发展与恶化，在短期内即可发生较大变化。

2. 肺源性心脏病 硅肺患者由于肺广泛纤维化使肺血液循环阻力增高，从而加重右心负担，时间一长就会导致右心肌肥厚，右心扩大，产生肺源性心脏病，最后可引起心力衰竭。

3. 自发性气胸 硅肺患者因肺气肿使肺泡壁变薄，若剧烈咳嗽，肺泡内压力增加就会引起肺泡破裂，使空气进入胸膜腔，形成自发性气胸。自发性气胸多见于并发肺气肿和肺大疱的患者，尤其是晚期硅肺患者。肺部感染、剧咳、用力为常见诱因。常见的症状为突然呼吸困难加重伴胸痛，也可以无症状。

4. 肺部感染 硅肺患者由于呼吸道防御功能和机体免疫功能均下降，且支气管引流不畅，故容易并发细菌和病毒感染，引起非典型肺炎、急性卡他性肺炎和大叶性肺炎等。肺部感染是造成硅肺患者死亡的原因之一。

（六）治疗

一旦患者被确诊为硅肺，要立即脱离原来的工作环境，同时对患者进行镇咳、祛痰、平喘等对症治疗。

对于出现不同程度低氧血症的患者，应该选择家庭氧疗，氧疗常用的有鼻导管吸氧、面罩吸氧、移动式或便携式的制氧机，还要防治硅肺的并发症或合并症，同时要进行必要的康复治疗。

药物治疗方面还没有肯定有效的能够延缓硅肺纤维化进程的药物，目前合并治疗慢性阻塞性肺疾病的药物主要有吸入性激素、吸入性 β_2 受体激动剂，以及茶碱类的药物和痰液裂解剂。

临床应用的粉防己碱、羟基哌喹、克矽平和柠檬酸铝四种药物分别作用于硅肺发生、发展的不同环节，但治疗硅肺的确切机制尚未完全明了。

1. 克矽平（聚 α -乙烯吡啶 N-氧化物） 为高分子化合物，分子量约 100 000。它具有保护、吞噬功能，并可和硅尘形成氢键而吸附硅尘，从而使硅尘致纤维化作用降低。治疗后可改善呼吸道症状和减少呼吸道感染，延缓或稳定病变的发展。

2. 柠檬酸铝 能紧密覆盖于石英尘粒表面，减弱石英的致纤维化作用保护巨噬细胞。

3. 羟基哌喹（抗矽 1 号） 实验表明其具有抑制胶原蛋白合成、保护和激活巨噬细胞的作用，可提高机体免疫状态。应用后 50% 的患者症状改善，胸部 X 线片提示病灶大部分稳定，少数病例阴影变淡或变小。

4. 粉防己碱（汉防己甲素） 本品可与胶原大分子蛋白质结合，并将其分解；提高巨噬细胞活力；促进对降解的胶原蛋白大分子和蛋白多糖的吞噬，影响胶原纤维的聚合；还具有保护肺泡表面活性物质的作用。临床应用后呼吸道症状减少，胸部 X 线片提示病灶稳定，少数病变变淡或缩小。副作用为皮肤色素沉着和瘙痒，约有 20% 的患者有食欲减退、腹胀，约 9.8% 的患者出现肝功能异常。

为提高药物疗效和降低毒副作用，可联合用药。联合用药减少了药量，从而减少了不良反应。

（七）预防

硅肺是可以预防的，关键在于防尘。做好防尘工作，劳动环境中的粉尘浓度就会大幅度下降，达到国家规定的卫生标准，基本上可以防止硅肺的发生。防尘的主要措施可归纳为"宣、革、湿、密、风、护、管、查"。

1. 宣 做好宣传教育，使防尘工作成为职工的自觉行动。

2. 革 生产工艺技术革新是消除尘肺的根本措施。具体包括改干式作业为湿式作业，尽量使用不含游离二氧化硅或含量较低的原料，实现生产过程机械化、密闭化、自动化等。

3. 湿 湿式作业。

4. 密 把生产性粉尘的发生源密闭起来。

5. 风 利用通风达到除尘的目的。

6. 护 采取个人防护措施，增强体质。

7. 管 加强技术管理、建立必要的防尘制度。

8. 查 对接触粉尘的职工定期进行健康检查，对作业环境的粉尘浓度定期进行测定并督促检查。

注意：硅肺患者应忌食白酒、大蒜及花椒、辣椒、茴香、桂皮等辛辣刺激性食物，还应戒烟。

第十二节 氟

氟具有潜在毒性，但低剂量时是人体某些功能发生所必需的元素。

一、来源和摄入量

（一）来源

（1）饮用水：天然氟化合物的水溶性高，地下水中的氟含量通常要高于同一地区的地表水，这主要是由于地下水往往易形成富集贮存的条件，地表水则不易形成贮存条件。人体氟的主要来源是饮水，约占人体氟来源的 65%。水中氟很容易被吸收。机体从饮水中摄入氟量的多少直接受饮用水氟浓度和饮水量的调控。饮用水摄入量又与个体的年龄、生活习惯及当地的气温等因素有关，12 岁以前的饮用水摄入量约占液体总摄入量的 50%，成人饮用水摄入量每日为 1500～2000ml。热带地区饮用水摄入量大于严寒地区。习惯饮茶可增加人体氟的摄入量，茶叶干品中含的氟可被浸泡出来，在淡茶水中也含有 1mg/L 以上的氟。一个嗜好饮茶的人，每日从茶叶中可摄入 1～3mg 的氟。氟的饮用水卫生标准量为 1mg/L。

（2）食物：人体每天摄入的氟约有 25% 来自食品。所有食品，包括植物性食品或动物性食品中都含有一定量的氟，但差异很大。含氟量高的食品有茶叶、红枣、莲子、籼米、面粉、海带、紫菜、苋菜等。动物性食品中以骨、肌腱的含氟量较高，其干品中含氟 45～880mg/kg；代谢与分泌功能旺盛的腺体氟含量最少，约为 1mg/kg。海鱼的含氟量高于淡水鱼，如大马哈鱼为 5～10mg/kg，罐头沙丁鱼则可高达 20mg/kg 以上。海生植物含氟量平均约为 4.5mg/kg。调味剂中以海盐的原盐含氟量最高，一般为 17～46mg/kg，精制盐为 12～21mg/kg。

动物性食品中的氟含量高于植物性食品，海洋动物中的氟含量高于淡水及陆地动物，鱼和茶叶的氟含量很高。

（3）空气：如燃煤释放入空气中的氟可以通过呼吸道进入人体，造成机体氟中毒。

（4）其他来源：如含氟牙膏。

（二）摄入量

我国居民膳食氟的适宜摄入量，为 1.5mg/d（孕妇与正常成年人一样），可耐受最高摄入量为 3.0mg/d。

《中国居民膳食营养素参考摄入量（2013 年版）》推荐的氟元素适宜摄入量：0～0.5 岁 0.01mg/d；0.5～1 岁 0.23mg/d；1～4 岁 0.6mg/d；4～7 岁 0.7mg/d；7～11 岁 1.0mg/d；11～14 岁 1.3mg/d；14 岁以上 1.5mg/d。可耐受最高摄入量：1～4 岁 0.8mg/d；4～7 岁 1.1mg/d；7～11 岁 1.7mg/d；11～14 岁 2.5mg/d；14～18 岁 3.1mg/d；18 岁以上 3.5mg/d。

对于地方性氟中毒病区的划分和防控效果的综合评价而言，《人群总摄氟量》（WS/T 87—2016）规定，8～16 周岁人群，每人每日总氟摄入量上限值为 2.4mg；大于 16 周岁的人群，每人每日总氟摄入量上限值为 3.5mg。

二、作用与功能

1. 构建牙釉质　氟被牙釉质中的羟磷灰石吸附后，在牙齿表面形成一层抗酸性腐蚀的、坚硬的氟磷灰石保护层。

氟的防龋机制如下。①对牙体组织的作用：降低牙釉质脱矿和促进牙釉质再矿化。②对细菌的作用：抑制与细菌糖酵解相关酶的作用；抑制细菌对葡萄糖的摄入；抑制细菌产酸。

2. 参与骨盐组成　氟能与骨盐结晶表面的离子进行交换，形成氟磷灰石而成为骨盐的组成部分。适量的氟不仅使骨质坚硬，而且有利于钙和磷的利用及其在骨中的沉积，强壮骨骼。

3. 其他　氟与生殖功能有关；氟能提高神经和神经肌肉接头兴奋的传导；可促进动物对铁的吸收，提高血中铁和铜的水平。氟还可直接刺激细胞膜中的 G 蛋白，激活腺苷酸环化酶或磷脂酶 C，启动细胞内 cAMP 或磷脂酰肌醇信号系统，引起广泛生物效应。

三、药代动力学

（一）分布

正常成年人体含氟约 2.6g，主要分布于骨骼、牙齿、指甲和毛发中。其中 90%以上积存于骨骼及牙齿中。血液中含氟 0.04～0.4μg/ml。

特点：①氟在人体中的分布，既是分散的，又是集中的。这是因为一方面几乎人体的各个器官都含氟，另一方面绝大部分的氟分布于骨骼和牙齿中，其结果是硬组织（如骨骼和牙齿）为人体内氟平衡的调节器，当体内氟含量失调时，最先发生病变的器官往往是骨骼和牙齿。②机体内的氟含量是动态变化的。一方面，如果短期内摄入比较多的氟，可以作为无机盐在骨骼内部沉积，作为存储。一旦体内缺乏氟，部分无机盐会缓慢地释放出氟供人体的需要，所以平时只要饮食正常，便不需要刻意地补充氟。另一方面，人体所需氟大部分都可以由正常的饮用水获得，所以不需要刻意摄入含氟量比较高的食物。

（二）吸收

随着饮用水和食物经消化道进入人体的氟，在胃肠，尤其在小肠上段，通过胃肠壁正常的扩散作用很快被吸收。可溶性氟在消化道几乎全部被吸收，10 分钟后可到达血液循环系统，60 分钟可达最高浓度。氟也可以经呼吸道或皮肤进入人体。血中的氟 75%与血浆白蛋白结合，其余以离子氟状态存在。可以通过毛细血管壁进入各组织，容易透过细胞膜。钙、镁、铝等可抑制氟吸收，高钙或高磷膳食可促进氟通过粪便排出，高脂膳食可增强氟的毒性。

（三）代谢

氟化物吸收入血液后，迅速被输送到全身，其中 75%在血浆，唾液氟含量稍低于血浆氟。乳汁氟含量为血浆的 1/2，软组织含氟量低。胎盘起部分屏障作用。血脑屏障对氟的屏障能力较弱。已经有大量临床资料及实验证实，过量的氟可通过血脑屏障，造成脑组织损伤，并产生一系列中枢神经系统功能障碍的症状。

吸收入血的氟，蓄积和排泄各占一半。蓄积在骨骼中的氟还可以释放到血。牙齿的氟蓄积与骨骼基本相似，在牙齿形成、矿化期，以及矿化后进入牙齿组织。氟浓度在牙骨质中最高，牙本质次之，牙釉质最低。牙本质含氟量为牙釉质的 3 倍，釉质外层积聚的氟较内层的氟高 5～10 倍。

　　肾脏是氟的主要排泄器官，由尿排出的氟占排氟总量的 75%左右，其他 12.6%～19.5%由粪便排出，7%～10%由汗腺排出。尿氟排泄速度快，在摄入氟的最初 4 小时最快，3～4 小时内排出 20%～30%，24 小时可排出摄入氟量的一半以上。尿液氟和指甲氟可用作确定氟过量的指标。

四、氟缺乏症

　　缺氟时，牙釉质中由于不能形成氟磷灰石而得不到保护，牙釉质易被微生物、有机酸和酶侵蚀而发生龋齿。老年人缺氟时，钙、磷的利用受到影响，可导致骨质疏松。

　　氟缺乏症患者建议以食物补充为宜。过去主张低氟地区在饮水及牙膏中加入氟以防龋齿，但目前仍有争论。虽然有人试用低浓度氟化钠，但其安全性尚待进一步研究。

五、氟中毒

　　（一）病因

　　（1）儿童每天摄入的氟含量应在 1.0～1.5mg。如果儿童每天氟的摄入量超过 3mg，健康成人超过 4mg，氟就会在体内积蓄，引起氟中毒。

　　（2）长期生活于氟含量高的环境，经常饮用含氟量高的水、摄入含氟量高的食物易引起氟中毒。自然界中的氟主要是无机氟，有机氟比较少见，通常需要人工合成。

　　（3）长期喝浓茶也易引起氟中毒。

　　（4）制作陶瓷、不锈钢及塑料用品时，为了增强耐腐蚀性，需要在其中加入大量的氟，所以从事这类生产工作的人群如没有做好防护，氟中毒就有可能发生。

　　（5）含氟量较高的食物包括干鱼片、虾、海蜇。另外，家长应注意反思一下孩子经常食用的食品的含氟量是否超标。

　　（二）发病机制

　　一般而言，氟进入人体后经过血液运输到身体的各个部位，并主要贮留在硬组织（如骨骼和牙齿）中，而体液及各种软组织中的氟含量均较低，同时体内一定量的氟是通过尿液、汗液和粪便等形式排出，最终使人体各个组织中的氟含量在机体中保持相对的比例及总数量。

在氟的人体代谢平衡过程中，骨骼起着非常重要的调节作用。当摄入氟过多时，血氟浓度升高，骨骼氟贮存加速，释放相对缓慢；摄入氟较少时，血氟浓度降低，骨骼又可通过氟释放来提高血氟浓度，使机体内的氟含量处于一种相对稳定的水平，但骨骼氟的贮存与释放的调节能力是有限的，当摄入超出机体调节范围的氟量时，或摄入氟过快使机体来不及调节时，机体中氟的正常平衡便会遭到破坏，从而使机体产生病变。这是由于过量氟不仅可对硬组织的各种细胞，如成骨细胞、破骨细胞、骨细胞、成牙釉质细胞、成牙本质细胞等产生毒害作用，破坏它们的生理功能，进而导致它们变性、坏死，还可以破坏硬组织生长发育及代谢过程中所需酶类活性，引起相应的机体氟代谢异常，其中钙、磷代谢所需酶类受损引起的钙磷代谢失常的表现较为突出。除此以外，氟化物可使硬组织矿化成分的理化特性发生改变，并能破坏硬组织的正常矿化过程。

氟及氟化物的急性毒性，主要在于遇水生成氟化氢和氢氟酸，两者对黏膜和皮肤均有强烈的刺激和腐蚀作用。

1. 对皮肤、黏膜的损害 氟化物对皮肤、黏膜有强烈的局部刺激作用，可引起难以愈合的皮肤溃疡、急性支气管炎、肺水肿及肺出血。摄入过量的氟化物，可引起胃溃疡，甚至胃出血而致死。氟化物与胃酸结合生成氟氢酸后，可腐蚀消化道黏膜。脂肪能阻抑氟化物的吸收。可溶性氟化物的致死量为 $2\sim10g$，毒性较低的氟化物，其半数致死量（可使 50%实验动物死亡的剂量，LD_{50}）为 $500mg/kg$，而毒性较高的氟化物的 LD_{50} 为 $6\sim8mg/kg$。

2. 长期摄入过量氟引起以硬组织中的牙齿和骨骼病变为主的慢性疾病 主要表现为氟斑牙和氟骨症。过量氟影响牙齿酶的活性，从而阻碍牙釉质的形成，导致牙釉质氟出现缺损，形成斑点和腐蚀，并伴有色素的沉积，使牙齿呈现黄色、褐色和黑色，牙齿易磨损、破碎和脱落，即高氟病区常见的氟斑牙；过量氟可抑制成骨细胞周围某些酶的活性，使骨基质形成不规则甚至被抑制，还会形成大量的氟磷灰石使骨质硬化，同时过量氟可抑制胶原的生物合成，使软骨细胞内物质的形成、运转、分泌功能发生障碍，导致软骨内成骨障碍和骨发育延迟，上述诸多因素导致氟骨症的发生，其症状主要表现为腰腿痛、关节僵硬、上下肢弯曲、弓腰驼背，严重者则发生骨折，甚至导致全身瘫痪。

3. 抑制酶活性　氟能妨碍许多酶的合成，抑制酶的活性。摄入大量氟后，氟与一些阳离子，如 Ca^{2+}、Mg^{2+}、Mn^{2+} 等形成不易溶解的氟化物。这样一方面可减少氟的吸收，保护机体不受或少受氟的毒害，另一方面又间接干扰某些需要 Ca^{2+}、Mg^{2+} 激活酶系统的活性。例如，氟能抑制骨磷酸化酶，使钙盐的吸收和储存减少，引起钙磷代谢紊乱，氟还可抑制脱氢辅酶Ⅰ、Ⅱ系统，使三羧酸循环中断，妨碍正常的氧化磷酸化过程，妨碍能量获得。长期过量摄入氟化物，也可激活腺苷酸环化酶的活性，导致 cAMP 升高。

4. 氟可增加肌纤维膜的通透性使血液中肌酸激酶（CPK）增高　CPK 能敏感地反映肌营养不良程度。肌纤维直径可变小，可发生肌萎缩，肌肉也可发生灶性坏死。

5. 引发肾损伤　尿氟不是由肾小管排泄，而是通过肾小球滤过，尿氟排泄阈可达 $4mg/（L·d）$，而正常时为 $0.4\sim1.0mg/（L·d）$。如果肾功能良好，氟的摄入量与排泄量可维持平衡。但若持续大量摄入氟，则可引起肾小球、肾小管的形态和功能损害，于是氟在体内蓄积，引起氟中毒。

6. 其他损害　氟对其他系统均可引起不同程度的损害。氟可影响肝代谢，降低其解毒作用，使血浆白蛋白降低，肝脏的库普弗细胞可发生广泛脂肪性变，称为"氟肝病"。过多的氟化物沉积于骨骼可引起骨硬化，影响骨髓的造血功能。长期接触可能导致骨髓纤维化。关于氟中毒是否会引起甲状腺肿，意见不一。流行病学调查未发现地方性氟中毒与地方性甲状腺肿重叠出现，也未发现氟骨症患者同时患典型甲状腺肿。

（三）地方性氟中毒病区类型、成因和分布

1. 饮水型氟中毒病区　由饮用高氟水而引起，是我国地方性氟中毒最主要的病区类型，分布非常广泛，除上海市和海南省外，其他各省、自治区、直辖市均有病区分布。

2. 燃煤型氟中毒病区　当地饮水含氟量一般在 0.5mg/L 以下，但使用的煤，包括普通块煤、石煤、煤泥等含氟量高，加之当地居民习惯使用敞炉灶取暖、做饭、烘烤食物等，致使燃煤排放氟化物严重污染室内空气和贮存的食物，人体长期摄入过量氟，引起氟中毒。该类型氟中毒病区主要分布在长江两岸及其以南的边远山区，涵盖贵州、云南、四川、重庆、湖北、湖南、陕西、江西和广西等地。

3. 饮茶型氟中毒病区　这类病区的特点是饮水氟和粮食、蔬菜氟含量不高，

也没有明显的氟工业污染。特殊的饮食砖茶习惯（奶茶、酥油茶、砖茶水等）是导致病区居民摄取过量氟而发生氟中毒的原因。该类型氟中毒病区主要分布在西藏、四川、青海、甘肃、内蒙古、宁夏、新疆等有长期饮用砖茶习惯的地区。

（四）临床表现

1. 急性毒性　由一次摄入过量氟或无机氟化物所致。氟的摄入量在 5mg/kg 可能引起中毒症状和体征。

接触和吸入含氟气体或氟化氢时可迅速出现眼、鼻及上呼吸道黏膜的刺激症状，如眼刺痛、流泪、流涕、打喷嚏、咽痒及刺痛、声音嘶哑、咳嗽、胸闷等。同时可反射性地产生恶心、呕吐、腹痛等。吸入浓度高时可产生化学性肺炎和中毒性肺水肿。骤然吸入极高浓度氟时甚至可引起反射性窒息。

皮肤接触低浓度（<20%）的氢氟酸，当时不感觉疼痛，但可在几小时后形成皮肤轻度烧伤，烧伤的皮肤外观苍白、肿胀，可有水疱，伴刺痛和烧灼感。浓度超过 60% 的氢氟酸可立即引起严重的烧伤，皮肤由苍白迅速变成暗紫色，疼痛剧烈，肌肉组织坏死，腐蚀可深达骨骼；指甲受侵犯时，往往甲床发炎，有剧痛伴指甲破坏。

2. 慢性毒性　长期接触低浓度的氟和氟化物，可产生慢性鼻炎、咽喉炎、支气管炎及牙齿酸蚀症，形成氟斑牙，牙釉质失去光泽，牙面粗糙，有黄褐色或棕褐色色素沉着，且易磨损折断。氟斑牙主要见于切牙、单尖牙的唇侧面。

工业性慢性氟中毒，长期饮用含氟高的水（氟>1mg/L）及食用高氟土壤地区出产的农产品，可产生地方性氟病，其主要病变部位为骨骼，引发氟骨症，而且氟可突破血脑屏障在脑组织中蓄积。

（五）治疗

1. 急性氟中毒时实施急救处理原则　催吐、洗胃、口服或静脉注射钙剂、补糖、补液及对症治疗，条件有限时可补充大量牛奶。

2. 抗氧化治疗　氟中毒能使机体产生大量的氧自由基和过氧化物，因此抗氧化物质和提高机体抗氧化能力能明显改善慢性氟中毒的一般症状，维生素 C、维生素 E 和硒都是重要的抗氧化剂，能有效清除体内的氧自由基，改善由于自由基过多而产生的组织细胞的损害。

3. 急性吸入中毒时　吸氧，给予止咳化痰等对症药物，使用抗生素预防继发感染。口服或静脉注射肾上腺皮质激素防止肺水肿。

4. 目前较常应用的抗氟中毒药物

（1）钙剂：氟与钙有较强的亲和力，在肠道内两者可形成溶解性较差的 CaF_2 随粪便排出，因此可使氟吸收减少。钙剂对疏松型、软化型和伴有钙吸入不足的氟骨症治疗有效，但长期应用钙剂可使骨硬化和软组织钙化加重，对硬化型氟骨症的治疗可能是不利的。

（2）镁剂：镁是一些酶的激活剂，能改善氟所抑制的许多酶，镁离子和氟离子有较强的亲和力，可结合成为不易溶性盐，从而减少氟的吸收，使氟排出增加，并使氟造成的组织胶原病理改变减轻。另外，镁可以拮抗氟对脑、骨细胞的毒性作用。卤碱是含有镁、钙、钠、氯等多种成分的复合盐，具有多方面的作用，主要利用镁离子对横纹肌和平滑肌产生箭毒样作用，使肌肉弛缓。

（3）铝剂：铝可以抑制或减少氟在肠道中的吸收，降低骨氟含量、增加粪氟排泄。常用的铝制剂为氢氧化铝，它能与消化道中的氟结合，形成不易溶解的铝化合物而减少氟的吸收，一般采用氢氧化铝凝胶。

（4）硼剂：硼与氟形成 BF_4 复合物后，易于排出。

（5）氟宁片：有促进机体排氟的作用。

（6）茯苓片：也能够促进机体排氟。

（7）外用药物：氢氟酸灼伤时应立即用水冲洗，不少于 5 分钟，用 5% 的碳酸氢钠溶液或 2% 的氨水浸泡或湿敷皮肤灼伤处，此后可敷 20% 氧化镁甘油软膏，也可采用氧化镁和硫酸镁制成的镁乳合剂。烧伤部位涂敷皮质激素软膏，也有良好的消炎镇痛效果。静脉注射 10% 葡萄糖酸钙，也有良好的镇痛效果。

（六）预防

预防措施：高氟地区饮水除氟、减少燃煤释氟、预防工业氟污染。最好的防治措施是改水源；含氟量较高的水也可用化学药物（如硫酸铝、活性炭等）除氟；饮水中含氟量符合一定的标准。

因氟及氟化物具有较强的腐蚀性，为预防氟中毒，生产管线及容器应使用耐氟腐蚀材料（如耐酸陶瓷、不锈钢和塑料等），加强贮存和运输的安全管理，进入氟浓度高的场所应戴防毒面具。从事接触氢氟酸的操作和生产时，应在良好通风的情况下进行，穿戴防毒服和手套，并注意手套有无小漏洞。污染的衣服用碳酸氢钠溶液清洗，污染的工具设备先用石灰水中和，再用水清洗。

生产场所空气中氟化氢及氟化物（换算成 F）的最高容许浓度为 $1mg/m^3$。

对生产工人进行就业前和定期的健康检查，氟作业的就业禁忌证为明显的心肺疾病、神经和骨骼疾病。

第十三节 钒

一、来源和摄入量

(一) 来源

钒含量丰富的食物有红薯、土豆、山药、芋头、木薯、西米、人参果、胡萝卜、芥菜头、竹笋、藕、荸荠、慈姑、百合、芦笋、包心菜、苋菜、空心菜、生菜、菊花菜、芹菜、茴香、香菜、韭菜、木耳菜、黄花菜、菜花、黄瓜、菜瓜、冬瓜、苦瓜、丝瓜、南瓜、倭瓜、茄子、番茄、青椒、菜豆、豇豆、蚕豆、豌豆、鲜蘑菇、核桃、芝麻、花生、栗子、松子、榛子、香榧子、瓜子等。

人每天可从膳食中摄取钒不足 30μg，多为 15μg，而摄取钒 10μg 就可以满足人体需要，一般不需要特别补充。需要提醒的是，摄取合成的钒容易引起中毒；吸烟会降低钒的吸收。

(二) 摄入量

正常人钒需要量为 0.1～0.3mg/d，小儿钒需要量为 30～90μg/d。

二、作用与功能

1. 促进骨骼和牙齿正常发育及钙化 骨骼是储存钒的最主要组织，这可能是由于 PO_4^{3-} 和 VO_4^{3-} 结构相似，因而促进了骨中磷酸盐与钒的交换作用，导致骨骼中钒的沉积增加。最近报道，钒有促进成骨和抑制破骨的作用。申小英等研究发现，低浓度的原钒酸盐能促进成骨细胞株 MC_3T_3-E_1 的增殖，高浓度则抑制其增殖，NO 可能参与调节原钒酸钠对成骨细胞株的增殖作用。

2. 促进糖类代谢 最近十几年的研究证明钒对 1 型和 2 型糖尿病有效，可以降低患糖尿病动物的高血糖和血脂；增加肝糖原、肌糖原的合成和糖酵解；抑制肝糖的分解和糖异生。日本学者研究表明，患糖尿病与体内钒含量的降低有一定关系。

3. 与体内激素、蛋白质、脂类代谢关系密切 有实验显示，钒可调节

Na^+-K^+-ATP 酶、磷脂酰转移酶、腺苷酸环化酶、蛋白激酶类的辅因子，刺激钒酸盐依赖性 NADPH 氧化反应，增强脂蛋白脂酶活性，还有加快腺苷酸环化酶活化、氨基酸转化及促进红细胞生长等作用。研究表明还可抑制年幼大鼠肝脏合成胆固醇；协助脂肪代谢的正常化，预防心脏病突发，协助神经和肌肉的正常运作。

4. 钒对人体造血功能有一定的影响　钒可增加铁对红细胞的再生作用，但钒对血红蛋白的影响较慢。钒刺激造血功能的机制：抑制氧化还原作用，引起缺氧，从而刺激骨髓造血作用增强，钒酸盐能增加血管的阻力。

5. 钒对肾脏的影响　肾对钒有积累作用，主要是由于肾能吸收积累的 VO_2^+ 化合物。由于钒酸盐在肾内吸收积累的浓度大，且主要在尿中排出，与利尿剂相似，这表明钒具有调节肾功能的作用。

6. 抗癌作用　钒可能作为一种治疗介质，通过维持体内微量元素的生理平衡从而抗癌。最近的研究表明，钒能使细胞内的酪氨酸磷酸酯酶的活性降低，同时激活酪氨酸酶，从而产生抗癌的作用。

三、药代动力学

（一）分布

有关文献记载钒在体内的含量不一，正常成年人体内共含钒 $1\sim25mg$，主要分布于内脏，尤其是肝、肾、甲状腺等部位，骨组织中含量也较高。

（二）吸收

钒在胃肠吸收率仅 5%，其吸收部位主要在上消化道。此外，环境中的钒可经皮肤和肺吸收入体内。血液中约 95% 的钒以离子状态（ VO_2^+ ）与转铁蛋白结合而送输，因此钒与铁在体内可相互影响。

（三）排泄

吸收入人体内的钒 $80\%\sim90\%$ 由尿排出，也可以通过胆汁排出，每克胆汁含钒为 $0.55\sim1.85ng$。

四、钒缺乏症

最被认可的钒缺乏表现来自 1987 年报道的对山羊和大鼠的研究，钒缺乏的山羊表现出流产率增加和产奶量降低。大鼠实验中，钒缺乏引起生长抑制、甲状腺重量与体重的比例增加，以及血浆甲状腺激素浓度的变化。对于人体钒缺乏症的研究尚不明确，有的研究认为它的缺乏可能会导致心血管及肾脏疾病、伤口再生修复能力减退和新生儿死亡。无论如何，钒作为一种必要的微量元素对人体是不可或缺的。

五、钒中毒

（一）病因

（1）钒在体内不易蓄积，因而由食物摄入引起的中毒罕见，但每天摄入10mg以上或每克食物中含钒10~20μg，可发生中毒。

（2）钒中毒常为吸入大量钒化物粉尘或烟雾所致，常见于钒矿开采、冶炼、粉碎的接触者。

（二）发病机制

钒在人体内不易蓄积，故临床上钒中毒多为急性中毒。

金属钒的毒性很低，但是钒的化合物对人和动物有中度和高度毒性，常见的钒化合物有三氧化二钒（V_2O_3）、五氧化二钒（V_2O_5）、三氯化钒（VCl_3）、偏钒酸铵（NH_4VO_3）等。其毒性作用与钒的价态、溶解度、摄取的途径等有关。其毒性随化合物的原子价增加和溶解度的增大而增加。

如果吸入过多的钒，可刺激呼吸、消化及神经系统，也可以损害皮肤、心脏和肾脏，还可抑制三磷酸腺苷酶及磷酸酶的活性，皮肤出现炎症并引起变态性疾病。长期吸入钒矿粉会造成肺水肿。

五氧化二钒为高毒化合物。五氧化二钒中毒时，能引起血液循环、呼吸、神经和代谢（使氧化过程增强）系统等的变化。长期摄入时，体内钒积累过多，会抑制肝脏中磷脂的合成和硫的代谢（含巯基氨基酸的代谢），并对氧化还原等生理功能产生一定的干扰。

（三）临床表现

吸入大量钒化合物后，可对鼻、眼黏膜产生刺激，一般在钒中毒的几小时内就会出现鼻痒、打喷嚏、眼烧灼痛等症状。皮肤接触大量钒及其化合物，还可能出现过敏反应，表现为瘙痒、丘疹等症状。此外，大量钒及其化合物可抑制单胺氧化酶活性，影响人的消化系统功能，可导致出现腹痛、恶心、呕吐、墨绿色舌苔等症状。大量钒及其化合物还可能使视神经和脉络丛受损，导致患者出现头晕、头痛、乏力等症状。

若是长期接触钒，则可能出现慢性钒中毒，可使人消瘦，损害神经系统。钒及其化合物会改变肾小管对氨基运转的功能等，从而影响肾功能，导致出现蛋白尿、血尿等。

吸入大量五氧化二钒粉尘或烟雾后有时还有鼻出血、眼烧灼痛、流泪等眼、鼻黏膜刺激症状。随后于数小时至 1 日内出现明显的呼吸道症状，有咽痒、咽干、咽痛、胸闷、胸骨后痛、咳嗽、气憋症状，有时咳痰及气喘。检查见咽明显充血，两肺有干湿啰音，X 线胸片无明显改变或有肺纹理增多，重者发生支气管肺炎，个别病例出现支气管哮喘发作或胸膜炎。患者出现呼吸系统损害的同时，常伴有头晕、头痛、疲乏无力等，重者随后可出现嗜睡及抑郁，少数患者有手颤，可有心悸、心律失常（多为期前收缩）及血压升高等，可出现蛋白尿、显微镜血尿及管型尿等。

墨绿色舌苔是接触钒的证据之一，可能是五氧化二钒还原成三氧化二钒，经唾液淀粉酶和细菌作用，形成了绿色钒盐之故，停止接触后 2～3 日可消退。

（四）治疗

1. 针对性处理

（1）皮肤接触：脱去污染的衣着，用肥皂水及清水彻底冲洗。

（2）眼睛接触：立即翻开上下眼睑，用流动清水冲洗 15 分钟。

（3）吸入：脱离现场至空气新鲜处，用水漱洗鼻咽部的粉尘。

（4）食入：误服者立即就医，对症治疗。

2. 急救处理

（1）立即离开中毒现场，至安静环境中保暖休息。必要时给氧。

（2）对症处理，如咳嗽、咯痰者用镇咳祛痰剂，喘息者用支气管扩张剂。对于闻及肺部湿啰音者，用抗生素防治继发性肺部感染等。

（3）解毒驱钒：试用大剂量维生素 C 4～5g，或依地酸二钠钙 1g 加 50% 葡萄糖注射液 20～40ml 稀释后静脉注射。大剂量维生素 C 可使五价钒还原为三价钒，降低其毒性，有助于解毒；依地酸二钠钙促进体内钒的排泄。口服氯化铵片 0.3～0.6g，每日 3 次，可使尿液酸化，加速钒的排泄。

（4）有明显皮肤损害者，可用清水将局部洗净后，涂以氟轻松等药膏，同时内服异丙嗪、阿司咪唑、赛庚啶等抗过敏药。全身荨麻疹患者可使用硫代硫酸钠（干粉剂，每次 0.64g）静脉注射。

（5）作业场所加强通风排毒，作业人员戴防毒口罩。严重的慢性呼吸系统疾病，严重影响肺功能的胸廓、胸膜疾病，严重慢性皮肤疾病，明显的心血管疾病者禁止进行接触钒的工作。

第十四节 锡

锡具有潜在的毒性，但人体需要低剂量的锡。

一、来源和摄入量

（一）来源

锡含量比较丰富的食物有鸡胸肉、牛肉、羊排、黑麦、龙虾、玉米、黑豌豆、蘑菇、甜菜、甘蓝、咖啡、花生、牛奶、香蕉、大蒜、菠菜、芦笋、桃子、胡萝卜等。另外，罐头沙丁鱼等也含有较为丰富的微量元素锡。

（二）摄入量

每日摄入量建议：成人需摄取锡 2～3mg/d。

国际食品添加剂联合专家委员会（JECFA）专家会议规定锡的允许摄入量为每周 14mg/kg。

二、作用与功能

人类对于锡在人体作用的认识较晚，直到 20 世纪 70 年代才发现锡能促进蛋白质及核酸的反应，从此锡被公认为人体不可缺少的微量元素之一，它对人体各种生理活动和维护人体的健康有重要影响。

1. 抗肿瘤 锡在人体的胸腺中能够产生抗肿瘤的锡化合物，抑制癌细胞的生成。有专家发现乳腺癌、肺肿瘤、结肠癌等疾病患者的肿瘤组织中锡含量比较少，低于其他正常组织。

2. 促进蛋白质和核酸的合成 参与能量代谢，从而促进组织生长和创伤愈合，有利于身体的生长发育。

3. 促进血红蛋白的分解 从而影响血红蛋白的功能，还能抑制铁的吸收和卟啉类化合物的生物合成。

4. 组成多种酶及参与黄素酶的生物反应　能够增强体内环境的稳定性等。

三、药代动力学

（一）分布

人体含锡约 17mg，主要分布于肝、肾、肺、脾、心脏、骨骼等处。

（二）吸收

锡主要由胃肠道和呼吸道吸收。锡的吸收率与食物中锡的含量呈负相关。如果摄入锡 0.12mg，其吸收率可达 50%；摄入 50mg，则吸收率仅为 3%。食物中的无机锡吸收差，有机锡则吸收很快。机体基本不贮存锡。当体内锡不缺乏时，即使补充锡也不被吸收；然而如果体内缺锡，则能被较多地吸收。

（三）排泄

锡主要从粪便和尿中排出。

有学者观察到，从食物中每日摄取的锡达 499mg 时，由粪便和尿排出的锡分别为 48.2mg 和 122μg；从食物中每日摄取的锡为 0.11mg 时，由粪便和尿排出的锡则分别为 0.06mg 和 29μg；在大鼠和人中情况基本相似。当静脉内注入 2mg/kg 锡时，30%经尿排出，11%经胆汁排出。锡可集聚于肝和肾脏内，当尿内锡含量降至正常甚或较低水平时，肝和肾内的锡就会完全消失。在组织内低集聚快转运是锡的代谢特点，即使在骨骼内，锡的半衰期也仅为 20~40 天。

由于大剂量时锡吸收率低且排泄增快，故锡中毒少见。

四、锡缺乏症

人体内缺乏锡的报道很少，据目前所知，人体内缺乏锡会导致蛋白质和核酸的代谢异常，阻碍生长发育，尤其是儿童，严重者会患上侏儒症。

五、锡中毒

（一）病因

（1）职业性暴露，主要为从事锡合金冶炼、铸造等工作的相关人员。

（2）食入或吸入过多的锡。

（二）发病机制

一般来讲，金属锡是无毒的，简单的锡化合物和锡盐的毒性非常低，但人们食入或吸入过多的锡有可能出现头晕、腹泻、恶心、胸闷、呼吸急促、口干等不良症状，并且导致血清中钙含量降低，严重时还有可能引发肠胃炎。而工业中锡中毒则会导致神经系统、肝脏功能、皮肤黏膜等受到损害。与以上所述无机锡中毒不同，有机锡化合物多数有害，属神经毒性物质。部分有机锡化合物有剧烈神经毒性，特别是三乙基锡，它们主要抑制神经系统的氧化磷酸化过程，从而损害中枢神经系统。

有机锡化合物中毒会影响神经系统能量代谢和氧自由基的清除，引起严重疾病：①脑部弥漫性的不同程度的神经元退行性变化，脑血管扩张充血，脑水肿和脑软化，且白质部分最明显；②严重而广泛的脊髓变性疾病；③全身神经损害，引起头痛、头晕、健忘等症状；④严重的后遗症。

其他影响：锡及其化合物的毒性还可以影响人体对其他微量元素的吸收和代谢，如影响人体对锌、铁、铜、硒等元素的吸收等，还会降低血液中 K^+ 等的浓度，而导致心律失常等疾病。

（三）临床表现

锡中毒类别不同临床表现也不同。

1. 急性中毒 据报道，由锡污染罐装食品、水果引起急性中毒的最低浓度为 50mg/kg。另有报道，食用了锡污染浓度为 563mg/kg 或 400mg/kg 的水果罐头，临床上均出现恶心、呕吐、腹泻等急性胃肠炎症状。

潜伏期一般是 1～5 天，如果接触过多，会出现头痛、头晕等症状。

根据锡化合物不同，中毒后的症状也有不同。①三甲基锡急性中毒：早期会出现头痛的症状，之后出现多语、遗忘、听力障碍、有攻击性、眼球震颤、共济失调等临床表现。②二烷基锡急性中毒：会造成肝大或胆道功能异常等肝胆系统病症，还会刺激眼和呼吸道黏膜，可能会导致流泪流涕、眼刺痛、打喷嚏、喉咙干痒等症状，更严重者引发肺炎、肺水肿，出现呼吸困难、胸闷、咳嗽等症状。③三乙基锡、四乙基锡急性及亚急性中毒的症状类似：头痛一般是最早出现的，早期为阵发性头痛，后期为持续性头痛，可能会十分剧烈，患者经常会有头晕乏力、恶心呕吐，更严重者可能会出现抽搐、呼吸停止等症状。

2. 慢性中毒　经常接触有机锡化合物会对患者产生慢性影响，主要导致神经衰弱、头晕、头痛、四肢乏力、食欲消退等症状。皮肤黏膜损害：在夏季常见，人体暴露的部位接触后会出现糜烂、溃疡、丘疹等症状。还可能出现双侧肺野的斑点状阴影，表现为尘肺。

3. 锡尘肺　肺纹理多数不能辨认或仅隐约可见。在确诊 10～15 年后，两侧肺野的斑点状阴影逐渐变小，密度降低，数量亦减少，肺野逐渐清晰，但肺门密度却逐渐增高。经 25～30 年后，肺门有形态多样化的金属块状阴影形成，而肺野则基本清晰。

（四）治疗

依据锡中毒临床症状不同，可采取不同的治疗方法。

（1）早期应立即脱离中毒现场，转移到空气新鲜的通风处。

（2）锡中毒后立即处理，眼污染可以用清水冲洗，不小心口服也可以用清水洗胃。有机锡一旦与皮肤接触，如不及时清洗会导致皮肤长时间大量吸收，易致重度中毒。

（3）中毒潜伏期内神经系统症状可不明显，早期中毒症状常无特异性，所以早期确诊有一定困难，而病情变化迅速，故有较大量接触史者应卧床休息，一般观察 5～7 天，以便及时处理。

（4）驱锡治疗。二巯丙磺钠注射液：静脉注射，第 1 日每次 5mg/kg，每 4～5 小时 1 次；第 2 日，2～3 次；以后 1～2 次/日，7 日为 1 个疗程。慢性中毒者：每次 2.5～5mg/kg，1 次/日，用药 3 日停 4 日为 1 个疗程，一般用 3～4 个疗程可使病情有效减轻。

（5）口服或静脉补钾来纠正患者的低血钾症状，如果患者伴有严重酸中毒，可以使用碳酸氢钠碱性药物治疗。

（6）使用利尿剂、糖皮质激素、高渗脱水剂等药物来预防脑水肿。

（7）中毒严重的患者可使用高压氧进行治疗，可使脑组织代谢得到改善。

（8）还要注意患者精神症状及抽搐症状的控制，防止因中毒患者产生严重的精神症状后造成自我伤害或伤害他人等意外情况的发生。

（五）锡中毒防治措施

（1）严禁炼锡厂、化工厂与食品加工厂及居民区连在一起。炼锡厂的含锡废水、废渣、废气必须进行严格处理后才能排放。

（2）炼锡厂的炼锡、粉碎等工序要机械化、密闭化，严防其烟尘逸出，污染环境，危害健康，同时相关工作人员需加强个人防护，定期进行体检。

（3）施用有机锡农药时，施药人员必须了解其性能、毒性和防御措施，掌握操作规程，加强有机锡农药的保管，避免误食中毒。

（4）不使用镀锡设备、容器生产和储存食品，以免污染食品。

第十五节　镍

一、来源和摄入量

（一）来源

茶叶、坚果类和海产品类含镍丰富；可可、奶油、谷类、部分蔬菜（如韭菜、扁豆、莴苣、菠菜、豌豆等）、肉类、禽类和鱼类等含镍中等。

（二）摄入量

目前尚无人体每天需要镍的资料。1970 年 WHO 指出，成人每日需镍 20μg。

二、作用与功能

人们对镍的作用了解不多，直到 20 世纪 70 年代才证明了镍为人体必需的微量元素。

1. 对血液系统的影响　具有刺激生血功能的作用，能促进红细胞的再生。有类似钴的生理活性，血镍的变化也与钴在贫血治疗过程中的变化近似。给予供血者每日 5mg 镍盐，可使血红蛋白的合成及红细胞的再生明显加速。人体内缺铜时，镍的生理活性会被充分发挥，又不影响铜的生理活性。补充适量的镍可使红细胞、白细胞及血红蛋白的生成增多。贫血患者血镍含量减少，而且铁吸收减少。镍有刺激造血功能的作用，硫酸镍和溴化镍等镍盐曾用于治疗贫血。

2. 对糖类代谢和脂肪代谢的影响　镍能激活胰岛素，这一点与铬的作用相似。缺镍、缺铬可使胰岛素的活性减弱，糖的利用出现障碍，血中的脂肪及类脂质含量升高，这些物质沉积在血管壁会导致动脉粥样硬化，从而引发冠心病、高血压。有人从动物实验中观察到，镍能抑制大鼠肝合成胆固醇和脂肪，这说明镍对糖类代谢和脂肪代谢都有一定影响。

3. 对机体超微结构的影响　医学实验证明，缺镍可使肝细胞中核固缩和线粒体肿胀，超微结构发生异常，还有一些研究也同样提示，镍在维持大分子结构稳定性、膜稳定性和细胞超微结构方面有重要作用。

4. 与某些酶的活性有关　镍在机体内能激活许多酶，包括精氨酸酶、脱氧核糖核酸酶等。镍是多种酶的激活源，参与多种酶蛋白的组成。这些酶均为生物体内蛋白质和核酸代谢过程中的重要酶，所以镍水平降低时，有可能引起机体代谢的变化，从而导致某些器官功能的障碍。

有研究观察到镍缺乏时肝内 6 种脱氢酶减少，包括葡萄糖-6-磷酸脱氢酶、乳酸脱氢酶、异柠檬酸脱氢酶、苹果酸脱氢酶和谷氨酸脱氢酶等。这些酶参与生成 NADH、无氧糖酵解、三羧酸循环和由氨基酸释放氮。

5. 其他　如影响催乳激素、血纤维蛋白溶酶的组成成分等。体外试验显示镍可与 RNA 和 DNA 结合。

三、药代动力学

（一）分布

人体含镍总量为 6～10mg，广泛分布于骨骼、肺、肝、肾、皮肤等器官和组织中，其中骨骼中的浓度较高。

（二）吸收

膳食中的镍经肠黏膜吸收，吸收与运转过程尚不清楚。镍的吸收率为 3%～10%。奶、咖啡、茶、橘汁、维生素 C 等可使镍吸收率下降。在铁缺乏、妊娠和哺乳时镍吸收率可增加。吸收入血的镍通过血清中的白蛋白被运送到全身。镍也与血清中的 L-组氨酸和 α 巨球蛋白相结合。

镍具有蓄积性，可在人体各器官中积累，以肾、脾、肝中最多。因此，当大量镍不能被排出体外时，可能会对肝、肾功能有影响。

在某些环境中存在羰基镍（nickel carbonyl），它是无色透明液体，沸点 43℃，可以蒸气形式由呼吸系统迅速吸入，皮肤也可少量吸收，羰基镍进入体内后约 1/3 在 6 小时由呼气排出，其余通过肺泡吸收入血，最后由尿排出。羰基镍进入人体后 24 小时体内仅留 17%，6 天内全部排出。

（三）排泄

吸收入血的镍 60% 由尿排出，汗液中镍的含量较高，胆汁也可排出不少镍。正常情况下，成人小便中的镍含量应小于 11μg/L；血液中镍含量应小于 0.29～0.7μg/dl。

四、镍缺乏症

（一）临床表现

1. 生长发育缓慢　实验证明，缺镍特别是在哺乳期缺镍可致生长速度减慢，死亡率升高，说明镍与催乳素有关，也许在哺乳过程中有重要作用。缺镍时，肝变小，呈暗褐色，糖原含量降低，可使淀粉酶和肝中脱氢酶的活性降低，使糖类代谢发生紊乱，造成体内能量供应不足。

2. 引起严重贫血　人体缺镍时，对铁的吸收较差，可引起红细胞减少，血红蛋白含量减少。

（二）治疗

1. 注射氯化镍　可使红细胞和白细胞旺盛，体重增加。

2. 口服镍盐　如硫酸镍和溴化镍，可使血红蛋白的生成及红细胞的再生明显加快，可治疗贫血。

3. 食用含镍丰富的食物

五、镍过敏

（一）病因

（1）衣物上的含镍铆钉、按钮、紧固物、拉链、金属牌及标示物，以及含镍耳环、手表、硬币、儿童玩具和厨房用品等与人体有直接和长时间接触。

（2）智能手机。2011 年，丹麦的一项研究对 50 台手机进行了测试，发现其中 18% 的手机会释放镍。2012 年 3 月，相关研究数据又获得更新，称 25% 的手机会释放镍。

（二）发病机制

约有 20% 的人对镍离子过敏，过敏人群中女性人数高于男性。

在与人体接触时，镍离子可以通过毛孔和皮脂腺渗透到皮肤里去，从而引起皮肤过敏。一旦出现致敏症状，能无限期持续。

（三）临床表现

皮肤过敏、发炎、瘙痒、丘疹性或丘疹水疱性皮炎和湿疹，可伴有苔藓化。

六、镍中毒

（一）病因

（1）镍中毒的前提是人体吸入或摄入高浓度的镍。每天摄入可溶性镍 250mg 会引起中毒。有些人比较敏感，摄入 600μg 即可引起中毒。少量的镍可通过人体代谢排出体外。

（2）环境中镍的污染主要与镍矿的开采和冶炼、合金钢的生产和加工过程有关。

（3）除了职业（如电镀、冶炼等）接触镍引起中毒外，一些燃料和香烟的燃烧也会产生镍化合物（主要是羰基镍）。

（二）发病机制

人体吸收镍的主要途径是经口食入、呼吸吸入和表皮吸收。

镍的毒性取决于镍化合物的溶解度、剂量大小及侵入途径等因素。可溶性镍盐由于吸收完全，其毒性明显大于金属镍。静脉、皮下注入镍盐的毒性明显大于口服及吸入。

镍的毒性作用有全身损伤作用、致癌作用、致敏作用。

一般的镍盐毒性较低，但胶体镍或氯化镍、硫化镍和羰基镍毒性较大，可引起中枢性循环和呼吸紊乱，使心肌、脑、肺和肾出现水肿、出血和变性。

吸烟易引起肺癌，其原因之一就是镍为香烟微量元素中含量较高的元素，对肺和呼吸道有刺激和损害作用，更重要的是镍可与烟雾中的一氧化碳结合成羰基，而羰基镍是一种剧毒气体。

镍的致毒机制目前尚未明了，可能是由于镍直接与 DNA 和 RNA 的作用，也可能是其能激化或抑制一系列的酶，从而发生毒性作用。

镍可引起口腔炎、牙龈炎、急性胃肠炎，对心肌和多器官都有伤害。镍及其化合物对人的皮肤、黏膜和呼吸道有强烈的刺激作用，可引起皮炎和气管炎，甚至还会引起肺炎。通过实验及观察表明，镍还具有积存的作用，在肺、脾、肝中积存最多，很可能会诱发鼻咽癌和肺癌。

慢性镍中毒能潜伏很多年才发病，如精炼工人肺癌的潜伏期平均为 27 年、鼻癌的潜伏期平均为 23 年。

（三）临床表现

镍中毒的典型症状是皮肤损伤和呼吸系统病变。

（1）硫酸镍或溴化镍在治疗缺镍引起的疾病时，大量使用可以出现眩晕、恶心、呕吐症状。

（2）高镍可使冠状动脉进一步痉挛，使冠状动脉供血不足，加重心肌损伤。镍直接作用于心肌可引起冠心病。

（3）镍过多可引起过敏性哮喘。

（4）金属镍粉和烟雾接触后对呼吸道、鼻、咽黏膜可有刺激作用，出现咳嗽、咳痰。国外资料报道镍可以引起肝癌和胃癌，有人报道镍烟雾可致急性肺炎，尘肺尚无报道。

（5）镍痒疹：特点是以发痒起病，有时在 1 周后才出现皮疹，在接触部位呈红斑、丘疹或毛囊性皮斑疹，也可出现浅表性皮损、溃疡。

（四）并发症

镍中毒可引起呼吸道、皮肤损害，损害部位容易引起细菌感染，导致出现感染性并发症。

（五）鉴别诊断

需要与急性镍中毒鉴别诊断的疾病主要有上呼吸道感染、心源性肺水肿，以及其他金属和刺激性气体急性中毒所致的呼吸系统损害。

（六）实验室检查

1. 血镍、尿镍检测　尿镍正常值为 $0.075\mu mol/L$（$4.4\mu g/L$），范围 $0\sim0.187\mu mol/L$（$0\sim11\mu g/L$）；血镍正常值为 $0.0817\mu mol/L$（$0.48\mu g/dl$），范围 $0.049\sim0.119\mu mol/L$（$0.29\sim0.7\mu g/dl$）。通常在中毒后尿镍迅速增高，并在 $1\sim2$ 天达最高峰，$7\sim10$ 天后恢复正常。

2. 中度和重度镍中毒患者胸部 X 线检查　符合化学性支气管周围炎、肺炎或肺水肿的改变。

3. 重度镍中毒患者心电图检查 可见心律失常和心肌损害。

（七）治疗

根据国家卫生部发布的《职业性急性羰基镍中毒诊断标准及处理原则》，对镍中毒患者可采取以下治疗方法。

（1）立即脱离中毒现场，到空气新鲜的地方。脱去被污染的衣物，用生理盐水充分冲洗局部污染皮肤，静卧保暖。症状轻者亦应密切临床观察72小时，严密观察并给予对症治疗。

（2）纠正缺氧，吸入氧气，保持呼吸道畅通。

（3）防治肺水肿。应早期、足量、短程应用糖皮质激素，控制液体输入量。注意保护心、肝、肾等实质器官。

1）有镍中毒早发症状时的处理：即使镍中毒患者症状很轻，也要住院观察，并采取如下措施防治肺水肿。①静脉滴注氢化可的松或地塞米松；②限制补液量；③预防性使用泼尼松。

2）如果患者出现大量泡沫状痰液，可雾化吸入消泡剂（二甲硅油气雾剂），让泡沫状痰液减少。一般心源性肺水肿患者使用这种方法效果比较明显，但要注意不要用乙醇作为消泡剂。

（4）预防感染、防治并发症、维持电解质平衡。

（5）早期应用络合剂，改变体内镍的存在状态并加速体内镍的排泄。

1）二乙基二硫代氨基甲酸钠，可选择静脉注射或雾化吸入。口服效果较差，胃肠道不良反应多，同时服用等量碳酸氢钠以减轻胃肠道反应。该药能与组织中的镍结合，形成无毒络合物经尿排出体外。疗效迅速可靠、副作用小，中毒后立即使用可减少肺水肿的发生。根据病情决定用药天数，一般可连续服药3～7天。疗程视病情而定，一般用到患者无中毒症状、尿镍降为正常为止。治疗期间禁忌用副醛或水合氯醛类药物。

2）也可选择喷替酸钙钠、依地酸二钠钙进行治疗。

3）过敏者可适当应用抗组胺药物进行治疗，糖皮质激素有助于防治肺水肿，具体请以医嘱为准。

（6）镍皮炎可按一般接触性皮炎处理。有文献报道，使用10%二乙基二硫代氨基甲酸钠软膏或10%依地酸软膏涂敷患处，有较好效果。也有报道使用含10% $CaNa_2$-EDTA的凝胶涂敷经常接触镍的皮肤，可防止镍穿透皮肤屏障，从而起到有效保护皮肤不受镍损害及致敏的作用。

（7）镍粉尘或烟雾引起呼吸系统症状，可对症处理，给予止咳、解痉、抗炎药物。常用依地酸、半胱氨酸、谷胱甘肽、抗坏血酸等抑制镍的过敏反应。

（8）其他处理：轻度、中度中毒患者治愈后可恢复工作。重度中毒患者经治疗后仍有明显症状者应酌情安排休养，并调离镍作业岗位。如需劳动能力鉴定，按《劳动能力鉴定职工工伤与职业病致残等级》（GB/T16180）处理。

（八）预防

（1）镍冶炼应自动化、封闭化、通风排气。镍作业工人应加强个人防护，职业接触镍的人员应定期到医院进行体检，有慢性呼吸系统疾病和皮肤过敏者不宜从事镍作业。

（2）日常不锈钢用品不要长时间盛放强酸或强碱性食品，谨防镍溶出；避免用不锈钢器皿煎中药，避免中药中的生物碱、有机酸等在加热条件下与镍反应等。尽量不吸烟。

（3）生活中部分搪瓷质水杯、器皿应谨慎选择。

（4）对废旧电池进行回收，避免环境污染。

第十六节　锶

锶为人体可能必需的微量元素。

一、来源和摄入量

（一）来源

在所有食品中，莴苣含锶量最高，其次是洋葱和卷心菜。小麦、大米、黄豆、奶制品中都含锶。一般来说，植物性食物比动物性食物含锶多，锶趋向浓集在谷物的麸中，根类蔬菜则浓集在皮内。

通过饮水也同样能起到补充锶元素的效果，然而成年人每天需摄入2mg的锶元素才能满足正常的生理需求，我国大部分地区地表水中锶含量不到0.2mg/L，可以采用饮用天然矿泉水补充锶。含锶5mg/L以下的矿泉水有益于人体健康，又不会产生不良的作用。

（二）摄入量

成年人为满足生理的需要，每天需要摄入锶的量应为 2mg。

二、作用与功能

锶是一种鲜为人知的微量元素，人类对锶的了解目前并不多。但肯定的是，锶是人体可能必需的微量元素之一。

1. 锶与骨骼的形成密切相关 锶为人体骨骼及牙齿的正常组成部分。它能够促进骨骼发育和类骨质的形成。研究表明，锶可调节骨髓间充质干细胞（MSC）向成骨细胞分化，并促进骨基质蛋白的合成和沉淀，因此锶对成骨细胞分化和骨生成有促进作用。目前，锶的主要临床应用是以雷奈酸锶的形式用于治疗骨质疏松症。

2. 锶与血管的功能及构造存在相关性 人体内钠过多容易引起高血压、高血脂、高血糖、心血管疾病，而锶能减少人体对钠的吸收、增加钠的排泄且对人体主动脉硬化具有软化作用。研究表明，受试者饮用水中锶水平越低，心血管疾病死亡率越高。

3. 锶对胎儿的发育和母体的健康有显著效果 女性妊娠期间，微量元素的补充尤其重要，但由于孕妇饮食有很多禁忌，许多微量元素，如锶、锌、锰等都得不到充分补充，这样可能会导致胎儿发育不良，甚至造成胎儿畸形。因此，需要多补充锶、锌等微量元素。

4. 锶有助于排出体内毒素 修复细胞，促进皮肤再生，延缓须发早白。

5. 有助于肾脏细胞的修复与增殖 促进肝脏细胞增殖且利于排毒。

三、药代动力学

（一）分布

锶遍布人体所有的组织，正常成人体内含锶约为 320mg。体内 99.0% 的锶存在于骨骼中，仅 0.7% 可溶解于细胞外液中。骨锶与血锶不断进行交换，两者处于动态平衡。正常人体全血锶为 39μg/L，血清锶为 46μg/L。每克头发中约含锶 3.9μg。

（二）吸收

锶主要经口摄入，锶在小肠通过主动运输和被动扩散两种方式吸收。除了通过胃肠道吸收，亦可通过呼吸道及皮肤进入人体。

（三）排泄

锶经消化道吸收后大部分从肠道由粪便排出，少部分从尿排出，也可从乳汁排出供给婴儿。肾排泄锶的速率大于排泄钙的速率，原因在于肾小管对钙的重吸收快于对锶的重吸收。因为幼儿时期肾小管吸收功能发育尚不健全，所以幼儿对锶的排泄能力弱于成年人。

四、锶缺乏症

锶是骨骼、牙齿正常钙化时不可缺少的元素。锶缺乏可破坏锶与钙、钡、锌之间的比例关系，引起牙齿的骨溃疡。

此外，最新研究资料表明，人体一旦缺乏锶，将会引起体内代谢紊乱，同时会出现肢体乏力、出虚汗、骨骼发育迟缓，还会引起骨质疏松等严重后果。缺锶最严重时还可能使人易患肿瘤。

五、危害性及毒性

（一）危害性

锶金属可能以粉末形式自发爆炸。金属锶及其某些化合物在加热时均可能爆炸。

某些化合物如铬酸锶和氟化锶是致癌物，如果摄入会中毒。锶-90 特别危险，它可替代骨骼组织中的钙。暴露于过量锶-90 的人群中可能发生辐射中毒和死亡。

（二）毒性

锶的毒性介于钙和钡之间。误服可引起胃肠道症状、肢体痛性抽搐，少数病例可累及心肌。放射性的锶-90 则有很高的毒性。动物腹腔内注射金属锶的 LD_{50} 为 88～247mg/kg。发生中毒时，尽快使患者脱离污染区，安置休息并保暖。不慎溅入眼睛时要用大量水冲洗，严重者就医诊治。皮肤接触时先用水冲洗，再用肥皂彻底清洗，如有灼伤应就医诊治。误服时应立即漱口，紧急送医院救治。

第十七节　硼

一、来源和摄入量

（一）来源

硼普遍存在于蔬菜和瓜果中，如葡萄干、杏仁、花生、榛子、枣等，也存在于酒类中，如苹果酒、葡萄酒和啤酒。

（二）摄入量

考虑到硼对生物体的作用及其主要化合物的毒性，WHO建议成年人的硼摄入量为1～13mg/d。

硼的上限摄入量不要超过下面所列水平：11个月～3岁 3mg/d；4～8岁6mg/d；9～13岁 11mg/d；14～18岁 17mg/d；19岁以上20mg/d。

注意：当硼以硼酸类以外的形态应用于人体时会致命，尤其是在皮肤或黏膜有破损时，情况将更加严重。

二、作用与功能

（1）维持骨质密度，预防骨质疏松，加速骨折的愈合。硼是维持骨的健康和钙、磷、镁正常代谢所需要的微量元素之一。硼对停经后妇女防止钙质流失、预防骨质疏松症具有功效，硼的缺乏会加重维生素D的缺乏。

（2）有助于提高男性睾丸甾酮分泌量，强化肌肉，是运动员不可缺少的营养素。

（3）改善脑功能，提高反应能力。

三、药代动力学

（一）分布

人体所有组织都含硼，硼主要分布在肝、肾、脑、骨骼和脂肪组织中。硼在脂肪中含量较低，骨骼中含量较高，其他组织中的分布不均。人体内硼的平均量为0.7mg/kg。发硼正常值为7mg/kg；血硼正常值为98μg/L，范围在39～365μg/L；尿硼正常值为919μg/L，范围在40～6600μg/L。

（二）吸收

有关硼的吸收代谢目前还未充分了解，膳食中的硼很容易被吸收。硼在血液中与氧结合为 B（OH）$_3$ 和 B（OH）$_4$，硼酸与有机化合物的羟基形成酯化物。动物与人的血液中硼的含量很低，并与膳食中镁的摄入有关，镁摄入低时，血液中硼的含量就增加。硼可在骨中蓄积，但尚不清楚是以何种形式蓄积。

（三）排泄

硼在人体的排泄较慢。82%～100%的硼从尿液中排出，经汗液、乳汁也可排出少量硼，而粪便中实际上不能排出硼。摄入硼后，1 天内能从尿液中排出摄入量的 50%，4 天能排出 90%，全部排尽需 5～9 天，甚至更长。

四、硼缺乏

硼缺乏的表现：①生长发育缓慢可能与硼的缺乏有关；②可能引起骨质疏松。

五、硼中毒

（一）病因

由于硼酸在性状上与食盐、白糖相似，容易误做食盐加到食物中或被儿童误做白糖食用。

（1）误服：误将硼酸水当作生理盐水口服；误服含有硼酸的杀蟑螂丸（含30%的硼酸）等，硼酸可被消化道黏膜迅速吸收引起中毒。

（2）外用：应用含有硼酸的爽身粉、硼酸粉或硼酸软膏等涂布大面积创伤、湿疹及尿布疹，可使硼酸被皮损处吸收引起中毒。

（3）注射或体腔洗涤：误将硼酸当作生理盐水供皮下注射或静脉注射而发生致死性中毒，或应用 3%硼酸水洗涤体腔亦可被黏膜吸收而致中毒。

（二）发病机制

硼砂易溶于水，硼酸是硼砂溶于水或与酸结合而成的产物，所以当食物与硼砂溶液产生反应后，往往硼砂与硼酸皆会残留其中，被人食用后，由于胃液是酸性的，硼砂在体内便会被转化成硼酸。

硼酸虽然本身毒性不强，但是在体内有累积作用，尽管每次摄入量不多，但连续摄取后可在体内累积，可能破坏中枢与消化系统，妨碍消化酶作用，引起食欲减退、抑制营养吸收，以及促进脂肪分解，导致体重减轻等症状。此外，在大鼠、小鼠与犬的硼酸喂食研究中，也观察到长期或短期内摄入大量硼酸或硼砂时，雄性生殖系统受影响，如睾丸萎缩。不过，现阶段并未观察到硼酸明显致癌或产生基因突变的结果，国际癌症研究机构（IARC）也未将其列为致癌物质。

成人摄取 1～3g 硼酸便会产生硼酸中毒症状，包括呕吐、腹泻、皮肤产生红斑，更甚者可休克或昏迷、口服致死剂量：成人 15～20g，幼儿 5～6g，婴儿 2～3g。

硼酸中毒是由于硼酸被胃肠道迅速吸收，损伤皮肤和黏膜，并在体内积聚。硼酸可分布于脑、肝、肾等器官，导致脑水肿、肝肾损害等。

（三）临床表现

硼酸可以分布于人体的多个器官，从而导致多个系统出现症状。开始为头痛、头晕、恶心、呕吐、腹部绞痛、腹泻，呕吐物及粪便常带血液或呈蓝绿色；严重呕吐和腹泻的患者可能有脱水、酸中毒和皮肤变黄等表现。随即出现猩红热样亮红色斑丘疹，均匀致密，摸起来像砂纸。用手按压皮疹会变白，黏膜和皮肤会脱落，指尖、肛门和其他部位也会出现粉红色的黏膜。皮疹可波及咽部及鼓膜。部分患者出现肝脂肪变性、黄疸及肾脏损害。重症患儿常有感觉异常、视力障碍、共济失调、震颤、精神错乱、惊厥、谵妄、角弓反张、发绀和昏迷，体温、血压下降，患儿可于 24 小时至数日内因休克、尿毒症等而死亡。有些中毒婴儿在昏迷之前仅有发热或体温下降的征象。

体格检查：患者出现消化道症状可有腹部疼痛或压痛。部分患者可见指尖、肛门及其他部位黏膜有猩红热样皮疹，以及黏膜与皮肤剥脱现象。患者出现神经系统症状时，查体可出现肌张力增高或痉挛、肱二头肌和肱三头肌肌腱反射亢进，以及跟腱、膝腱反射亢进，甚至出现脑膜刺激征阳性。

（四）并发症

本病可继发休克及急性肾衰竭等危及生命。

（五）实验室检查

1. 血硼、尿硼检查　该检查可以测定体内硼含量，中毒患者可出现血硼、尿硼含量升高。

2. 大便隐血实验 中毒患者可出现大便隐血阳性，表明患者存在消化道出血的情况。

3. 尿常规 尿中可出现白细胞、红细胞、白蛋白、管型，提示有泌尿系统的损伤。

4. 肝肾功能 该检查可以反映硼酸中毒对肝、肾有无损伤及损伤程度。

（六）治疗

以对症治疗为主，帮助中毒患者及时地排除毒物，给予局部清洗、催吐、洗胃、导泻，注意维持患者体内的酸碱平衡和纠正电解质紊乱等，同时对患者的不适症状采取对症治疗，对于症状严重者可给予透析治疗。

（1）催吐、洗胃、导泻。对于口服中毒的患者，立即催吐，选用 2%～5%的碳酸氢钠溶液或生理盐水洗胃，因硼酸排泄缓慢，不论就诊早晚均应洗胃，以减少毒物吸收。碳酸氢钠可中和硼酸的毒性。洗胃后灌入硫酸钠导泻。

硼砂中毒的治疗和硼酸类似，但洗胃不能用碱性溶液。

（2）对于外用导致硼中毒的患者，用温水或生理盐水及时进行局部皮肤或黏膜的清洗，减少毒物的吸收。

（3）静脉滴注葡萄糖盐水和血浆对治疗休克及加速毒物排泄均有益。亦可静脉滴注生理盐水。如有酸中毒，应用适量乳酸钠或碳酸氢钠溶液，纠正脱水、酸中毒后，持续静脉滴注 5%～10%葡萄糖和含钠溶液，维持尿呈碱性，以利于硼酸排出。呕吐、腹泻剧烈的患者可能出现脱水、酸碱平衡及电解质紊乱，需要根据患者的情况，输注生理盐水、葡萄糖、氯化钾等对症治疗。

（4）对于惊厥患者除应用镇静剂外，可酌情应用 10%葡萄糖酸钙 10～20ml，加入葡萄糖液 20～40ml 内缓慢静脉注射。

（5）血液透析。出现少尿、无尿等症状时，要做肾功能检查。如果出现肾衰竭，需及时进行血液透析治疗。疗程中，要密切注意各种生命体征的变化，一旦出现剧烈变化，要尽快进行抢救。

（6）若患者出现恶心呕吐，也可以使用抑制胃酸分泌的药物，如西咪替丁和雷尼替丁，缓解中毒症状。

（7）镇静药。对于有抽搐、易怒和其他精神症状的患者，可以使用地西泮和苯巴比妥来安抚患者。对重度疼痛患者，必要时给予哌替啶、吗啡等镇痛药进行缓解。

（8）严重肝损伤患者应服用甘草酸苷和还原型谷胱甘肽等治疗。

注意：多休息，多喝水，促进毒物排泄。一些硼酸中毒患者会出现皮疹，甚至皮肤和黏膜脱皮。清洁局部皮肤，避免感染。并将药物放在儿童接触不到的地方。饮食营养要均衡，蛋白质、脂肪和糖类的比例要适当。补充维生素，适当食用新鲜蔬菜和水果。

（七）预后

硼酸属于低毒类，如果及时治疗，患者的预后通常是好的。多数轻、中度中毒者经过治疗后可完全康复，重度中毒者可出现休克、急性肾衰竭、尿毒症及严重的中枢神经系统症状，可于 24 小时内死亡。

（八）预防措施

应用硼酸时应注意严格遵医嘱使用，并将药物放到儿童接触不到的地方，避免误服。外用含有高浓度硼酸的制剂时，应把控用时、用量，避免因过量使用而中毒。

（九）饮食禁忌

（1）硼酸属于酸性药品，发生中毒时不要饮用酸性饮料及有刺激性的饮料。
（2）避免食用辛辣刺激性食物，以免刺激消化道黏膜。

第十八节　铋

一、来源和摄入量

（一）来源

铋是一种稀有金属，地壳中的铋含量几乎与银元素相同，生物体内所含的铋微乎其微。临床治疗时所用铋剂含有铋元素，应按照医嘱服用。

（二）摄入量

铋剂常见的有枸橼酸铋钾胶囊、枸橼酸铋钾、胶体次枸橼酸铋等。
以枸橼酸铋钾为例，临床用量 1 次为 120mg，4 次/天，餐前服，8 周为

1个疗程。生活护理：该药所含铋的吸收量虽少，但有积蓄作用，应避免长期服用以防中毒。

二、作用与功能

（1）铋剂对胃黏膜的作用，目前尚无权威性的解释，一般的观点认为可能有以下作用。

1）生理保护作用：口服后水溶性的胶状铋在胃酸作用下成为不溶性沉淀，并与溃疡表面或炎症部位的蛋白质结合形成一层保护膜，加强胃黏膜屏障。

2）细胞保护作用：增加黏膜细胞前列腺素合成，进而提高黏液质量、刺激碳酸氢盐分泌、改善胃黏膜血流、促进上皮再生。

3）铋剂可进入并聚集于幽门螺杆菌菌体，使之发生不规则收缩，黏膜破裂，最终杀灭导致胃黏膜炎症、溃疡生成与复发的幽门螺杆菌。

4）还可能与胃蛋白酶发生螯合作用而使其失活。

（2）铋化合物具有收敛、止泻作用，用于处理创伤和止血。

（3）铋属于重金属物质，如果铋大量沉积于脑部和肾脏，会引起尿毒症、记忆力变差等症状。

（4）在放射治疗中，用铋基合金代替铝制造为患者防止身体其他部位受辐射的护板。

（5）某些铋类药物具有抗癌作用。

三、药代动力学

（一）分布

铋吸收后分布于身体各处，以肾最多，肝次之。

（二）吸收

大多数铋化合物，特别是盐基性化合物类，在消化道中难吸收；不溶于水，仅稍溶于组织液。不能经完整皮肤黏膜吸收。

（三）代谢

铋吸收后分布于身体各处，以肾最多，肝次之。铋在体内的代谢与铅相似。在铅中毒时，组织可将积存的铋释放。铋与铅可互相影响。在体内，铋化合物能形成不易溶于水和稀酸的硫化铋，沉淀在组织中或栓塞在毛细血管中，发生局部溃疡，甚至坏死。硝酸铋在肠道内细菌的作用下可还原为亚硝酸铋，吸收后引起高铁血红蛋白血症。严重慢性中毒时，由于铋多存在于肾脏中，可出现严重肾炎，其中以肾小管上皮细胞的损害最重，肝亦可累及。反复经口或经其他途径慢性中毒患者可出现"铋线"。

（四）排泄

大部分贮存在体内的铋在数周以至数月内由尿排出。

四、不良反应

1. 神经系统　铋性脑病最早是 1973 年在澳大利亚发现的，后来在西欧国家也陆续有报道。至 1979 年，法国已有 945 例铋性脑病的报道，其中 72 例死亡；在澳大利亚，已有超过 1000 例的铋性脑病报道。法国和澳大利亚的数据评价显示，大剂量（金属铋摄入＞1.5g/d）、长期使用时（数月到数年）必须注意铋中毒的发生风险。铋中毒脑病的血铋水平为 100μg/L，血铋水平升高时应高度警惕。1990年曾报道过 1 例慢性肾衰竭患者在服用常规治疗剂量铋剂后引发的铋性脑病。

2. 消化系统　服用铋剂期间，口气中可能有氨味，有时出现黑色绒毛状舌苔。其他的胃肠道不良反应有腹泻、便秘，粪便为灰黑色，易与上消化道出血的黑便相混淆。停药后可消失。

3. 泌尿系统　铋主要在十二指肠、空肠和回肠吸收，进入血液循环后，经肾脏排出体外。长期服用可造成肾衰竭。1992 年 *Lancet* 曾报道过量应用铋剂引发的急性肾衰竭，再次引起了人们对于铋剂的重视。

4. 骨骼肌肉系统　骨骼的不良反应常发生在不同部位，与骨内铋的浓度过高有关。较常见的是与铋性脑病相关的骨关节病，常以单侧或双侧肩痛为先兆症状，发生率约占脑病的 3.0%。

5. 药物间的相互作用　胶体次枸橼酸铋是氢氧化铋和枸橼酸的络合盐，这种大分子在水溶液或碱性溶液中呈胶体状态，在酸性环境下（pH＜5）失去稳定性。Spenard 等通过 36 例健康受试者参与的一个随机对照试验，考察了奥美拉唑对"三合一"胶囊(柠檬酸二钾铋 140mg+甲硝唑 125mg+盐酸四环素 125mg)中铋的生物利用度的影响，同样用实验证明了质子泵抑制剂（proton pump inhibitor，PPI）能增加铋的吸收。因此，临床上要警惕 PPI 促进铋的吸收可能带来的危害，联合用药要谨慎。

五、铋中毒

铋中毒是指体内铋含量过多导致的中毒。

（一）病因及发病机制

铋盐主要从消化道和呼吸道进入体内，铋中毒主要由应用过量含铋的物质引起。慢性中毒主要由含可溶性铋盐的药物引起。静脉注射或肌内注射可溶性铋盐，曾有引起死亡的报道。

常见的含铋药物包括次硝酸铋、次水杨酸铋等，职业性中毒较为少见。

铋属于微毒类，一般治疗剂量的铋盐对人体几乎无毒，但用量较大时也可发生中毒。

进入组织中的铋盐可被组织液水解，或形成不易溶解于水和稀酸的硫化铋沉积于组织中，阻塞毛细血管，发生局部溃疡。铋与组织酶的巯基相结合而干扰细胞代谢。

（二）临床表现

铋中毒患者的症状主要包括全身表现及口腔症状。

如果口服铋剂类药物出现铋中毒，服用者会出现恶心、呕吐、咽喉部疼痛、腹痛、腹泻、粪便呈黑色、皮肤出血、头痛、痉挛等。当血铋浓度超过 0.1mg/L 时，还会出现精神错乱、肌肉痉挛，甚至是共济失调及言语失常表现。对铋盐过敏者，静脉注射后可出现发热、皮疹、急性溶血等症状，偶见剥脱性皮炎。口腔中可出现"铋线"、疼痛、牙龈充血、牙龈肿胀等表现。龈缘出现灰黑色"铋线"，口腔卫生差者出现得更快。"铋线"界限清晰，好发于上下前牙牙龈，有时在舌、唇、颊部位出现灰黑色斑。"铋线"附近的牙龈疼痛、充血、肿胀，可发生溃疡及脓性渗出物。

（三）并发症

（1）铋中毒可导致肝、肾损害，甚至引起呼吸困难、急性肾衰竭甚至休克。

（2）患者可出现口腔炎、牙龈炎和牙龈脓肿，严重者可出现坏死性牙龈炎。

（四）治疗

发生铋中毒后应立刻停止使用相关药物，酌情换用其他药物。短期内大量口服铋剂的患者，催吐后立即洗胃，并用盐类泻剂导泻，然后内服牛奶或蛋清等，并根据患者情况进行补液、药物治疗等处理。

1. 一般治疗

（1）根据患者情况适当补液，促进毒物排出，维持水、电解质、酸碱平衡。

（2）进行适当的营养支持。

（3）保持口腔卫生。

2. 药物治疗

（1）症状明显的患者可用二巯丙磺钠、二巯丙醇等解毒剂治疗。

1）二巯丙磺钠溶液肌内注射，严重中毒者可酌情增加剂量并可静脉注射。

2）二巯丁二钠，采用缓慢静脉注射 10～15 分钟注射完毕。

3）二巯丙醇肌内注射，小儿用法与用量参考成人。

4）亦可静脉注射 10%硫代硫酸钠溶液。

（2）高铁血红蛋白血症形成而出现发绀时，可用亚甲蓝及维生素 C 治疗。

（3）血压下降时可用血管活性药物静脉滴注。

（4）过敏反应者可用抗组胺类药物和肾上腺皮质激素等。

（5）避免使用可能引起肾损害的药物，出现肾衰竭时可进行血液透析或连续性肾替代治疗。

（6）支持治疗：给予保护肝、肾、胃肠道黏膜等对症支持治疗。

（五）预后

轻者一般多可自愈，严重者预后比较差。

（六）预防

以下方法可以降低本病的发病风险：①严格遵医嘱用药，避免过量服药；②从事与铋相关职业的人做好防护措施，如戴口罩、穿防护服等。

第十九节　铷

一、来源和摄入量

（一）来源

小海鱼、小海螃蟹、小鱿鱼、小虾、乳猪、羊胎等含铷较多；中药的半枝莲、白花蛇舌草、紫河车（人胎盘）含铷也较多。

（二）摄入量

人对铷的需要量尚未确定，根据山羊缺铷实验数据，若铷为人体必需，其需要量应当为几百微克/天。人的饮食铷摄入量则高于 1mg/d。

二、作用与功能

铷对人体的作用大致如下。

1. 类似钾的功能　铷和钾有类似的化学性质，体内吸收模式相仿，因而铷可置换或部分取代钾而发挥多种生理功能。

2. 神经生理学功能　在大鼠的个体发育研究中发现脑中铷含量与脑发育呈正相关。初期的研究发现，铷有调节情感和行为的功能，并能增强脑中去甲肾上腺素的转运。近期的研究提示，铷在生理性应激引起的神经传递中有某种作用，脑中铷含量可能受其他微量元素和神经递质状态的调节。人脑内铷含量随年龄增长而下降。衰老及大脑活动能力低下可能与铷含量减少有关。

3. 铷还有防癌抗癌的功效　在注射致癌剂或接受肿瘤移植的动物实验中，发现铷有降低肿瘤数目和肿瘤平均重量的作用。表明铷有抗癌功能的其他事实：癌症发生率与饮食铷含量呈负相关；许多抗癌中草药也有较高的铷含量。

4. 缺铷导致习惯性流产　动物实验表明，缺铷的山羊食物摄入量减少、生长减慢、自然流产率增加。缺铷母羊的第一次受精成功率比对照组降低 33%。在第一和第二实验年内，所有怀孕的母羊均在妊娠最后一个月流产，仅在第三个实验年内有少数受孕山羊足月产仔，流产率几乎达 90%。官内缺铷时，幼仔出生前和出生后的体重均明显降低。出生时幼仔体重为对照组幼仔的 88%，发育期明显变坏，到出生后 91 天时，缺铷山羊幼仔体重仅为对照组的 79%。

5. 铷能保护心脑血管的通畅　研究发现，铷与冠状动脉病变、心绞痛和陈旧性心肌梗死均有密切关系，检测患者全血铷水平均显著低于正常人，尤以陈旧性心肌梗死组铷含量最低。可见，铷是保护心血管系统的重要微量元素之一。

三、药代动力学

铷的研究尚在初级阶段，有关药代动力学资料未见详细报道。

四、铷缺乏

人体缺铷可能诱发抑郁症、老年痴呆症、心血管系统疾病、泌尿系统疾病等。

五、铷过量

人体内铷过量可能导致癌症和恶性肿瘤的发生。

第二十节　锆

一、作用与功能

1. 抗菌性　锆是未来的医疗保健材料，锆及锆合金对人体皮肤和肌肉组织不产生刺激作用。例如，佩戴锆耳环与佩戴金耳环相比，妇女耳垂上的小伤口可提前2～3天愈合。锆对人类多关节炎、骨发育不良病、高血压、皮肤病有一定的医疗保健作用。

2. 用于制造手术器械、植入材料和体内义肢的材料　锆植入材料与人体不发生任何反应，不会引起肌肉组织、骨骼组织和脑组织的任何病变及过敏反应。锆被认为是优异的口腔植入材料、脑外科缝合线用材料、颌面外科植入片材、矫形外科和创伤治疗用的接骨材料、保存及转运移植用活体器官的容器材料。

二、锆中毒

（一）接触途径

接触锆的工业有采矿、熔炼、炼钢、陶瓷、核反应堆、无线电、橡胶、塑料、有机合成、耐火材料、制造海绵锆等。

侵入途径：吸入、食入。

（二）发病机制

锆及其化合物的毒性较低，不溶性锆尘（锆、氧化锆）毒性更低，其烟雾可从呼吸道吸入，沉积于肺。锆化合物溶解性低，口服吸收少。吸入氯化锆烟雾后形成可溶性氯氧化锆（$ZrOCl_2 \cdot 8H_2O$），多贮存于肺和淋巴结，可引起支气管炎。吸收后锆主要分布于腿骨、肾、肝、肺和肾上腺。骨内沉积量多于肝内。

锆能浓集于红细胞及脂肪中，与血浆蛋白形成复合物。经口吸收极少，可由尿和粪排出体外。较高浓度的可溶性锆盐，如氧化锆、硫酸锆、硝酸锆等，对呼吸道有刺激作用。锆英石砂：具有较低的热膨胀性、较高的导热性，而且有较强的化学稳定性。锆英石多产于海滨砂矿，其粉尘刺激眼睛、皮肤和呼吸系统；高浓度或长时间接触可引起肺和皮肤疾患，可能为人类致癌物。

锆化合物为低毒化合物。动物气管内注射或吸入大量锆化合物能引起细支气管炎和肺泡炎，有报道乳酸钠锆用作外用药物可引起皮肤肉芽肿和皮疹，一般能自行消退，但很缓慢。目前尚无职业性中毒的临床报道。

（三）临床表现

急性轻度中毒出现头晕、头痛、恶心、呕吐、无力，以及欣快感、哭笑无常、步态蹒跚等醉酒状态，或伴有轻微的眼、鼻黏膜刺激症状。重度中毒患者很快出现强烈的兴奋、躁狂状态，可出现幻觉。极重时，由于脑水肿，出现谵妄、昏迷或痉挛，甚至死亡。轻症患者经治疗可以完全恢复健康。部分重症患者，经救治后在一定时期内可遗留头痛、失眠、乏力等神经衰弱综合征，个别可伴有精神障碍。

慢性中毒以精神、神经症状较为多见。

（四）处理原则

1. 皮肤接触　脱去污染的衣着，用大量流动清水冲洗。

2. 眼睛接触　提起眼睑，用大量流动清水或生理盐水彻底冲洗至少 15 分钟，并迅速就医。

3. 吸入　迅速脱离现场至空气新鲜处，保持呼吸道通畅。如呼吸困难，给予吸氧；如呼吸停止，立即进行人工呼吸，并迅速就医。

4. 食入　饮足量温水，催吐，并迅速就医。

5. 工业上尚未见锆中毒的报道　可供参考的资料较少，临床上可以按照金属中毒的原则进行治疗。

（五）预防

1. 呼吸系统防护　空气中粉尘浓度超标时，建议佩戴自吸过滤式防尘口罩。

2. 眼睛防护　空气中粉尘浓度超标时，佩戴安全防护眼镜。

3. 身体防护　穿一般作业防护服。

4. 手防护　戴防化学品手套。

第二十一节　钛

一、作用与功能

钛在人体中分布广泛，正常人体中的含量为每 70kg 体重不超过 15mg，其作用尚不清楚。钛能刺激吞噬细胞，增强免疫力的作用已被证实。

钛被广泛应用于医疗器械的制造中，是一种常用的人体置换材料，钛所具有的生物兼容性、与人体骨骼相似的力学特性、耐腐蚀性等特性，在术中应用时可对人体产生好处。

1. 生物兼容性　由于钛的生物兼容性，在进行植入替换人体损伤组织后，可以和组织较好地兼容，有助于人体组织较好地生长。

2. 与人体骨骼相似的力学特性　钛的力学性能与人体的骨组织较为相似，因此可以起到较好的替代作用，不会产生明显的应力变化，有助于人体术后尽早适应。

3. 耐腐蚀性　钛性质稳定，因此可以抵抗人体分泌物的侵蚀，不易发生腐蚀损害现象，并且对人体不会产生毒害。

因此，钛主要针对需要进行人体硬组织替换的人群，如人工髋关节置换、人工膝关节置换、骨折固定、心脏瓣膜修补物、起搏器等，还有牙科的种植牙体、牙齿植入固定等手术。

二、钛对人体的危害及处理措施

生活中接触的一般是钛合金，钛合金是没有毒性的，对人体不会产生危害，因此在生活中可以放心使用钛合金碗、钛合金饰品等钛合金制品。

钛对人体的危害主要见于钛制品的生产过程中。

（一）主要用途及接触机会

钛用于制造特种钢、合金、钛陶瓷及玻璃纤维。金属钛也用于飞机、导弹及原子反应堆制造，还用于生产耐火材料、焊条、建筑材料和塑料等。上述工业过程可接触金属钛、二氧化钛的粉尘和烟尘。四氯化钛及其部分水解物还常夹杂氯及其氧化物。在机械处理金属钛的过程中也可接触钛氧化物的烟尘。

（二）侵入途径

吸入、食入。

（三）对人体的危害

吸入后对上呼吸道有刺激性，引起咳嗽、胸部紧束感或疼痛。四氯化钛及其水解物具有毒性。由于四氯化钛粉尘在潮湿空气中水解形成的 $TiCl_2(OH)_2$ 和 $TiCl(OH)_3$ 能进入肺深部，进一步水解为 HCl 而产生有害作用。犬吸入 $TiCl_4$ 粉尘后数小时可发生严重支气管炎和肺水肿，甚至引起虚脱和死亡。肺部可见局灶性充血和出血。四氯化钛遇水产热并生成盐酸，溅于皮肤会引起热灼伤，入眼可致化脓性结膜炎和角膜炎，进而产生角膜混浊。四氯化钛吸入可引起弥散性支气管内息肉。长期吸入 TiO_2 粉尘的工人，肺部无任何变化。TiO_2 曾用作闪光灼伤的皮肤防护剂，未见产生接触性皮炎、变态反应和经皮吸收。100℃氯氮化钛的飞溅、吸入钛酸和氯氮化钛烟引起皮肤烧伤并致瘢痕形成，以及咽、声带、气管黏膜充血，有瘢痕形成会引起喉狭窄。眼短期接触氯氮化钛可引起结膜炎和角膜炎。

（四）处理原则

1. **皮肤接触** 脱去被污染的衣着，用肥皂水和清水彻底冲洗皮肤。四氯化钛灼伤皮肤时应尽快用布或纸将液体吸掉，然后用水冲洗。

2. **眼睛接触** 立即提起眼睑，用流动清水冲洗 10 分钟或用 2%碳酸氢钠溶液冲洗，并立即就医。

3. **吸入** 迅速脱离现场至空气新鲜处。吸入四氯化钛烟雾时，将 5% $NaHCO_3$ 溶液雾化吸入，以中和四氯化钛水解产生的盐酸；吸氧，静卧，保持呼吸道通畅，给予祛痰药和支气管解痉药，为预防肺水肿可给予泼尼松 10mg，每天 3 次，连用 3～5 天。发生肺水肿时按肺水肿治疗。

4. **食入** 食入后如患者清醒应立即漱口，给予饮牛奶或蛋清，并立即就医。

（五）预防措施

接触四氯化钛及其水解产物的工种，应注意皮肤、黏膜和呼吸道的防护。产生钛及其化合物粉尘的工作地点，亦应加强防尘措施。大量微小钛粉尘可引发爆炸，因此钛的生产、浇铸、加工应有良好通风防尘设施，也应有防火防爆设备。四氯化钛生产过程应尽量密闭，防止其烟气逸出及"跑、冒、滴、漏"。加强个人防护，四氯化钛生产设备开盖、清洗、维修时工人应戴防毒面具、防护眼镜。穿防酸防护衣帽。定期对接触四氯化钛的生产工人进行体检，有慢性呼吸道疾病患者不能从事接触四氯化钛的工作。

（六）爆炸伤害

金属钛粉尘具有爆炸性，遇热、明火或发生化学反应易燃烧、爆炸。燃烧、爆炸会直接伤害人体。钛粉体化学活性很高，在空气中能自燃。金属钛不仅能在空气中燃烧，也能在二氧化碳或氮气中燃烧。高温时易与卤素、氧、硫、氮化合。

第二十二节　铌

作用与功能

铌在外科医疗上占有重要地位，有极好的抗蚀性，不会与人体内的各种液体发生作用，而且也完全不会损伤生物的机体组织，对于任何杀菌方法都能适应，可以与有机组织长期结合并无害地留在人体里。于是人们用铌片弥补头盖骨的损伤，用铌丝缝合神经和肌腱，用铌条代替折断的骨头和关节，用铌丝制成的铌纱或铌网用来补偿肌肉，就像真的能在骨头上生长一样。铌是很好的生物适应性材料，人们也把铌称为"亲生物金属"。

铌是人体必需元素，铌是亲生物金属，体内缺乏时易患病，但只有溶于水的有机铌才能被吸收。铌可增强体质，抵抗多种疾病。铌可以平衡血压、调节血脂、血糖、抗衰老、抗肿瘤。一般食品含铌都较少，只有甘肃、宁夏产的枸杞、黄芪，四川攀枝花产的灵芝才含有较多的有机铌。但对无机铌摄入过量也有危害。目前人们对于铌在人体的作用了解得还较少。

1. 医疗应用　铌在外科医疗中占有重要地位，它不仅可以用来制造医疗器械，而且是很好的生物适应性材料，因为它有极好的抗蚀性，不会与人体里的各种液体物质发生作用，并且几乎完全不损伤生物的机体组织，对于任何杀菌方法都能适应，所以可以同有机组织长期结合而无害地留在人体里。

2. 铌用于制造磁共振和粒子加速器的超导磁体

3. 铌对健康的影响　元素形式的铌是无毒的。人们很少接触含铌的化合物，但有些化合物是有害的，应该避免。铌被认为有潜在的火灾危险性。铌粉有毒，对皮肤和眼睛有刺激性。除此之外，铌合金经测试具有生理惰性，因此是无害的。它不与人体组织发生反应，这就是它被用于外科植入物的原因。吸入时主要滞留在肺和骨骼中。吸入浓度超过 $40mg/m^3$ 的铌的氮化物或五氧化物会导致严重的肺损伤。

第二十三节　钡

一、作用与功能

1. 钡餐造影　即消化道钡剂造影。常口服产气粉，使胃充分扩张后，再站上检查台，按照医生要求吞下医用纯硫酸钡混悬液。这样可使胃肠道内既有高密度的钡剂，又有低密度的气影，形成气钡双重对比造影。检查时患者应按照医生的要求转动身体，有两个目的：一是利于钡剂均匀地涂抹在胃肠黏膜上；二是合适的体位才能清晰地显示病变。当 X 线透过人体时，利用显示器观察被钡剂勾画的胃肠的形态、大小、位置及蠕动情况等，必要时适当按压可疑病变观察其变化，并摄片或摄像记录，结合临床表现做出综合判断。对于部分临床症状和 X 线征象均不典型的患者，还须结合其他检查。

作为造影剂的药用硫酸钡为无味、微涩、无刺激性的白色粉末，不溶于水和脂质。因胃肠道不吸收，服药后几小时钡便从粪便中排出，所以对人体副作用小。但硫酸钡发涩，个别患者难以吞咽，因此在调配时可加入适量的调味剂。为使钡剂具有一定的黏性，更好地显示消化道黏膜，也可掺加少量桃胶或阿拉伯胶作为黏接剂。所以，新鲜的"钡餐"应该是带有香甜味的乳白色混悬剂。其他钡盐如氯化钡、硝酸钡、碳酸钡等都有较强的毒性，绝不能替代硫酸钡用于胃肠造影检查。

注意：做钡餐前一般不能进食。钡餐检查前一日开始，饮食应以半流质为主，晚十点以后不宜进食。钡餐正式检查需要数小时，请耐心等待，未经医生同意不要进食任何东西，也不要离开。少数患者当日下午还需复查。检查完毕后可能会排出白色粪便，属正常情况。检查完毕后应大量饮水，以尽快排出钡餐。

2. 钡灌肠　是将稀薄的钡剂从肛门注入，然后再打入少量气体，以钡剂衬托出肠黏膜的形态改变，通过多张照片与正常肠黏膜进行对比分析得出诊断结果。该方法是一种应用时间比较久、比较成熟的检查方法，主要用来诊断结肠病变，也可用于小儿的肠套叠复位。

注意：钡灌肠检查前一周，不要应用含有重金属（指原子量大于65的金属元素）的药物，不做上消化道造影检查，检查前两日少吃水果和蔬菜，饮食要做到无渣、无油、无肉。检查前一日早、中、晚饭只能喝稀粥，晚6：00后口服硫酸镁或者其他导泻剂，一定要禁食，多喝水，总量2000~3000ml，将大便排干净，避免肠道中的粪便影响观察。

二、钡中毒

（一）接触途径

钡矿开采、冶炼、制造过程中都可能接触钡。此外，钡及其化合物用途广泛，常见有毒的钡盐有碳酸钡、氯化钡、硫化钡、硝酸钡、氧化钡等。一些生活用品也含有钡，如脱毛药中含有硫化钡。一些防治农业害虫的药剂或杀鼠药中也含有诸如氯化钡、碳酸钡等可溶性钡盐。

（二）钡中毒原因

日常生活中的钡中毒大多由误食引起，如将氯化钡误作白矾制作油条、面饼等食品，或者将碳酸钡误作熟石膏放入豆浆中。钡的急性中毒多为误服引起，且只有可溶性钡盐才能引起急性中毒。职业性急性钡中毒多由生产和使用过程中的意外事故造成，如碳酸钡烘干炉维修时违反操作规程，淬火液爆溅灼伤皮肤，掉入硫化钡或氯化钡池内等。

（三）钡中毒症状

急性钡盐中毒临床比较少见，多为误服。钡盐中毒主要表现为胃肠道刺激症状和低钾综合征，如恶心、呕吐、腹痛、腹泻、四肢软瘫、心肌受累、呼吸肌麻痹等。

慢性中毒的临床表现为极度软弱、呼吸困难、流涎、口腔黏膜炎症、眼结膜炎、血压升高、消化不良性腹泻、胃出血、心律不齐、心动过速、排尿障碍，有时还有头发及眉毛脱落现象。经常接触重晶石（$BaSO_4$）粉尘，可能引起肺尘埃沉着症。

（四）诊断及分级标准

1. 轻度中毒　除上述症状加重外，还有胸闷、心悸、麻木感、无力，肢体运动力弱，肌力Ⅳ级，心电图有早期低钾表现或血清钾稍低。

2. 中度中毒 肌力Ⅱ～Ⅲ级，肌张力降低。心电图、血清钾呈现低钾表现。

3. 重度中毒 四肢弛张性瘫痪，肌力 0～Ⅰ级，甚至呼吸肌麻痹。心电图及血清钾显示明显的低钾表现，多伴有严重的心律失常、传导阻滞。

（五）钡中毒救治

（1）立即脱离现场，皮肤灼伤者用 2%～5%硫酸钠溶液彻底冲洗后再按灼伤常规处理。钡化合物粉尘经呼吸道向消化道进入者，漱口后，口服适量的硫酸钠。

（2）尽快驱除毒物。口服中毒者先用温水或 5%硫酸钠溶液洗胃，然后再口服 20～30g 硫酸钠，使之与胃肠道内尚未吸收的可溶性钡盐结合为无毒的硫酸钡，加速钡排出。硫酸镁有抑制呼吸作用，不宜使用。洗胃和导泻后，可再用 1%硫酸钠 500～1000ml 静脉滴注或 10%硫酸钠 200ml 缓慢静脉滴注，连用 2～3 天后改为口服。如无硫酸钠时，可用 20%硫代硫酸钠 20～40ml 静脉注射，每日 1～2 次。

（3）及早充分补充钾盐。低血钾时应尽快补钾，轻症可每日口服 3～6g。重症者应静脉补钾，在 1000ml 5%～10%葡萄糖注射液中加入氯化钾 2.0～3.0g，缓慢静脉滴注，每日量可达 4～6g。

（4）保护心肌，防治心律不齐，可采取纠正脱水及抗休克等对症治疗。

第二十四节　铍

WHO 国际癌症研究机构公布的致癌物中，铍在一类致癌物清单中。铍是具有潜在毒性的微量元素。

一、铍中毒

（一）铍在生物体中的代谢

当机体注射或吸入可溶性铍后，大部分铍储存在肝脏和骨骼中，小部分储存在脾、肾；当吸入不溶性铍时，铍主要滞留于呼吸道、肺和淋巴结中，其余可从尿中排出，但排泄速度缓慢，长达数年。口服铍及其化合物时，铍离子能与蛋白质或磷结合生成溶解度很小的化合物，不为肠胃吸收，绝大部分由粪便排出。动物实验表明，从各种途径进入机体的铍以静脉注射毒性最大、口服最小。

（二）铍中毒的机制

由于铍是化学活性很强的元素，它能置换酶系统活动所必需的镁、锰或其他微量元素。已有研究表明铍对酶活性的影响情况，铍对镁离子激活的酶影响最大。例如，铍可抑制碱性磷酸酶、葡萄糖磷酸变位酶、苹果酸脱氢酶和琥珀酸脱氢酶等的活性。当进入机体的铍高于极限含量时，上述酶的活性受到抑制，机体内正常的生物化学过程遭破坏，并在细胞、器官、整个机体及功能上反映出来。但对于引起铍中毒的一系列生化和病理改变，目前尚不完全清楚。

铍及其盐类都具有较大的毒性，其毒性大小除与分散度和溶解度有关，也与铍化合物的种类和进入体内途径的不同而有很大的差异。一般可溶性铍的毒性大，难溶性铍的毒性小，浸入血液时毒性最大，呼吸道次之，消化道及皮肤浸入毒性最小。氧化铍、氟化铍、氯化铍、硫酸铍和硝酸铍等都是毒性较大的物质，而金属铍的毒性相对小一些，铍进入人体后，难溶的氧化铍主要贮存在肺部，可引起化学性支气管炎和肺炎。可溶性铍化合物主要贮存在骨骼、肝脏、肾脏和淋巴结等处。肺和骨中的铍可能致癌。

铍化合物还可与血浆蛋白作用，生成铍蛋白复合物，致使组织发生增生变化，从而引起脏器或组织的肉芽肿病变，铍从人体组织中排出去的速度极其缓慢。急性铍中毒和慢性铍中毒的发病机制可能不同。急性铍中毒的主要表现是机体对刺激物质的中毒反应，而慢性铍中毒则属于免疫疾病的范围，可能是一种变态反应。

（三）临床表现

1. 急性中毒　短时间接触较大量的铍尘或吸入可溶性铍化合物可引起急性铍中毒，临床表现为急性化学性肺炎。

急性铍中毒初发时出现全身酸痛、头痛、发热、胸闷和咳嗽等症状。经数天至两周后出现气短、咳嗽加剧、胸痛、痰中带血、心率增快及发绀等症状，还常伴有肝区肿痛，甚至出现黄疸。还可表现为急性皮炎、结膜炎，接触大剂量的铍可能引起急性肝炎。

2. 慢性中毒　接触少量铍及其化合物的粉尘或烟雾可引起慢性铍中毒，发病的潜伏期可长达 20 年以上。慢性铍中毒的发病在一定条件下并不完全取决于吸入量，而与个人对铍的敏感程度有关。美国曾报道过铍工厂周围居民中毒的病例，称为"近邻病"。慢性中毒患者的肺部形成特有的肉芽肿，称为"铍肺"或铍病，它对人体的危害最严重。

　　临床表现主要为明显的消瘦、无力、食欲缺乏，常伴有胸痛、气短和咳嗽，晚期并发肺部感染、自发性气胸和肺心病，有呼吸困难、发绀、下肢水肿等右心衰竭体征。当铍进入皮下时，会在皮肤深处形成肉芽肿。肉芽肿长期不愈，只能手术切除。肝、肾、淋巴结、骨骼肌、心肌、脾、胸膜等也都可能出现浆细胞浸润、纤维化反应或肉芽肿。病程不可逆、潜伏期长和明显的个体差异是慢性铍中毒的主要特征。

（四）治疗

　　急性中毒患者必须立即脱离铍接触，并采取卧床休息、吸氧等对症治疗措施，口服泼尼松，症状好转后，逐渐减量，疗程2～4周。症状可在1个月左右消失，肺部病变则需1～4个月才能完全吸收，也有个别患者转成慢性铍肺。

　　慢性铍中毒患者口服泼尼松，30～45天为1个疗程，每年2个疗程，持续2～5年。皮肤局部治疗，接触性皮炎用炉甘石洗剂或肾上腺皮质激素软膏。铍溃疡的主要处理是清洁创面。皮肤肉芽肿或皮下结节可行手术切除。

二、铍牙

　　铍以其优良的耐磨性曾是义齿的重要添加成分之一。铍具有一定的放射性，在酸碱性条件下容易形成多种铍化物，在人体内潜伏期较长，会直接或间接地影响人体健康。尤其是技师和牙医师在打磨过程中的铍离子被人体吸收，会阻止血液循环，当积累过高时，会引发基因突变、致癌病变，增强肿瘤的易感性，甚至有部分患者会发生过敏现象，2003年美国FDA对含铍金属进行了全面禁用的决定，使用无铍金属制作义齿已被欧美发达国家作为行业要求。

　　随着近几年材料科学的发展，无铍义齿诞生了。无铍义齿以含钙聚酯类有机物代替了铍，不仅对身体健康无害，而且拥有更好的耐久度。

第二十五节　镉

2019年7月23日，镉及镉化合物被列入《有毒有害水污染物名录（第一批）》。

是具有潜在毒性的微量元素。

镉中毒

（一）镉污染

镉（Cd）在自然界中多以化合态存在，含量很低，大气中含镉量一般不超过 0.003μg/m³，水中不超过 10μg/L，每千克土壤中镉不超过 0.5mg。这样低的浓度不会影响人体健康。镉常与锌、铅等共生。环境受到镉污染后，镉可在生物体内富集，通过食物链进入人体，引起慢性中毒。

自 20 世纪初发现镉以来，镉的产量逐年增加。相当数量的镉通过废气、废水、废渣排入环境，造成污染。污染源主要是铅锌矿，以及有色金属冶炼、电镀和用镉化合物做原料或触媒的工厂。

镉对土壤的污染主要有气型和水型两种。气型污染主要来自工业废气。镉随废气扩散到工厂周围并自然沉降，蓄积于工厂周围的土壤中，可使土壤中的镉浓度达到 40ppm。污染范围有的可达数千米。水型污染主要是铅锌矿的选矿废水和有关工业（电镀、碱性电池等）废水排入地面水或渗入地下水引起。

（二）发病机制

镉比砷、铬等毒性要小，但如果人体内聚集过量的镉会造成损害。

镉的烟雾和灰尘可经呼吸道吸入。肺内镉的吸收量占镉总进入量的 25%～40%。每日吸 20 支香烟，可吸入镉 2～4μg。镉经消化道的吸收率与镉化合物的种类、摄入量及是否共同摄入其他金属有关。例如，钙、铁摄入量低时，镉吸收可明显增加，而摄入锌时，镉的吸收可被抑制。吸收入血液的镉主要与红细胞结合。

进入人体的镉在体内形成镉硫蛋白，通过血液到达全身，并有选择性地蓄积于肾、肝中。肾脏可蓄积吸收量的 1/3，是镉中毒的靶器官。此外，在脾、胰、甲状腺、睾丸和毛发也有一定的蓄积。进入体内的镉主要通过肾脏经尿排出，但也有相当数量的镉由肝脏经胆汁随粪便排出。镉的排出速度很慢，生物学半衰期是 10～30 年。

在正常人的血中，镉含量很低，接触镉后会升高，但停止接触后可迅速恢复正常。镉与含羟基、氨基、巯基的蛋白质分子结合，能使许多酶系统受到抑制，从而影响肝、肾器官中酶系统的正常功能。镉还会损伤肾小管，使人出现糖尿、蛋白尿和氨基酸尿，并使尿钙和尿酸的排出量增加。肾功能不全又会影响维生素 D_3 的活性，使骨骼的生长代谢受阻碍，从而造成骨质疏松、萎缩、变形等。

从动物实验和人群的流行病学调查中发现，镉还可使温血动物和人的染色体发生畸变。镉的致畸作用和致癌作用（主要致前列腺癌）已经动物实验得到证实，但尚未得到人群流行病学调查材料的证实。

1931 年发生在日本富山县的痛痛病，是镉环境污染进而导致人体慢性镉中毒的典型案例。WHO 环境卫生基准镉分册中指出，痛痛病主要发生在镉污染区居住 30 年以上，多胎生育的 40 岁以上妇女，其主要特征为骨质疏松、骨质软化、多发性骨折、骨剧痛和肾小管功能障碍。痛痛病的发生尚与营养因素（低蛋白、低钙及低铁）和多次妊娠等因素有关。

（三）临床表现

1. 食入性急性镉中毒　多因食入镀镉容器内的酸性食物所致，经数分钟至数小时出现症状，酷似急性胃肠炎：恶心、呕吐、腹痛、腹泻、全身乏力、肌肉酸痛，并有头痛、肌肉疼痛，可因失水而发生虚脱，甚者急性肾衰竭而死亡。成人口服镉盐的致死剂量在 300mg 以上。

2. 吸入性急性镉中毒　由吸入高浓度镉烟所致，先有上呼吸道黏膜刺激症状，脱离接触后上述症状减轻。经 4～10 小时的潜伏期，出现咳嗽、胸闷、呼吸困难，伴寒战，背部、四肢肌肉和关节酸痛，胸部 X 线检查有片状阴影和肺纹理增粗。严重患者出现迟发性肺水肿，可因呼吸及循环衰竭死亡。少数合并肝、肾损害。少数病例急性期后发生肺纤维化，导致肺通气功能障碍。

3. 慢性镉中毒　长期过量接触镉，主要引起肾脏损害，极少数严重的晚期患者可出现骨骼病变。经吸入导致的镉中毒尚可引起肺部损害。

（1）肾脏损害：早期肾脏损害表现为近端肾小管重吸收功能障碍，尿中出现低分子量蛋白（β_2 微球蛋白、视黄醇结合蛋白、溶菌酶和核糖核酸酶等），还可出现葡萄糖尿、高氨基酸尿和高磷酸尿。继之，高分子量蛋白（如白蛋白、转铁蛋白等）也可因肾小球损害而排泄增加。晚期患者的肾脏结构损害，出现慢性肾衰竭。即使脱离接触，肾功能障碍仍将持续存在。在长期接触镉的工人中，肾结石的发病率增高。

（2）肺部损害：为慢性进行性阻塞性肺气肿、肺纤维化，最终导致肺功能减退。明显的肺功能异常一般出现在蛋白尿之后。

（3）骨骼损害：严重慢性镉中毒患者的晚期可出现骨骼损害，表现为全身骨痛，伴不同程度骨质疏松、骨软化症、自发性骨折和严重肾小管功能障碍综合征。严重患者发生多发性病理性骨折。尿检测有低分子量尿蛋白，尿钙和尿磷酸盐增加。血镉增高，血钙降低。

（4）日本报道因摄食被镉污染的水源引起的一种慢性镉中毒。临床表现为背和腿疼痛、腹胀和消化不良，严重患者发生多发性病理性骨折。

（5）其他：慢性中毒患者常伴有牙齿颈部黄斑、嗅觉减退或丧失、鼻黏膜溃疡和萎缩、轻度贫血，偶有食欲减退、恶心、肝功能轻度异常、体重减轻和高血压。长期接触镉作业者，肺癌发病率增高。

（四）检查

1. 实验室检查

（1）血镉：抽取患者外周静脉血，送至实验室用石墨炉原子吸收光谱法做血镉检测，检测结果主要反映近几个月内镉接触的水平，停止接触后镉水平迅速下降。WHO 建议个体血镉临界值为 45nmol/L（5μg/L）。

（2）尿镉：连续 2 次测定值高于 5μmol/mol 肌酐（5μg/g 肌酐），可反映近期镉接触情况并在一定程度上反映体内镉负荷，特别是肾内镉水平。

（3）尿中低分子量蛋白检测：慢性镉中毒肾脏损害早期改变主要是近端肾小管重吸收功能减退，表现为尿中低分子量蛋白如 β_2 微球蛋白和视黄醇结合蛋白等排出增加。尿 β_2 微球蛋白水平≥9.6μmol/mol 肌酐（1000μg/g 肌酐）；尿视黄醇结合蛋白水平≥5.1μmol/mol 肌酐（1000μg/g 肌酐）。β_2 微球蛋白和视黄醇结合蛋白已被广泛用于慢性镉中毒的筛查和诊断。

2. 影像学检查

（1）胸部 X 线检查：吸入性急性镉中毒时，胸部 X 线检查有片状阴影和肺纹理增粗。慢性镉中毒患者也需要进行胸部 X 线检查，以便了解肺部有无损害及损害的严重程度。

（2）骨密度测定：骨骼也是镉毒性的主要靶器官之一，镉既可直接作用，也可通过肾损害继发引起骨矿化障碍和骨钙溶出增加。骨密度测定可以判断骨骼的强度，了解骨质疏松的程度。

（五）诊断

根据短时间高浓度或长期密切的职业接触史，临床表现分别以呼吸系统或肾脏损害为主，参照实验室检测结果，结合现场职业卫生学调查进行综合分析，排除其他类似疾病后，可做出急性或慢性镉中毒的诊断。

镉中毒的诊断分级如下。

1. 急性镉中毒

（1）轻度中毒：短期内吸入高浓度氧化镉烟尘，在数小时后出现咳嗽、咳痰、胸闷、乏力等症状，两肺呼吸音粗糙，可伴有散在的干湿啰音。胸部 X 线检查表现为肺纹理增多、增粗、延伸或边缘模糊。

（2）中度中毒：在轻度中毒的基础上，出现急性肺炎或急性间质性肺水肿。

（3）重度中毒：吸入高浓度氧化镉烟尘后，出现急性肺泡性肺水肿或急性呼吸窘迫综合征。

2. 慢性镉中毒

（1）轻度中毒：一年以上密切接触镉及其化合物的职业史，尿镉连续两次测定值高于 5μmol/mol 肌酐，可伴有头晕、乏力、腰背及肢体痛、嗅觉障碍等症状。实验室检查尿 β_2 微球蛋白含量在 9.6μmol/mol 肌酐以上或尿视黄醇结合蛋白含量在 5.1μmol/mol 肌酐以上。

（2）重度中毒：在慢性轻度中毒的基础上，出现慢性肾功能不全，可伴有骨质疏松症或骨软化症。

（六）治疗

1. 急性吸入性中毒　应及早撤离出事现场、保持安静，卧床休息，吸入氧气，保持呼吸道畅通，可用 10%硅酮雾化吸入，以消除泡沫。肾上腺皮质激素能降低毛细血管通透性，宜早期定量使用。应用大剂量糖皮质激素防治肺水肿和继发感染。

2. 口服中毒者　应立即用温水洗胃，卧床休息。同时给予对症和支持治疗，如腹痛时可用阿托品，呕吐频繁时适当补液，既要积极防治休克，又要避免补液过多引起肺水肿。

3. 重症患者　可给予血液透析治疗，同时给予驱镉治疗。血液透析是基于扩散原理，利用半透膜两侧的浓度差，将高水溶性、小分子和部分中分子、低蛋白结合率和（或）伴酸中毒的毒物清除，同时能纠正水、电解质、酸碱平衡紊乱。同时给予驱镉治疗。

4. 急性镉中毒 驱镉治疗可给予依地酸二钠钙，静脉滴注或缓慢静脉注射。有明显肾损害的患者禁用该药，可改用二巯丁二酸钠。根据实验室结果及临床症状确定疗程。

5. 慢性镉中毒一般不主张驱镉治疗 因为传统的络合剂如依地酸二钠钙不能进入细胞直接动员组织细胞内的镉，而且与络合剂结合的镉使肾镉积蓄量增加，加重肾毒性。二乙基二硫代氨基甲酸钠治疗慢性镉中毒已引起临床关注。

6. 慢性镉中毒以对症及营养干预治疗为主 如补充锌（Zn）、硒（Se）、铁（Fe），钙（Ca），以及维生素 E、维生素 C 等维生素类抗氧化剂。

（七）预防

（1）要防止镉中毒，保证人和畜禽健康，首先应控制工业镉对环境水、空气和土壤的污染，防止镉在动植物体内的蓄积，截断其进入人和畜禽体内的食物链。

（2）为了预防镉中毒，熔炼、使用镉及其化合物的场所，应具有良好的通风和密闭装置。

（3）焊接和电镀工艺除应有必要的排风设备外，操作时应戴个人防毒面具。不应在生产场所进食和吸烟。我国规定的生产场所氧化镉最高容许浓度（MAC）为 $0.1mg/m^3$。

（4）镀镉器皿不能存放食品，特别是醋类等酸性食品。

（5）镉污染土壤，可造成痛痛病。镉对土壤的污染，主要通过两种形式，一种形式是工业废气中的镉随风向四周扩散，经自然沉降，蓄积于工厂周围土壤中，另一种形式是含镉工业废水灌溉农田，使土壤受到镉的污染。因此为了防止镉对环境的污染，必须做好环境保护工作，严格执行镉的环境卫生标准。

（6）如果在镉超标水域投放大量的聚合氯化铝和石灰粉，在一定的酸碱度环境中，聚合氯化铝可将离子状态的镉固化，避免被人体吸收。

第二十六节　汞

一、作用与功能

（一）药理作用

（1）汞（水银）的化合物有消毒、泻下、利尿作用，现已不用或罕用。汞为一种原生质毒物，能和病原微生物呼吸酶中的巯基结合而抑制其活力，最后使其窒息而死。元素汞不能被胃肠道吸收，但其表面暴露于空气中时可形成氧化物或硫化物，因而吞食后有时可引起轻度泻下、利尿。

（2）元素汞不引起药理作用，解离后的汞离子能与巯基结合而干扰细胞的代谢及功能。吞食汞的人大多数并无症状，汞自粪便排出，少数人可有某些症状，而极少数（敏感或其他未知原因）可引起立即死亡。

（3）汞剂主要经肾排泄，其次是经大肠排泄。

（二）在医药上的应用

1. 牙医学 汞齐可作为牙齿填补物。汞及其化合物一直被用于药物，不过现今已不常见，因为汞及其化合物的毒性已被广泛知晓。汞是一种制成牙齿填补物的重要元素。

2. 汞溴红（红汞） 是一种有机化合物，其化学名称为 2,7-二溴-4-羟基汞荧光黄素二钠盐，是带有绿色或蓝绿赤褐色的小片或颗粒。无气味，有吸湿性。易溶于水，微溶于乙醇和丙酮，不溶于氯仿和乙醚。其水溶液呈樱红色或暗红色，稀释时显绿色荧光，遇稀无机酸则析出沉淀。

红药水为汞溴红（2%）的溶液，其解离出的汞离子可起杀菌作用，对细菌芽孢无效，防腐作用较弱，不易穿透完整皮肤。红药水属于消毒、防腐药的一种，有杀菌、抑菌作用，且刺激性较小，适用于小的皮肤创面、黏膜创面的消毒，外科、五官科、小手术前皮肤消毒，尿道消毒等。由于红药水穿透力较弱，因此抑菌效果有限，目前在临床上红药水应用相对较少，以避免因消毒不彻底导致感染。由于红药水中含汞，不能和碘酊同时使用，避免二者合用发生化学反应，对皮肤和黏膜造成损伤。红药水和紫药水（甲紫、结晶紫）一起使用会降低效果，因此应避免合用。红药水与碘反应生成有毒的碘化汞，过多会造成汞中毒，不能与碘酊同时使用。除此之外，由于红药水有轻微毒性，大面积烧伤、皮肤或黏膜化脓感染时，不建议使用。红药水储存过程易受空气中二氧化碳影响而产生沉淀，因此要密封保存，一旦发生沉淀不建议使用。

红药水目前在临床上应用有限，使用时要明确适应证和禁忌证。

注意：①本品为含有机汞的消毒药，在酸性液中可析出；②不可与碘酊同时涂用；③不可入口；④不可长期大面积使用，以防汞剂吸收中毒；⑤长期连续使用可影响肾功能；⑥汞过敏者禁用。

二、汞中毒

（一）接触途径

汞蒸气可由呼吸道吸入引起中毒，一般急性金属汞中毒来自工业事故。金属汞经消化道吸收甚微，一般不引起中毒。含汞药物甚多，使用方法分别为内服、外用及直肠内使用。无机汞类药物有升汞、氧化氨汞、朱砂、轻粉等，用量过大或持续应用时间过长均可发生汞中毒。其中以升汞毒性最大，小儿中毒大多由误食此药所致，0.1g 即可致死。有机汞类农药如赛力散、西力生等毒性强。误食伴有含汞农药的种子，食用汞污染水中的鱼、贝类或饮用被汞污染的水均可发生中毒。

（二）毒理学

汞为银白色的液态金属。汞和汞盐都有毒。氯化汞（$HgCl_2$）的致死量为 0.3g；空气中的汞含量不得超过 5～10ppm；成年人每周的汞摄入量不得高于 0.3mg，甲基汞的摄入量不得超过 0.2mg。

汞元素是一种强有力的神经毒素。19 世纪发生过帽子购买者发疯的事件。商人用汞抛光礼帽，导致购买者体内汞元素严重超标，影响了大脑的功能，导致人发疯。同样，在日本的沿海城市，鱼类受到附近工业的甲基汞污染，居民长期食用污染的鱼类后而引发汞慢性中毒，出现神经障碍甚至死亡，被称为水俣病。

通常情况下，汞在人体内以二价离子的形态发挥毒性作用。汞对消化道有腐蚀作用，对肾脏、毛细血管均有损害作用。

急性中毒多半由误服氯化汞（升汞）引起，有消化道腐蚀所致的症状，吸收后产生肾脏损害，导致尿闭和毛细血管损害，从而引起血浆损失，甚至发生休克。

慢性中毒一般见于工业中汞中毒，发生口腔炎和中毒性脑病，后者表现为忧郁、畏缩等精神症状和肌肉震颤。

（三）临床表现

1. 急性汞中毒

（1）急性症状：患者可出现全身症状，如头痛、恶心、呕吐、发热、寒战，以及咳嗽、胸痛、腹痛、腹泻等消化道和呼吸道症状。

（2）肾脏损害：主要表现为急性肾小管坏死，出现蛋白尿、血尿，严重者还可出现急性肾衰竭，造成少尿、无尿。

（3）皮肤损害：如汞接触性皮炎，常在中毒2~3天后出现，表现为散在的红色斑丘疹，可融合成片或形成溃疡，严重者还可出现剥脱性皮炎。

（4）其他危害：如果呼吸道接触较多，可能导致化学性肺炎，出现发绀、气促，甚至肺水肿。

2. 慢性汞中毒

（1）神经精神障碍：早期可表现为头晕、头痛、健忘、失眠等，继而可有心悸、多汗等，即自主神经系统紊乱的现象。如果进一步发展，可能出现易兴奋症，如急躁、易怒、多疑、注意力不集中，甚至明显的性格和情绪改变。

（2）震颤：主要表现为手指的细小震颤，随着病情发展，可能逐渐累及四肢，程度会逐渐加重，影响正常饮水、进食。

（3）口腔炎：早期可表现为牙龈肿胀、流涎，继而可出现牙齿松动、牙龈萎缩，牙龈边缘可出现蓝灰色的细线。

（4）肾功能不全：主要是近端肾小管出现功能障碍，如果接触汞的浓度过高，还可出现蛋白尿，甚至造成肾病综合征。

（四）治疗

药物是治疗本病的关键。为便于从总体上把握金属、类金属中毒的药物治疗原理和方法，将《中华人民共和国药典临床用药须知：化学药和生物制品卷（2015年版）》（中国医药科技出版社）、《新编药物学》（第18版，人民卫生出版社）、《临床药物手册》（第5版，上海科技出版社）等专著中记载的金属、类金属中毒的解毒药资料综合整理，介绍如下：

（1）依地酸二钠钙：属于氨羧络合剂，能与金属离子结合成环状络合物，使金属毒物毒性降低或成为无毒的可溶性物质由肾脏排出。其特点是不能进入细胞内，治疗铅中毒时只能络合细胞外液中的铅，用药后细胞外液中铅浓度降低，细胞内的铅可移至细胞外液，重新分布形成新的动态平衡。细胞内的铅也逐渐减少。故一般采用短疗程、间歇疗法。胃肠道吸收差，不宜口服给药。静脉注射后在体内不被破坏，迅速自尿排出，1小时内约排出50%，24小时排出95%以上。仅少量通过血脑屏障。肌内注射有效，静脉注射起效快。主要用于无机铅中毒，也试用于驱锰、铜、钴、镍等金属，但疗效不及驱铅明显。

其他氨羧络合剂还有喷替酸钙钠、五醋三胺钠锌、羟依地酸二钠、乙基乙烯二胺三乙酸等。

（2）二巯丙醇：属于巯基络合剂，该分子中碳链上的活性巯基，与金属亲和力大，能夺取与组织中酶系统结合的金属，形成不易离解的无毒性络合物而由尿排出，使巯基酶恢复活性，从而解除金属引起的中毒症状。由于形成的络合物可有一部分逐渐离解出二巯丙醇并很快被氧化，游离的金属仍能引起中毒现象，因此，必须反复给予足够量，使游离的金属再度与二巯丙醇相结合，直至排出为止。其特点是一种竞争性解毒剂，因此必须及早并足量使用。当患者大量重金属中毒或解救过迟时疗效不佳。本品对急性金属中毒有效，而对慢性中毒虽能增加尿中金属排泄量，但已被金属抑制带有巯基细胞酶的细胞活力已不能恢复，临床症状常无明显好转。

对砷、汞及金的中毒有解救作用，但治疗慢性汞中毒效果差。对其他金属的促排效果，排铅不及依地酸二钠钙，排铜不及青霉胺，对锑和铋无效。

其他巯基络合剂还有二巯丙磺钠、二巯丁二钠、二巯丁二酸、青霉胺和 β-巯乙胺等。β-巯乙胺可解除金属对细胞中慢性酶系统活性的抑制作用。用以治疗急性四乙铅及铊中毒，对解除四乙铅中毒的神经系统症状有效，并可预防和治疗由射线引起的放射病。

（3）青霉胺：本品为青霉素的代谢产物，为含有巯基的氨基酸，对铜、铁、汞、铅、砷等重金属离子有较强的络合作用，性质稳定、溶解度高，口服后吸收良好，在体内不易被破坏，故可用于口服。

（4）羟肟酸络合剂：主要有去铁胺和红酵母酸，但后者尚未在临床广泛使用。

（5）其他：二乙基二硫代氨基甲酸钠对羰基镍中毒有效，早期应用能防止肺水肿的发生。对氨基水杨酸可与锰形成复合物后由尿排出。

汞中毒的治疗措施如下：

1. 急救处理　口服汞及其化合物中毒者，应立即用碳酸氢钠或温水反复洗胃催吐，然后口服生蛋清、牛奶或豆浆吸附毒物，再用硫酸镁导泻。吸入汞中毒者，应立即撤离现场，更换衣物。有呼吸困难者，及时给氧，检查口腔是否有异味，保持呼吸道通畅，并立即禁食。

2. 驱汞治疗　急性汞中毒可用二巯丙磺钠溶液肌内注射。严重中毒者可酌情增加剂量并可静脉注射。慢性汞中毒驱汞治疗常用药物为二巯丙磺钠。

如果对二巯丙磺钠过敏，也可以选用二巯丁二钠缓慢静脉注射，10～15 分钟注射完毕。该品不宜静脉滴注和肌内注射，因静脉滴注药液接触空气易被氧化变质，肌内注射可引起无菌脓疡，故采用缓慢静脉注射。

有肾功能损害时，慎用以上药物。

若患者出现急性肾衰竭，不宜进行驱汞治疗。血液灌流能有效移去血汞，帮助患者度过急性肾衰竭期，重症汞中毒时应尽早应用。

3. 对症支持治疗　补液，纠正水、电解质紊乱，口腔护理，并可应用糖皮质激素。

发生接触性皮炎时，可用 3% 硼酸湿敷。严重皮炎可给予地塞米松霜局部涂抹或泼尼松口服。

口腔炎应用 1 ∶ 5000 高锰酸钾溶液或 3% 双氧水（过氧化氢溶液）漱口。

对于汞中毒性脑病者，可采用改善脑组织代谢、促进神经细胞恢复药物，如胞磷胆碱、ATP、辅酶 A、细胞色素 C 等。

驱汞后可出现明显四肢酸痛、食欲减退、乏力，针对人体必需元素丢失情况，可酌情给予补充，可给多维元素片（施尔康），每日 2～3 粒。

（五）如何预防汞接触

首先要清楚的是，汞的沸点虽然很高（356.72℃），但这种金属在常温下就是液气两相共存的，只要暴露在空气中，在 0℃ 就已蒸发，而且气温每升高 10℃，蒸发的速度增加 1.2～1.5 倍。因此，汞很容易通过空气的流动进入人体的肺部，然后集中在肝脏，随后转移到肾脏，对健康造成严重的影响。

在生活中最容易接触的含汞物品是水银体温计、荧光灯和紫外光灯，在购买这些物品的时候，应该仔细阅读说明书，了解其中是否真的含汞。当这些可能含汞的物品不小心被打碎时，处理方法：①立即疏散人群，迅速戴上口罩，并打开所有门窗通风，以降低空气中汞蒸气的含量；②收集洒落的汞珠。戴上橡胶手套，收集物品碎片，并用棉签或吸管将地上的汞珠收集起来，放到密封的袋子中；如果家里有硫磺粉，在水银上面撒硫磺粉使之形成黑色硫化汞；收集起来的汞不要随意丢弃，可进行深埋处理。

待地上的汞珠都被收集起来后，最好继续打开门窗通风 12 小时以上，让室内空气中的汞蒸气彻底消散。

第二十七节　铅

铅被列入《有毒有害水污染物名录（第一批）》，是具有毒性的微量元素。

铅中毒

铅中毒即血液中含有过量的铅。在传统观念中，人一旦中毒就会在短时间内出现脸色发黑、呕吐、昏迷、抽搐乃至死亡等剧烈反应，但是科学界定的铅中毒并不是这样的症状性中毒，而是人体内的血铅含量已经处在有损于健康的危险水平之上。目前把血铅 100μg/L 定为临床可接受水平，超过此水平并伴有相应中毒症状为铅中毒。

（一）接触铅的途径

①含有铅的食物，如皮蛋、爆米花，还有铅制的罐头食品；②近海的地方如果受到铅污染，海里的贝类、虾等都会含铅量比较高；③油炸食物、啤酒、向日葵等也含铅；④经常接触彩印的食品包装、油漆桌椅、玩具等含铅量较高的物品，含铅化妆品、染发剂，被铅污染的衣物，汽车尾气、过量服用黑锡丹或樟丹等含铅的中药；含铅的蜡烛，特别是有香味的和慢燃的蜡烛等；⑤长期接触含四乙基铅的汽油；⑥含铅的废水、废气、废渣，铅烟、铅尘等污染大气、水源和农作物；⑦生产中铅以铅尘（烟）方式被吸入人体。

（二）发病机制

铅是一种具有神经毒性的重金属元素，不应存于体内，亦不应从血中测出。在人体内无任何生理功能，只有毒害作用，理想的血铅浓度为零。

人体多通过摄取食物、饮用自来水等方式把铅带入人体，进入人体的铅 90%储存于骨骼，10%随血液循环流动而分布到全身各组织和器官，影响血红细胞和脑、肾、神经系统功能，特别是婴幼儿吸收铅后，将有超过 30%保留在体内，影响婴幼儿的生长和智力发育。儿童由于代谢和发育的特点，对铅的毒性特别敏感，而铅毒对儿童大脑的损害是永久性的，欧美一些国家已把铅毒视作儿童智能发育的"第一杀手"。

铅中毒属于蓄积性中毒，只有当人体中的铅含量达到一定程度时，才会引发身体的不适，在长期摄入铅后，会对机体的血液系统、神经系统产生严重的损害，尤其是对儿童健康和智能产生难以逆转的危害。

职业性铅中毒多为慢性中毒。

铅中毒的主要机制如下。

（1）血液系统：铅中毒者体内最早发生的重要变化之一是卟啉代谢紊乱。

卟啉是血红蛋白合成过程的中间物。铅还直接作用于成熟红细胞，使红细胞内钾离子渗出而引起溶血。

（2）神经系统：铅主要造成高级神经功能障碍，使大脑皮质的兴奋和抑制过程发生紊乱，从而出现皮质-内脏调节障碍。铅中毒表现为神经衰弱症状、中毒性多发性神经炎及中毒性脑病。

（3）心血管系统：铅中毒可致血管痉挛。腹绞痛、视网膜小动脉痉挛和高血压可能都是小动脉痉挛引起的。铅中毒性脑病是一种高血压脑病，可能由于卟啉代谢障碍、巯基酶抑制，使自主神经兴奋，以及铅作用于平滑肌而致血管痉挛。有时可致冠状动脉痉挛，形成铅中毒性心绞痛。

（4）肾脏：铅对肾脏也有一定损害，常见间质性肾炎或肾萎缩等病理改变，患者出现蛋白尿，尿中有红细胞、管型。

（5）肌肉：铅中毒时肌肉内磷酸肌酸的再合成受阻，可能与铅毒性瘫痪有关。

（三）临床表现

1. 急性及亚急性中毒　由消化道或呼吸道吸收大量铅化合物后，常有一个潜伏期，短者4～6小时，一般2～3天，长者1～2周，与摄入剂量和个体差异有密切关系。其临床特点为剧烈腹绞痛、贫血、中毒性肝病、中毒性肾病、多发性周围神经病，表现为头晕、全身无力、肌肉关节酸痛、不能进食、便秘或腹泻、肝大、肝区压痛、黄疸、血压升高。神经系统检查可发现四肢末端呈手套（袜子）型感觉障碍，肌肉萎缩及肌无力。严重者发生铅麻痹，即垂腕、垂足症。儿童可发生铅中毒性脑病，出现昏迷、惊厥，若及时治疗可迅速恢复。

2. 慢性中毒　长期接触低浓度铅尘或铅烟引起的职业性铅中毒多为慢性中毒。目前由于劳动条件的改善，患者多为轻度，中、重度铅中毒患者少见。

（1）轻度中毒：神经衰弱综合征，症状出现较早，有头痛、头晕、肢体酸痛、疲倦乏力。消化不良，患者口中有金属味儿、腹部隐痛、便秘。少数患者牙龈缘黏膜内可见硫化铅点状颗粒沉积形成的"铅线"，呈深灰色或蓝色的带状或不规则的斑块。

（2）中度中毒：腹绞痛，发作时腹痛剧烈难忍，多在脐周，呈阵发性。每次持续数分钟至数小时。腹痛发作时面色苍白、出冷汗、烦躁不安、压痛部位不固定。可有轻度贫血，周围神经麻痹，大多数为多发性神经炎。肢体有闪电样疼痛、麻痹、麻木、肢体末端指（趾）部位感觉障碍、无力。

（3）重度中毒：瘫痪，主要累及伸肌，在上肢表现为垂腕，在下肢表现为垂足。出现脑病者，开始有感觉、记忆力、情绪的轻度障碍；在数周内出现嗜睡、谵妄、躁狂、共济失调，最后出现震颤、惊厥、昏迷。

（四）实验室检查

1. 人体内铅的测定

（1）血铅：血铅升高是近期铅吸收的指标。血铅正常值上限为 2.4μmol/L（497.28μg/L）。

（2）尿铅：尿铅升高虽可反映铅吸收情况，但受尿比量和肾功能影响，故波动较大。

（3）诊断性驱铅试验：用依地酸二钠钙 1.0g 加入 5%葡萄糖溶液 250ml 中静脉滴注 4 小时，用药起留 24 小时尿，测尿铅含量。若 24 小时尿铅超过 3.86μmol/L（799.79μg/L）或 4.82μmol/L（998.7μg/L）者，可诊断为铅中毒。

（4）尿中粪卟啉：半定量大于等于两个加号（++），说明有铅吸收过量。

（5）红细胞游离原卟啉、红细胞锌原卟啉：两者均是反映铅吸收的敏感指标。

（6）红细胞 δ-氨基-γ-酮戊酸脱水酶（ALA-D）活力降低是反映铅接触十分灵敏的指标。

2. 血液检查

（1）血红蛋白、红细胞计数：慢性铅中毒时贫血多为轻度，属低色素性贫血。急性铅中毒时可有溶血性贫血。

（2）网织红细胞和嗜碱性点彩红细胞：这两种红细胞在铅中毒贫血时可明显增多，但并非铅中毒所特有。对诊断重症铅中毒有参考价值。

（五）诊断

1. 铅接触史 职业性铅中毒应有接触过量铅的职业史，生活性铅中毒的接触史有时不清。临床上如有典型的多系统症状，往往可提示铅中毒的可能性。

2. 铅中毒的临床表现 人体对铅的反应与铅的剂量有一定关系。急性铅中毒起病急骤，依次出现腹绞痛、肝病、溶血性贫血、周围神经麻痹、铅中毒性脑病。

3. 铅吸收的实验室检查证据 血铅和尿铅增多表明体内吸收了过量的铅。

4. 儿童铅中毒的诊断和分级 主要依照血铅水平。

（1）Ⅰ级：血铅＜100μg/L，相对安全（已有胚胎发育毒性，孕妇易流产）。

（2）Ⅱ级：血铅100～199μg/L，血红素代谢受影响，神经传导速度下降。

（3）Ⅲ级：血铅200～499μg/L，铁锌钙代谢受影响，出现缺钙、缺锌、血红蛋白合成障碍，可有免疫力低下、学习困难、注意力不集中、智商水平下降或生长迟缓等症状。

（4）Ⅳ级：血铅500～699μg/L，可出现性格多变、易激、多动症、攻击性行为、运动失调、视力和听力下降、不明原因腹痛、贫血和心律失常等中毒症状。

（5）Ⅴ级：血铅≥700μg/L，可导致肾功能损害、铅性脑病（头痛、惊厥、昏迷等）甚至死亡。

对于Ⅱ级以下铅中毒儿童，以健康教育、环境干预和特殊饮食调衡为主。Ⅱ～Ⅲ级铅中毒儿童必须在医生指导下以国家认定驱铅药品或食品做驱铅治疗，才能使铅中毒儿童尽快康复。Ⅳ～Ⅴ级铅中毒儿童应在48小时内复查血铅，如获证实，应立即予以驱铅治疗，同时进行染铅原因的追查与干预。

（六）治疗

主要的治疗手段是清除毒物，给予驱铅治疗，还需加强对症处理，远离铅污染环境，通常能取得良好的治疗效果。

药物驱铅治疗的指征如下。

（1）儿童血铅水平在450μg/L以上。

（2）儿童血铅水平在250～450μg/L，根据以下标准衡量：①有其他反映铅毒性作用的生化指标改变，如FEP增加、ALA-D降低等；②患儿年龄在2岁以下；③经环境干预2～3个月后血铅水平仍持续升高；④驱铅试验阳性。符合四项之一应给予驱铅治疗。

（3）血铅水平在450μg/L以下，不符合以上四项的应进行非药物治疗。

1. 一般治疗 脱去污染的衣物、鞋、帽等，经皮肤污染者，用肥皂和清水冲洗皮肤；吸入中毒者需迅速脱离有毒环境，转移至通风处，避免中毒加重。

口服中毒者应立即洗胃和导泻，可用1%硫酸钠或硫酸镁溶液反复、彻底洗胃，洗胃后可灌入活性炭，已吸入毒物可以使用牛奶或蛋清保护胃黏膜，并使用硫酸镁（钠）或甘露醇导泻。对于导泻效果差的患者，应及时给予灌肠。

2. 药物治疗 用络合剂驱铅可以迅速改善症状。

（1）依地酸二钠钙（CaNa$_2$-EDTA）：静脉滴注或缓慢静脉注射，使成为无毒的依地酸铅盐后由尿排出。小儿进行此项疗法，最好先用小量。

依地酸二钠钙为目前驱铅治疗的首选药物，可以迅速改善症状。静脉用药可能引起肾损害，故在治疗过程中须经常检查尿常规及肾功能，如有肾功能异常或无尿，应立即停药。

（2）重症患儿或当血铅值超过 4.83μmol/L（1000μg/L）时，可用联合疗法，即二巯丙醇、依地酸二钠钙联合注射用药，同时能口服的患者予青霉胺。联合治疗 3～5 天，血铅浓度降至正常，停用 2 天后再开始下一个疗程。在重复疗程中，每日用量应酌减。

以上药物在应用过程中，均须注意副作用，如患儿出现无尿，立即停用依地酸二钠钙。在用二巯丙醇的过程中，勿同时应用铁剂。

（3）无尿 4 小时以上者应同时做血液透析。

（4）患儿血铅值在 3.84～4.83μmol/L（800～1000μg/L）时，依地酸二钠钙和二巯丙醇应用 2 天，而后口服青霉胺 5 天。若肠道中无铅，可单用依地酸二钠钙 5 天或用二巯丙醇加依地酸二钠钙 3 天。

（5）血铅值在 2.88～3.84μmol/L（600～800μg/L）者，可用短期依地酸二钠钙或较长期青霉胺治疗。

（6）喷替酸钙钠（促排灵，$CaNa_3DTPA$）排铅效果亦好，可酌情应用。

（7）在急性中毒时，也可应用枸橼酸钠，使与铅化合成枸橼酸铅，虽可溶于血内，但因不易游离，故无毒性作用，能由尿排出而不致中毒。每日剂量为 3～8g（成人量），分数次口服，必要时可用 2.5% 溶液做静脉注射。

（8）二巯丁二酸（DMSA）0.5g 口服，本品性质比较稳定，口服可吸收，应用方便，副作用小，安全，已在全国推广使用。

（9）β-巯乙胺：用于急性的四乙基铅中毒，其能够与四乙基铅结合，阻止后者进入血脑屏障。可以减轻神经症状，但肝、肾功能损害者禁用。

（10）血铅值<2.88μmol/L（600μg/L）的患儿，除有其他铅中毒症状外，一般不需做驱铅治疗。

文献报道，依据药物的驱铅作用强度大小，从高到低排列如下：喷替酸钙钠（$CaNa_3-DTPA$）、依地酸二钠钙（$CaNa_2-EDTA$）、二巯丁二钠、二巯丁二酸。

铅性脑病宜用二巯丙醇和依地酸二钠钙联合治疗。

在驱铅过程中由于使用络合剂，可导致锌、锰、铜、铁、钴等微量元素也同时排出，因此在驱铅后宜做适当补充。

3. 非药物治疗　方法包括经常洗手、定期家庭扫除、少吃含铅食品等。其次是食用一些具有排铅功能的保健品，海参、海带、紫菜、黑枣、葱、麦麸、刺梨、猕猴桃及膳食纤维等食品也具有排铅作用。也就是说，一般的儿童铅中毒并没有想象中那么可怕，没有必要大量服用排铅药，那样有百害而无一利，反而会给孩子身体造成危害。

4. 中医治疗　葛根素、槲皮素、姜黄素、大蒜素和褪黑素能有效降低血铅含量，修复铅对细胞、器官组织的损伤，对治疗铅中毒有一定的临床应用价值。

5. 其他治疗措施　腹部绞痛患者可用 10% 葡萄糖酸钙 10～20ml 缓慢静脉注射，可使血铅暂时转移至骨髓内缓解症状。或使用阿托品、654-2 注射液（消旋山莨菪碱），肌内注射。局部热敷、针灸等方法也可缓解疼痛症状。

（七）预后

铅中毒治疗效果好，一般预后良好。腹绞痛和贫血经驱铅治疗后可迅速好转，但重症患者周围神经麻痹和铅中毒性脑病恢复较慢。

（八）预防

（1）改善生产条件、降低空气中的铅浓度。
（2）加强工人个体防护和医疗监督。
（3）避免意外进食过量的铅化合物。

第二十八节　铝

2017 年 10 月 27 日，WHO 国际癌症研究机构公布的致癌物清单中，铝制品为一类致癌物。铝是具有潜在毒性的微量元素。

铝中毒

（一）病因

1. 服用药物　如果有肾功能不全的情况，经常服用铝制剂或平时经常服用铝碳酸镁片、复方氢氧化铝片等，不仅会对胃黏膜造成一定的刺激和损伤，还容易导致铝中毒。

2. 环境因素　如果平时长时间在污染环境中，而且经常接触含铝较高的物质，如从事蓄电池行业、冶炼行业等，吸入过多铝尘颗粒，可能会引起铝中毒。

3. 食物因素　平时做饭时，如果经常使用铝制餐具、炊具或者容器，并且经常吃含铝较多的食物或保健品，如烤鸭、油条、凉粉、粉丝、膨化食品等，会导致体内含有较多的铝元素，不易被肠胃吸收，可能会导致铝中毒。

4. 眼和皮肤接触烷基铝原液可引起灼伤

（二）发病机制

（1）铝元素并不是人体所需的物质，长期接触铝元素会抑制胃蛋白酶的活性，影响肠道对钙、铁、锌、磷、锶等元素的吸收，导致人体缺乏微量元素，甚至会导致骨质疏松和肾功能异常。

（2）影响中枢神经系统，出现记忆力下降、智力降低的表现，老年人有可能出现神经退行性疾病，如老年痴呆、帕金森综合征等。

（3）危害女性的卵巢功能。对于孕妇，可能会影响钙磷代谢进而抑制胎儿发育。

（4）铝在人体皮肤沉积后，会使皮肤弹性降低、松弛，加速皮肤的衰老。

（5）影响铁的吸收，可能出现缺铁性贫血。

（6）吸入高浓度氯化铝可刺激上呼吸道黏膜，产生急性支气管炎，严重的可引起间质性肺炎；吸入熔炼铝产生的蒸气或在电解铝过程中吸入氟化铝，可导致支气管哮喘发作；吸入烷基铝（氯化二乙基铝、氯化三乙基铝、氯化二异丁基铝、氯化三异丁基铝）蒸气和烟尘可产生类似金属烟热的临床表现，吸入高浓度可引起化学性肺炎和肺水肿。

（三）临床表现

铝中毒症状及后果因中毒方式不同而异。

1. 口服铝中毒　可能会引起恶心、上腹部疼痛、乏力等症状，如果刺激胃黏膜、肠黏膜，会导致消化道出血、黑便。急性中毒者也可能出现神经精神症状，如抽搐、躁动、谵妄，严重者还会出现心律失常、少尿、昏迷等症状，甚至出现休克。如果未经及时抢救，即使生命体征恢复，也可能遗留肝、肾及心肌等多组织或器官损害。

2. 吸入性铝中毒（铝蒸气中毒）　主要是刺激人体的呼吸系统，表现为鼻咽部疼痛、干咳，甚至剧烈咳嗽，后期表现为间质性肺炎，可能会引发肺水肿、支气管哮喘等。

3. 接触性铝中毒（慢性铝中毒） 如长期、大量接触铝元素，也会导致铝中毒。不仅会引起贫血、骨软化、腹痛、恶心、骨质疏松、认知功能障碍，还可能导致阿尔茨海默病和慢性肾衰竭。

铝中毒可分为轻、中、重三度：轻度中毒者头痛、头晕、恶心、呕吐、四肢无力、失眠、腹痛、口渴及心动过缓；中度中毒者除以上症状加重外，还会出现嗜睡、抽搐、呼吸困难、心电图显示有缺血改变；重度中毒者出现昏迷、抽搐、严重呼吸困难、血压下降、休克、心动过速、气短、肝大、肾脏明显受损（如出现血尿、蛋白尿）等。

（四）治疗

铝中毒的急救措施如下。

（1）误服铝引起中毒者可立即给予洗胃，然后口服牛奶、豆浆或蛋清保护胃黏膜，同时注射质子泵抑制剂；注意口腔卫生，也可以用高锰酸钾溶液或过氧化氢溶液漱口。

（2）吸入中毒者，主要是吸氧，预防肺水肿，必要时用呼吸机辅助呼吸，进行对症治疗。

（3）皮肤接触者立即用汽油或酒精清洗皮肤，也可用肥皂水清洗皮肤，不可用水冲洗，皮肤灼伤者按烧伤处理，涂可的松软膏或氧化锌软膏。

（4）重者给予血液透析或血浆置换治疗，才能改善症状。

（5）平时多吃富含维生素 C 的水果、蔬菜等食物；多吃含钙、铁、锌的食物，注意营养平衡。

（五）预防

（1）注意饮食，如加入明矾的油条含有铝，应该减少这些食物的摄入。

（2）平时生活中要尽量避免使用含铝的器具，如锅、碗、瓢、盆，因为在加热的情况下，有可能使铝释放而被人体吸收。

第二十九节　砷

2017 年 10 月 27 日,世界卫生组织国际癌症研究机构公布的致癌物清单中,砷和无机砷化合物为一类致癌物。2019 年 7 月 23 日,砷及砷化合物被列入《有毒有害水污染物名录（第一批）》。砷是具有毒性的微量元素。

一、作用与功能

（1）无机砷品种较多，最常见的化合物为砷的氢化物、五氧化二砷和三氧化二砷，及其对应的水化物（砷酸和亚砷酸）。化合物中的砷具有不同的原子价（-3、+3和+5）。自然界的砷多为五价，污染环境的砷多为三价的无机化合物。但它们进入人体内可缓慢地相互转化，如长期少量摄入五价砷，在体内可逐渐还原为三价砷。三价砷的毒性大于五价砷。元素砷的毒性很低，而砷的氧化物和一些盐类绝大部分毒性很高，如三氧化二砷（又名砒霜）就是一种剧毒物质。砷化氢气体有剧毒。

（2）动物体内多为有机砷化合物。有一些重要的生物砷化合物，如一甲基砷、二甲基砷、三甲基砷、甲基砷酸、二甲基次砷酸。

（3）长期低剂量摄入砷化物，积累到一定程度可引起慢性砷中毒。

（4）砷与汞类似，被吸收后容易与巯基或双硫根结合而影响细胞呼吸及酶的作用，甚至使染色体发生断裂。

（5）砷在化学元素周期表中正好位于磷的下方，正是由于两者化学性质相近，所以砷很容易被细胞吸收导致中毒。

（6）砷的化合物及其药用价值：砷本身的毒性并不大。但是，砷的无机化合物和有机化合物都有毒性或药用价值。砷曾被用在于治疗梅毒。三氧化二砷有剧毒，用来制除草剂及杀虫剂等。在治疗某些寄生性疾病时，三氧化二砷非常有效。而且，砷的三氧化合物已经被用于治疗淋巴癌及子宫癌等。

（7）砷化合物的致畸胎作用已引起注意，但只限于少数动物实验资料。无机砷的致癌作用已为流行病学调查所证实，以皮肤癌报道最多，其次为肺、支气管、喉及鼻旁窦等处的呼吸道癌。

二、砷中毒

砷中毒一般由摄入过量砷化物所致，一般可分为生活性中毒及职业性中毒。

（一）病因

砷中毒多为服用含砷药物剂量过大或长期服用所致，也可能是由于误食含砷的毒鼠药、灭螺药、杀虫药，以及被此类杀虫药刚喷洒过的瓜果和蔬菜，毒死的禽、畜、肉类等。三氧化二砷在我国北方农村曾常用于拌种，其纯品外观和食盐、糖、面粉、石膏等相似，可因误食、误用引起中毒，亦有因饮食被三氧化二砷污染的井水和食物而发生中毒者，母亲中毒可导致胎儿及乳儿中毒。职业性砷化物中毒见于熔烧含砷矿石，制造合金、玻璃、陶瓷、含砷医药和农药，以及印染的生产工人。

（二）发病机制

砷中毒主要由砷化合物引起，三价砷化合物的毒性较五价砷强，其中以毒性较大的三氧化二砷中毒多见，口服 0.01～0.05g 即可发生中毒，致死量为 60～200mg（0.76～1.95mg/kg）。其他毒物还包括二硫化砷（雄黄）、三硫化二砷（雌黄）及砷化氢等。

砷化合物可经呼吸道黏膜被完全吸收，而胃肠道吸收量取决于其溶解度和极性；阴离子砷和易溶化合物吸收迅速。砷化合物能经皮肤吸收，尤其是与可溶性脂质软膏混合时。阳离子砷易在吸收部位引起局部坏死并形成溃疡。无机砷进入血液后，多数与血红蛋白上的珠蛋白结合，也可与血浆蛋白结合。此后迅速通过血液分布到肝、肾、肠、脾、肌肉和一些神经组织中。长期摄入时，砷以无活性的形式蓄积在上皮及皮肤附属器官，如毛发、指甲及骨中。亚砷酸盐可蓄积于白细胞中。砷主要以相对无毒的二甲基砷和甲基砷酸形式经肾排出，其次是随粪便排出，少量从汗液、呼气和乳汁排出，但排出缓慢。毒性高的化合物因在肝肾迅速而牢固地结合，比毒性低、结合差的砷化合物排出更慢。脱离接触后，头发、指甲和骨中砷的残留仍可达数年之久。

砷毒性作用机制如下：砷离子与体内蛋白中的多种巯基和羟基结合，使酶失去活性，阻碍细胞的呼吸和正常代谢；还可损害毛细血管并作用于血管舒缩中枢，导致血管通透性增加，此外还影响 DNA 合成和修复，从而出现神经系统及心、肝、肾等多个脏器的损害。

（三）临床表现

1. 急性砷中毒 多为误服或自杀吞服可溶性砷化合物引起。口服后 10 分钟至 1.5 小时即可出现中毒症状。

（1）急性胃肠炎：初始感恶心、呕吐，口内有金属味、烧灼感；之后会出现腹痛、腹泻，解水样便或米汤样便，混有血液，症状酷似霍乱。

（2）神经系统表现：头痛、头晕、乏力、口周围麻木、全身酸痛，重症患者烦躁不安、谵妄、妄想、四肢肌肉痉挛，意识模糊以致昏迷、呼吸中枢麻痹甚至死亡。

（3）急性中毒性脑病：部分重症病例在中毒后短时间内或3～4天发生，出现眩晕、谵妄、抽搐、兴奋、躁动、发热，甚至尿失禁、昏迷，最后可因呼吸中枢麻痹而死亡。

（4）多发性周围神经炎和神经根炎：部分病例于急性中毒后3天至3周出现。表现为肌肉疼痛、四肢麻木、针刺样感觉、上下肢无力，症状由肢体远端向近端呈对称性发展的特点，以后感觉减退或消失。重症患者有垂足、垂腕，伴肌肉萎缩，跟腱反射消失。

（5）周围循环衰竭：由于全身毛细血管扩张，加上脱水和电解质失调，常发生休克综合征。

（6）循环系统症状：有心肌损害症状、脉搏细弱、血压下降，甚至循环衰竭等。

（7）泌尿系统症状：可有蛋白尿、血尿、少尿，最终发展为急性肾衰竭。

（8）中毒性肝损害：血清氨基转移酶升高，可出现黄疸和肝脾大。

（9）贫血。

（10）急性吸入中毒：急性吸入高浓度含砷化物的粉尘、蒸气时，常表现为流泪、眼刺痛、鼻塞、流涕、咳嗽、胸痛、呼吸困难等症状，以及头痛、头晕、眩晕、全身衰弱等神经系统症状。严重者甚至咽喉、喉头水肿，以致窒息，或是发生昏迷、休克，甚至可因呼吸、循环衰竭而死亡。

（11）皮肤接触部位可有局部瘙痒和皮疹，1周后出现糠秕样脱屑，继之局部色素沉着、过度角化。急性中毒40～60天，几乎所有患者的指、趾甲上都有白色横纹（米氏线），随生长移向趾尖，约5个月后消失。

（12）砷化氢中毒的临床表现主要是急性溶血。

2. 慢性砷中毒 除有神经衰弱症状外，多见皮肤黏膜病变和多发性神经炎，如皮肤瘙痒、皮炎、结膜炎、口腔炎和皮疹等。

砷化合物粉尘可引起刺激性皮炎，好发在胸背部、皮肤皱褶和湿润处，如口角、腋窝、阴囊、腹股沟等。皮肤干燥、粗糙处可见丘疹、疱疹、脓疱，少数人有剥脱性皮炎，数日后皮肤呈黑色或棕黑色的散在色素沉着斑。毛发有脱落，手和脚掌有角化过度或蜕皮，典型的表现是手掌的尺侧缘、手指的根部有许多小的、角样或谷粒状角化隆起，俗称砒疔或砷疔，其可融合成疣状物或坏死，继发感染，形成经久不愈的溃疡，可转变为皮肤原位癌。黏膜受刺激可引起鼻咽部干燥、鼻炎、鼻出血，甚至鼻中隔穿孔。还可引起结膜炎、齿龈炎、口腔炎和结肠炎等。同时可发生中毒性肝炎（极少数发展成肝硬化），骨髓造血再生不良，四肢麻木、感觉减退等周围神经损害表现。

（四）实验室检查

急性砷中毒时可发现头发、血及尿中砷含量增高，血中白细胞计数增高。

1. 尿砷测定　正常人尿砷浓度均值为 $1.73\mu mol/L$（$0.13mg/L$）。尿砷超过 $2.66\mu mol/L$（$0.19mg/L$）提示砷过量。

急性砷中毒患者尿砷明显升高，升高程度与中毒程度成正比。尿砷排泄快，停止接触毒物 2 天，尿砷含量下降明显。

2. 血砷测定　正常水平为 $0.13\sim8.54\mu mol/L$（$0.01\sim0.64mg/L$），急性中毒时血砷可明显升高。

3. 发砷测定　可作为慢性砷接触指标，正常值为 $0.686\mu g/g$，高于 $1\mu g/g$ 应视为异常。

4. 血常规检查　白细胞计数增高。

（五）诊断

砷中毒患者常有明确的砷化物毒物接触史。

急性砷中毒主要见于生活性口服砒霜所致。急性砷中毒的诊断可根据口服或接触史，临床表现为急性胃肠炎、意识障碍、肝肾功能损害等。慢性砷中毒多表现为皮肤黏膜病变、多发性神经炎、肝功能损害等，指（趾）甲出现米氏线。

职业性砷化物中毒见于金属冶炼、玻璃、陶瓷、制笔、印染及制药等生产工人，长期接触砷化物可引起慢性中毒。

体格检查：砷中毒患者指甲会失去光泽、变得厚而脆。指（趾）甲出现 $1\sim2mm$ 宽的白色横纹，称为米氏线，为砷吸收的证据。米氏线是在一次较多量的砷化合物进入体内后才出现，其形成通常需要至少 30 日。

测定呕吐物中砷含量有助于明确诊断，还可进行尿砷、发砷、血砷检测以明确诊断。

（六）治疗

经口急性中毒者应及早催吐，或用温水、生理盐水或 1% 碳酸氢钠溶液洗胃，随后立即口服新配制的氢氧化铁（12%硫酸亚铁溶液与 20%氧化镁溶液在用前等量混合配制，用时摇匀），使其与砷形成不溶性的砷酸铁，再给予硫酸钠或硫酸镁导泻。也可洗胃后灌入活性炭 30g、氧化镁 20～40g 或蛋白水（4 只鸡蛋清加水约 200ml 搅匀）。

急性砷中毒有特效解毒药，用二巯丙磺钠溶液肌内注射。严重中毒者可酌情增加剂量并可静脉注射。

如果对二巯丙磺钠过敏，也可以选用二巯丁二钠，中毒后立即缓慢静脉注射。该品不宜静脉滴注和肌内注射，因静脉滴注药液接触空气易氧化变质，肌内注射可引起无菌脓疡，故采用缓慢静脉注射。

青霉胺也有一定的驱砷作用，应对症尽早应用。

对症与支持处理：腹痛严重者可肌内注射阿托品或哌替啶；肌肉痉挛性疼痛时，可用葡萄糖酸钙静脉缓注。抗休克治疗：纠正低血压和水、电解质失衡。根据中心静脉压予以补液（晶体或胶体溶液），必要时予以升压药物调整血压。补充维生素 B、维生素 C、维生素 K，注意防治和纠正脱水、电解质紊乱。重症患者应尽早血液透析，可有效清除血中砷，并防治急性肾衰竭。

对于砷化氢中毒者，给予吸氧、氢化可的松或甲泼尼松静脉滴注，以抑制溶血反应。血红蛋白若低至 50g/L，应予输血。

慢性砷中毒可用 10%的硫代硫酸钠静脉注射，以辅助肾排泄。皮肤或黏膜病损可用 2.5%二巯丙醇油膏或地塞米松软膏外涂。出现多发性周围神经病变时，给予对症处理。

（七）预防措施

饮低砷水是预防饮水型砷中毒最有效的措施。另外有研究发现，抗氧化物质的摄入可能对砷中毒起保护作用。对含砷毒物要严加保管：砷剂农药必须染成红色，以便识别并防止与面粉、面碱、小苏打等混淆。外包装必须标有"毒"字。剩余的拌砷毒谷、毒饵应深埋，剩余的药种应绝对禁止食用或用作饲料。凡接触过砷制剂的器具，用后必须仔细刷洗，并不得再盛装任何食物。禁止用加工粮食的碾子等磨压砷制剂。

第三十节　锂

锂具有潜在毒性，但在低剂量时是对身体具有功能的微量元素。

一、来源和摄入量

蛋类、牛奶及奶制品、鱼类、土豆和蔬菜含有丰富的锂。人体每日需摄入锂 0.1mg 左右。

二、作用与功能

锂的生物学作用大致归纳如下。

1. 神经系统 锂对中枢神经活动有调节作用，能镇静、安神、控制神经紊乱。锂盐在临床上是治疗躁狂-抑郁性精神病的有效药物，其机制可能是通过影响脑内的 G 蛋白，使细胞内信使物质 cAMP 或磷脂酰肌醇发生改变，同时还可影响胆碱能神经的兴奋性，并可抑制肾上腺糖皮质激素与其受体的结合。

注意：锂盐的治疗剂量一般是 0.6～1.2mmol/L，而中毒剂量是 1.2～1.4mmol/L，两者之间的界限十分模糊，在治疗过程中很难把握。一旦发生锂盐中毒，轻者拉肚子、口渴反复喝水、尿频；重者影响肾功能，甚至导致认知迟钝。

2. 心血管系统 动物实验表明，锂可引起大鼠、兔、猫等的心肌不应期改变，使冠状动脉血流量增加，心率减慢、收缩力增强。研究发现，克山病（一种地方性心肌病）病区饮水和患者血清的锂含量低于非病区，用碳酸锂治疗克山病患者取得了一定效果。

3. 造血系统 锂对骨髓造血细胞有刺激作用，接受锂盐治疗的患者外周血粒细胞和白细胞总数增加，白细胞和巨噬细胞活性增强，免疫功能提高。

4. 对生物膜的保护作用 锂原子半径小而极化能力强，以锂为中心原子的配位化合物具有较大的强度和韧性，作为生物添加材料，锂可进入各种膜结构中，以增加膜结构的稳定性。曾报道，用锂盐治疗精神病的同时，治愈了长期不愈的溃疡病。

5. 内分泌系统 锂盐可抑制甲状腺功能，使甲状腺对 TSH 的敏感性下降，抑制 TSH 诱导的甲状腺素的释放。

6. 对电解质代谢和组织兴奋性的影响 有人以红细胞为研究对象，发现在红细胞上存在着与钠、钾泵类似的锂泵，它对细胞内外的锂有调节作用。也可能是细胞内的锂依靠细胞外的钠运转。锂的逆浓度梯度出胞过程影响了细胞内外的钠、钾、钙、镁等电解质平衡，从而改变了组织的兴奋性。

钠可在胃肠道和肾近曲小管与锂竞争吸收和重吸收，以减少锂的吸收。

锂中毒时除了对症治疗和支持疗法外，一般用锂的拮抗剂钠置换组织中的锂。

7. 锂元素具有延寿的作用　近日，英国伦敦大学的科学家发表在 *Cell* 期刊上的报道显示，摄入低剂量锂的果蝇比一般果蝇的寿命长 16%，但使用大剂量的锂却会缩短果蝇的寿命。可能是因为锂可阻断化学物质 GSK-3（糖原合成酶激酶-3）的分泌，并激活 Nrf-2 分子，从而延缓衰老。

8. 其他　据报道，应用碳酸锂治疗急性菌痢，具有安全、可靠、见效快、不产生耐药性等优点；而且其对直肠炎和一些慢性分泌性腹泻也有一定疗效。这可能与锂能使组织中乙酰胆碱含量减少而缓解腹痛和腹泻有关。在妇产科，锂盐也用于治疗经前期紧张症、功能性子宫出血和子宫肌瘤合并月经过多等。

三、药代动力学

（一）分布

人体肌肉、骨骼、血液、甲状腺、肾脏等多种组织中都有锂存在。正常成人机体含锂约 2.2mg。国外曾报道人全血锂为 3～38μg/L，红细胞锂为 28μg/L，血清锂为 9～27μg/L；我国成人血清锂平均值为（29.2±2.4）μg/L。国外资料表明，人脑、肺、心、肝、脾、肾、骨骼肌、胰、淋巴结锂含量分别为 4～15ng/g、6～14ng/g、11ng/g、7～26ng/g、34ng/g、10～16ng/g、5ng/g、30ng/g、200ng/g。我国曾报道胎儿脑、肺、心、肝、骨、胸腺的锂含量平均值分别为 11.8ng/g、10.8ng/g、19.9ng/g、11.4ng/g、23.4ng/g、10.3ng/g。有报道表明我国哈尔滨地区发锂平均值为 100～110ng/g。锂对甲状腺有较特异的选择性，甲状腺锂含量为血清的 3～5 倍。锂能顺利通过胎盘和乳汁进入胎儿和婴儿体内。

（二）吸收

锂在胃肠道吸收快而完全，可迅速分布于全身体液中。锂在体内的分布与钾、钠不同，钾主要分布于细胞内，钠主要分布在细胞外，而锂却分布于整个体液内。锂和这些元素在细胞内、外液分布的差异，是神经和肌肉细胞膜电位产生的物理化学基础。

（三）排泄

肾脏是锂排泄的主要器官。在肾功能正常的情况下，肾脏对锂的清除率约为肾小球滤过率的 20%。水和电解质平衡对锂排泄影响显著。脱水或电解质失衡时，锂排泄减慢；缺钠时锂排泄减少，补充钠盐可使锂排泄明显增加。在用碳酸锂治疗克山病时观察到，一般人服用锂盐后，24 小时内锂可随尿排出 80%以上，说明锂在体内并无过量蓄积，人体具有维持锂代谢平衡的能力。

四、锂中毒

锂盐主要用于治疗精神方面的疾病，治疗剂量与中毒剂量相近。锂盐中毒是一个慢性蓄积的过程。

（一）发病机制

锂是人体的微量元素之一，通常情况下，人体锂含量在正常范围内时不会对身体造成伤害，当人体血清中锂浓度高于正常范围时，可能会损害肾脏和神经，不利于人体健康。

1. 损害肾脏　机体锂元素浓度较高时，可能会出现尿量增加、尿渗透压降低等情况，增加了肾脏的代谢负担，可能出现肾损害，如肾病变、肾性尿崩症等。

2. 损害神经　机体锂元素浓度较高时，还可能会影响神经细胞的正常发育，出现嗜睡、乏力等情况，随病情的发展可能出现共济失调、语言障碍等问题，严重时会导致死亡。

（二）临床表现

锂中毒主要是口服含锂药物导致，症状包括以下几种。

1. 胃肠道症状　包括腹胀、厌食、恶心、呕吐、腹泻，严重的会出现胃肠道出血。

2. 神经精神症状　可表现为全身性的肌肉震颤、乏力、共济失调、发音不清、视物模糊、吞咽困难，严重的会出现意识障碍、癫痫、精神错乱、昏迷、四肢无力、肌肉震颤等症状，个别患者还会出现肌肉痉挛，严重时会导致肌肉拉伤。

3. 其他　还可以表现为少尿、多尿、蛋白尿、血压下降、尿糖增高、脱发、痤疮样皮疹、胎儿畸形等。

（三）治疗

治疗锂中毒的处理原则：立即停用锂制剂，用锂的拮抗剂钠置换组织中的锂，同时可给予甘露醇等利尿剂。

静脉滴注生理盐水、茶碱、甘露醇等都可以加速锂的排除，没有特殊解毒药物，严重中毒者可行血液透析。

参 考 文 献

艾·阿西莫夫，1984. 我们怎样发现了——维生素[M]. 北京：地质出版社.

北京师范大学，华中师范大学，南京师范大学，2003. 无机化学[M]. 4 版. 北京：高等教育出版社.

巢元方，2008. 诸病源候论[M]. 高文柱，沈澍农校注. 北京：华夏出版社.

陈辉，2005. 现代营养学[M]. 北京：化学工业出版社.

陈敏章，蒋朱明，1980. 临床水与电解质平衡[M]. 北京：人民卫生出版社.

陈敏章，蒋朱明，2000. 临床水与电解质平衡[M]. 2 版. 北京：人民卫生出版社.

陈新谦，金有豫，汤光，2019. 陈新谦新编药物学[M]. 18 版. 北京：人民卫生出版社.

冯光熙，黄祥玉，申泮文，1984. 无机化学丛书[M]. 北京：科学出版社.

付庆瑜，2000. 1999 年世界锰业发展状况[J]. 中国锰业，18（3）：48-50.

傅伯言，2009. "中国生态硒谷"——丰城品牌——江西丰城市调查[J]. 老区建设，284（9）：6-9.

高海亮，2006. 国内外锰矿生产及消费现状. [J] 中国金属通报，（7）：33-36.

高谦，2015. 钴的发现历史[J]. 金川科技.（2）：58.

高松，2013. 普通化学[M]. 北京：北京大学出版社.

格林伍德，1997. 元素化学[M]. 北京：高等教育出版社.

葛可佑，2007. 公共营养师（基础知识）[M]. 北京：中国劳动社会保障出版社.

顾学箕，1982. 中国医学百科全书·毒理学[M]. 上海：上海科学技术出版社.

顾学民，2011. 无机化学丛书[M]. 北京：科学出版社.

国家药典委员会，2015. 中华人民共和国药典（四部）[M]. 北京：中国医药科技出版社.

国家药典委员会，2017. 中华人民共和国药典临床用药须知化学药和生物制品卷[M]. 2015. 北京：中国医药科技出版社.

何崇，2003. 维生素和微量元素的科学应用[M]. 上海：上海中医药大学出版社.

《核燃料后处理工艺》编写组，1978. 核燃料后处理工艺[M]. 北京：原子能出版社.

胡皓夫，2003. 儿科学辞典[M]. 北京：北京科学技术出版社.

华彤文，王颖霞，卞江，等，2016. 普通化学原理[M]. 北京：北京大学出版社.

黄菲，孙倩，2021. 钼中毒的解救方法[J]. 兽医导刊，（9）：114.

黄峻，黄祖瑚，2015. 临床药物手册[M]. 5 版. 上海：上海科学技术出版社.

黄玉媛，梁沙玲，刘汉淦，1998. 精细化工配方常用原料手册[M]. 广州：广东科技出版社.

黄志刚，2010. 基础应用化学[M]. 北京：航空工业出版社.

江伟辉，张缇，2011. 非水解凝胶化工艺对低温合成硅酸锆的影响[J]. 硅酸盐学报，39（3）：383-386.

江载芳，申昆玲，沈颖，2015. 诸福棠实用儿科学[M]. 8版. 北京：人民卫生出版社.

蓝兰，1964. 铌[M]. 北京：中国工业出版社.

李时珍，2005. 本草纲目[M]. 王育杰整理. 北京：人民卫生出版社.

李文军，2010. 无机化学实验[M]. 北京：化学工业出版社.

李永佳，雷霆，邹艳梅，等，2018. 稀散金属冶金[M]. 北京：冶金工业出版社.

廖祥鹏，张增利，张红红，等，2014. 维生素D与成年人骨骼健康应用指南（2014年标准版）
　　[J]. 中国骨质疏松杂志，20（9）：1011-1030.

林果为，王吉耀，葛均波，2018. 实用内科学[M]. 15版，北京：人民卫生出版社.

刘昊，刘亮明，2015. 铷和铯的应用前景及其制约因素[J]. 南方国土资源，（11）：31-33+36.

刘克勤，郭玉兰，桑俊福，2015. 骨质疏松症[M]. 北京：中国协和医科大学出版社.

刘然，薛向欣，姜涛，等，2006. 硼及其硼化物的应用现状与研究进展[J]，材料导报，（6）1-4.

刘世杰，1988. 中国医学百科全书·劳动卫生与职业病学[M]. 上海：上海科学技术出版社.

刘志皋，2013. 食品营养学[M]. 北京：中国轻工业出版社.

马世昌，1999. 化学物质辞典[M]. 西安：陕西科学技术出版社.

梅光泉，应惠芳，2004. 钒及其化合物的化学性质和生物学行为[J]. 微量元素与健康研究，
　　21（2）：57-59

莫畏，2008. 钛[M]. 北京：冶金工业出版社.

那树人，2014. 炼铁工艺学[M]. 北京：冶金工业出版社.

倪青，曹岸江，1999. 常用临床药物手册[M]. 北京：中国医药科技出版社.

朴镇恩，2017. 酸碱失衡与水电解质紊乱诊断治疗学[M]. 北京：科学出版社.

秦俊法，2000. 铷的生物必需性及人体健康效应[J]. 广东微量元素科学，7（8）：1-18.

上海第一医学院，1979. 医用生物化学[M]. 北京：人民卫生出版社.

邵睿，2003. 婴幼儿屏气发作与营养性贫血的关系[J]. 临床误诊误治，16（1）：42-43.

沈鑫甫，1997. 中学教师实用化学辞典[M]. 北京：北京科学技术出版社.

师海波，王克林，2016. 临床最新药物手册[M]. 4版. 沈阳：辽宁科学技术出版社.

施红，2015. 生物化学[M]. 北京：中国中医药出版社.

孙爱华，梁振福，李津婴，1999. 强化铁营养对抗稳态噪声致聋作用的实验研究[J]. 中国航
　　海医学与高气压医学杂志，（1）：13-16.

孙爱华，萧轼之，李兆基，等，1990. 突发性聋与铁代谢障碍关系的临床观察[J]. 中华医学
　　杂志，70（11）：652-654.

孙思邈，2008. 备急千金要方[M]. 高文柱，沈澍农校注. 北京：华夏出版社.

孙思邈，2011. 千金翼方[M]. 太原：山西科学技术出版社.

孙长颢，2017. 营养与食品卫生学[M]. 8版. 北京：人民卫生出版社.

唐任寰，刘元方，张青莲，等，1990. 无机化学丛书[M]. 北京：科学出版社.

陶懂谊，马文领，2013. 维生素A的生物学作用及其缺乏的防治[J]. 中国医药导报，10（1）：

25-26+29.

陶红亮，2017. 大航海家[M]. 北京：海洋出版社.

天津大学普通化学教研室编，1979. 无机化学课堂演示实验[M]. 北京：人民教育出版社.

汪东风，2009. 食品化学[M]. 北京：化学工业出版社.

王镜岩，朱圣庚，徐长法，2002. 生物化学[M].3 版. 北京：高等教育出版社.

王淼，2017. 生物化学[M]. 北京：中国轻工业出版社.

王素清，2021. 营养学[M]. 武汉：武汉大学出版社.

王焘，2009. 外台秘要方[M]. 高文柱校注. 北京：华夏出版社.

王星凯，2013. 如何安全消除汞污染[M]. 哈尔滨：哈尔滨工业大学出版社.

王一川，陈开树，1981. 神秘的维生素[M]. 上海：少年儿童出版社.

吴梅香，2007. 职业病防治实用手册[M]. 天津：天津科学技术出版社.

席先蓉，2006. 分析化学[M]. 北京：中国中医药出版社.

夏元洵，1991. 化学物质毒性全书[M]. 上海：上海科学技术文献出版社.

谢惠民，孙定人，张继志，1985. 维生素知识[M]. 北京：人民卫生出版社.

辛良佐，1982. 国外钽铌工业发展概况[J]. 江西冶金，（1）：66-69.

薛姣，杨志仙，李慧，等，2016. 吡哆醇依赖性癫痫的临床和遗传学特点及尿液哌啶酸的检测[J]. 中华儿科杂志，54（8）：592-596.

严宣申，王长富，2000. 普通无机化学[M]. 北京：北京大学出版社.

颜世铭，2008. 钒的生理作用及其与健康的关系[J]. 广东微量元素科学，15（10）：28.

杨毅勇，张向东，1999. 微量元素锂的生物学、药效学和毒性作用[J]. 国外医学 医学地理分册，20（3）：112-116+125.

杨志仙，杨小玲，王静敏，等，2013. 吡哆醇依赖性癫痫的临床及乙醛脱氢酶 7 家庭成员 A1 基因突变分析[J]. 中华实用儿科临床杂志，28（7）：538-541.

易康，2014. 食物营养与功效速查手册[M]. 哈尔滨：黑龙江科学技术出版社.

于康，2008. 临床营养治疗学[M]. 北京：中国协和医科大学出版社.

袁改焕，白新德，刘振球，2004. 我国锆、铪材加工技术的进步及发展[J]. 稀有金属快报，23（10）：1-4.

翟中和，王喜忠，丁明孝，2011. 细胞生物学[M].4 版. 北京：高等教育出版社.

张科生，2012. 维生素 C 发现之旅——揭秘我们为什么生病[M]. 南京：东南大学出版社.

张瑞贤，张卫，刘更生，2018. 神农本草经译释[M]. 上海：上海科学技术出版社.

张文根，1998. 元素发现史上的两次奇迹及科学方法研究[J]. 中学化学教学参考，（4）：48-49.

张向宇，2011. 实用化学手册[M]. 北京：国防工业出版社.

张祖德，2010. 无机化学（修订版）[M]. 安徽：中国科技大学出版社.

赵景联，2005. 环境科学导论[M]. 北京：机械工业出版社.

赵秦生，李中军，2015. 钒合金[M]. 长沙：中南大学出版社.

《中国茶学辞典》编纂委员会，1995. 中国茶学辞典[M]. 上海：上海科学技术出版社.

《中国矿床》编委会，1994. 中国矿床[M]. 北京：地质出版社.

中国大百科全书出版社编辑部，1993. 中国大百科全书[M]. 北京：中国大百科全书出版社.

中国冶金百科全书总编辑委员会《金属材料卷》编辑委员会，2001. 中国冶金百科全书·金属材料[M]. 北京：冶金工业出版社.

中国营养学会，2014. 中国居民膳食营养素参考摄入量（2013版）[M]. 北京：科学出版社.

中华医学会骨质疏松和骨矿盐疾病分会，2018. 维生素D及其类似物临床应用共识[J]. 中华骨质疏松和骨矿盐疾病杂志，11（1）：1-19.

中华医学会老年医学分会骨代谢疾病学组，2018. 老年人维生素D临床应用专家共识（2018）[J]. 中华老年医学杂志，37（9）：953-961.

中华医学会血液学分会，中国医师协会血液科医师分会，2011. 铁过载诊断与治疗的中国专家共识[J]. 中华血液学杂志，32（8）：572-574.

衷友泉，孙立平，2020. 无机化学[M]. 武汉：华中科技大学出版社.

周康，2009. 中国古代化学史[M]. 北京：化学工业出版社.

Anke M, Angelow L, Schmidt A, et al, 1993. Trace elements in man and animals—TEMA 8[M]. Gersdorf：Media Touristik.

Daoud AS, Batieha A, Alsheyyab M, et al, 1997. Effectiveness of iron therapy on breath-holding spells[J]. J Pediatr, 130（4）：547-550.

David R. Lide, ed, 2005. CRC Handbook of chemistry and physics[M]. 87th ed. Boca：CRC Press.

Hollowach J, Thurston DL, 1963. Breath holding spells and anemia[J]. N Engl J Med, 268：21-23.

Institute of Medicine, Food and Nutrition Board, 2000. Dietary reference intakes：Vitamin C, vitamin E, selenium, and carotenoids[M]. Washington：National Academy Press.

Lombroso CT, Lerman P, 1967. Breathholding spells（cyanotic and pallid infantile syncope）[J]. Pediatrics, 39：563-581.

Martens JH, Barg H, Warren MJ, et al, 2002. Microbial production of vitamin B_{12} [J]. Appl Microbiol Biotechnol, 58（3）：275-285.

Otahara S, Yamatogi Y, Ohtsuka Y, 2011. Vitamin B_6 treatment of intractable seizures[J]. Brain Dev, 33（9）：783-789.

Rosenberg H, Feldzamen AN, 1974. The book of vitamin therapy[M]. New York：Berkley Publishing Corp.

Van Karnebeek CDM, Jaggumantri S, 2015. Current treatment and management of pyridoxine-dependent epilepsy[J]. Current Treatment Options in Neurology, 17（2）：335.